脾胃气化学说临证运用及发挥

主　编　张小萍　何　凌　王茂泓

上海科学技术出版社

内 容 提 要

全国名中医张小萍教授秉承家学，继承祖辈、父辈的中医学术思想，总结其50余年临床实践经验，最后理论升华，在2015年创新性地提出脾胃气化学说，对中医名家学术传承有较好的借鉴作用。

本书从临床常见各系统疾病入手，尤其是脾胃系统疾病，以脾胃气化学说阐明其中医病因病机，并结合现代医学病理生理机制，治疗上突出脾胃气化学说的指导思想，尤其注重运用脾胃气化中的治未病体系，如"治未病首重脾胃""四季脾旺不受邪"，以期让疾病的治疗与预防潜移默化地融入百姓的生活，将"日用而不知"的理论转化成"知之而日用"。

本书以现代医学各系统为纲、常见疾病为目，从脾胃气化角度，对每种疾病的中西医病因、病机、诊断、辨证、治疗、预防及调摄等各方面进行系统的阐述，并附典型病案。本书可供中医临床工作者、中医院校师生及中医爱好者参考阅读。

图书在版编目（CIP）数据

脾胃气化学说临证运用及发挥 / 张小萍，何凌，王茂泓主编. -- 上海 ： 上海科学技术出版社，2024.1
ISBN 978-7-5478-6369-5

Ⅰ. ①脾… Ⅱ. ①张… ②何… ③王… Ⅲ. ①脾胃病－中医学－临床医学－经验－中国－现代 Ⅳ.
①R256.3

中国国家版本馆CIP数据核字(2023)第248436号

脾胃气化学说临证运用及发挥
主编 张小萍 何 凌 王茂泓

上海世纪出版(集团)有限公司
上 海 科 学 技 术 出 版 社　出版、发行
(上海市闵行区号景路159弄A座9F-10F)
邮政编码 201101　www.sstp.cn
苏州工业园区美柯乐制版印务有限责任公司印刷
开本 787×1092　1/16　印张 15
字数 280 千字
2024年1月第1版　2024年1月第1次印刷
ISBN 978-7-5478-6369-5/R · 2863
定价：128.00 元

本书如有缺页、错装或坏损等严重质量问题，请向印刷厂联系调换

编委会名单

主　编　张小萍　何　凌　王茂泓

副主编　李龙华　谢　含　崔　英　吴春城

编　委（按姓氏笔画为序）

王　慧　王玮婷　邓永文　付芳梅

兰智慧　伍建光　刘　娜　孙　甜

严小军　苏一墨　李福生　肖茜琼

吴文灏　吴国庆　何怀阳　沈建丽

张　弘　张颖微　周娇俐　胡素敏

查青林　桂茜茹　高　生　涂　思

黄　江　梁晓芳　彭红星　程绍民

曾英坚　蒙林凤　楚瑞阁　蔡娇芬

薛汉荣

前　言

中医发展的关键在于传承,传承的动力源于创新,而创新的灵魂是理论创新。自2016年《张小萍脾胃气化学说及临证经验》由上海科学技术出版社出版以来,张小萍全国名老中医药专家传承工作室秉承"融会新知,发皇古义"的理念,以张小萍脾胃气化学说及临床资料为主要研究对象开展工作,系统整理、不断挖掘张小萍教授创新的学术见解及临床经验,并通过国家继续教育项目"张小萍脾胃气化学说的临床运用"培训班广泛推广应用,从2015年至2022年已连续举办8次,培训各级中医人才1 800余人次,得到同行专家的高度肯定及学员的热烈欢迎。该学说也多次作为省级继续教育项目及讲座项目进行推广。同时,近几年来,张小萍教授及其工作室成员也在不同的领域应用着"张小萍脾胃气化学说",有了不少新的、有意义的体会与发挥,基于此,而著成了本书。

古圣有言:"形而上者为之道,形而下者为之器。"又云:"万物负阴而抱阳,冲气以为和。"生命在有形与无形之间,中医也在有形与无形之间。而脾胃属土,土生万物,亦为有形和无形转化的关键。故言之为脾胃气化。《内经》将天地之道融入人体医理之中,包括了人体气机、四时之气、水液代谢及三阴三阳等之升降出入,无不涵于气化之中。故张小萍教授将脾胃学说与气化学说融合起来,既是对经典的"守正",也是对时代的"创新";对于阐明脾胃病病机及指导脾胃病、其他脏腑疾病的诊疗,开放临床思维,也具有重要意义。例如消化性溃疡,寒则易发,结合四时之气的升降出入、阴阳的离合机制,不同季节其防治侧重点应有不同;又如功能性胃肠病,既言"功能性",必与气机升降出入失常有关,更应从调理气机入手。

脾胃气化学说尊古而有阐发,熔冶而具心裁。在脾胃学说中引入气化学说,补充了脾胃学说详于"体"、疏于"用"的不足。它不仅溯本归源,从阴阳入手,将脾胃气化的主要内容概括为"升降有度、纳化相因、燥湿相宜、出入有序"16字,其中以燥湿相宜为体,纳化相因为用,升降有度、出入有序为气化的运动形式;而且对于脾胃气机出入的论述,更是将外感与内伤疾病统一起来,深契仲景"伤寒杂病本一体"之旨,发前人之所未发,是对中医脾胃理论的"守正创新"。脾胃气化包括脾胃气机的升降出入、脾胃纳化功能、脾胃燥湿平衡等,从时间与空间、微观与宏观、结构与功能等各方面全面阐述脾胃之气的生化规律。脾胃的功能有多种,而归其关键,不外升与降、纳与化、湿与燥、出与入四个方面,能理解这些关键,对脾胃病的治疗就能得其要领了。

张小萍教授在治疗五脏杂病时,常从脾胃论治。如治慢性肝炎,常用柴芍六君子汤扶土抑木;如治肺胀,常用六君子汤合补肺汤培土生金;如治水肿、膏淋,常用实脾饮或参苓白术散合五苓散培土制水;如治心悸,常用炙甘草汤合四君子汤补土伏火;如恶性肿瘤术后或放化疗后,常用归芪六君子汤补土调中等。工作室成员也遍及中医内科各方向或科室,他们同时将张小萍脾胃气化学说广泛应用于临床,皆取得了丰硕的成果。希望该书的著成出版,能为中医后来者提供可资借鉴的理论,并有益于中医学术的推陈出新。

本书的出版,得到了上海科学技术出版社的大力支持,也得到了国家重点研发计划项目"基于'道术结合'思路与多元融合方法的名老中医经验传承创新研究"(项目编号2018YFC1704100)及"中部地区名老中医学术观点、特色诊疗方法和重大疾病防治经验研究"(课题编号2018YFC1704103)的资助,在此一并表示感谢!

编者

2023 年 5 月

目　录

第一章 脾胃气化学说及其基本内涵

第一节 脾胃气化学说简介

一、定义

脾胃气化学说是研究脾胃气机运动变化的学说,是以脾胃气机的升降出入、脾胃纳化功能、脾胃燥湿平衡等为机制,阐述以脾胃为主导的人体代谢和物质转化规律的理论。

二、内涵

脾胃气化学说来源于脾胃学说和气化学说,该学说溯本归源,从阴阳入手,将脾胃气化的主要内容概括为"升降有度、纳化相因、燥湿相宜、出入有序",从脾胃的升降、出入、纳化、燥湿四个方面阐释人体消化吸收机制,并确立相关治则来指导临床。其中以燥湿相宜为体,纳化相因为用,升降有度、出入有序为气化的运动形式。

脾者土脏也,胃者谷腑也,二者同居中州,为人体气机升降出入之枢纽。脾胃学说始于《内经》,如"人以胃气为本""五脏六腑皆禀气于胃",得雏形于张仲景,如其脾胃分治、顾护胃气、脾胃之气资助营卫的脾胃学术思想,至李东垣《脾胃论》形成比较完整的体系,如"脾胃内伤,百病由生""脾胃为后天之本",直至叶天士胃阴学说的补充,最终形成完整的理论体系。

"气化"一词原见于《太始天元玉册》,《内经》将其引入医学领域,形成五运六气理论,其理论核心就是气化学说。气化者,即气之运动变化,气化学说是用气的运动变化来论述人体生命活动过程的学说,既能解释自然界的六气变化,及六气异常变化引起疾病发生、发展的内在规律,又涵盖脏腑经络的生理病理过程及其所蕴含的内在规律。

为何把脾胃与气化合而为一,这是有根据的。"气"是什么? 看不见,摸不着。《说文解字》解为"云气",而"云腾致雨"。《内经》言:"地气上为云,天气下为雨,雨出地气,云出天气。"地气是什么,是土气。为什么土气可以上升为云化雨呢? 因为土中蕴火,河海湖泊之水,受地下之火熏蒸,日曝风掠,蒸腾气化为云,化雨又能浇润土地。这里说的是自然界水的循环,但其始点和终点皆在于土。对人体而言,气化则概指生命活动的基本规律,脏腑经络正常功能的发挥离不开气的升降出入,而脾胃为气机升降出入之枢纽。脾胃属土,土生万物,亦为有形和无形转化的关键。《内经》已有对脾胃气化的论述,如"味归形,形归气;气归精,精归化;精食气,形食味;化生精,气生形",指出了水谷入胃后化生精气及精气的转化等一系列完整的过程。故言脾胃气化,更符合中国传统文化"天人一体"的思想;对于疾病,则更易理解"治病必求其本""脾胃为后天之本"的内涵;对于人体,则更能突出脾胃的重要性及体现脾胃与其他脏腑协调配合的规律。

传统的脾胃学说重升降而少言及出入,而《素问·六微旨大论篇》明言:"出入废,则神机化灭;升降息,则气立孤危。故非出入,则无以生长壮老已;非升降,则无以生长化收藏。是以升降出入,无器不有。"故言脾胃之气的出入是脾胃气化学说的一大特色。

脾胃之气的出入可以从食气化精和形能转化两方面来理解。第一,食气化精。《素问·经脉别论篇》言:"食气入胃,散精于肝,淫气于筋。食气入胃,浊气归心,淫精于脉。脉气流经,经气归于肺,肺朝百脉,输精于皮毛。毛脉和精,行气于府,府精神明,留于四藏,气归于权衡,权衡以平,气口成寸,以决死生。"本条论述的是食物气化的过程,包括了阴阳两方面的气化,一为精,一为气。精以入为主,气以出为主。而出入之中又包含着升降,如《素问·经脉别论篇》述:"饮入于胃,游溢精气,上输于脾,脾气散精,上归于肺……水精四布,五经并行。"在水液气化的过程中即存在着气机的升降。第二,形能转化。包括精、气、神之间的转化和营卫气血的出入。精、气、神之间的转化,是人类生命活动的高级形式,其中既包含升降,也包括出入。临床着重点主要为营卫气血的出入,简言之,气血出即营卫,营卫入即气血,而理解这层关系,对于临床思路及处方用药意义重大。

三、背景

为什么要提出脾胃气化学说这样一个新概念? 可以从两个层面来说。

(1) 中医学层面需要脾胃气化学说。其因有二:一方面,张小萍认为,观今之脾胃学理论,少有创新,对于脾胃气化理论,也多言其升降,少述其出入;另一方面,中医发展的关键问题是传承,传承的关键是理论创新,这个理论应言之有据、行之有效,体现被传承者的学术思想,这个学术思想应是中医理论素养及临证经验的升华。张小萍出身中医世家,秉承家学,熟读经书,积 50 余年中医实践,被评为全国第四、第五、第六、第七批全国老中医药专家学术经验继承工作指导老师,在指导工作中提出了"脾胃气化学说"这一新理论,在脾胃学说中引入气化学说,补充了脾胃学说详于"用"而疏于"体"、详于"升降"而疏于"出入"的不足,且其中对于脾胃气机出入的论述,更是将外感与内伤疾病统一起来。故将该学说具体化、系统化,使之更具科学性、实用性。

(2)现代医学层面亦需要脾胃气化学说。随着现代科技发展的日新月异,内镜水平得到了很大提高,其中胃镜、结肠镜、十二指肠镜、小肠镜、胶囊内镜等检查广泛开展起来,学者们随即意识到了一个新领域,即自然腔道,于是经自然腔道内镜手术(NOTES)等技术诞生。NOTES成为当下消化学科最热门的技术之一。而自然腔道,包括消化道、呼吸道、尿道、阴道、肚脐等,其中消化道最为特殊,可以说是最大的人体器官。通过NOTES,可以从胃或肠开口行微创手术,如胆囊切除、阑尾切除等,代替经皮手术。从这个意义上来说,胃肠黏膜代替了人体皮肤,因此消化道得到了前所未有的重视。

NOTES不仅激发了现代医学的技术热情,也给中医学带来了有益的思考和启发。消化道存在人体内部,却从头到尾与外界相通,《难经》有"七冲门"之说,"飞门""户门""吸门""贲门""幽门""阑门""魄门",分别代表唇、齿、会厌、胃上口、胃下口、大小肠交界处、肛门。由此说明在3 000年前消化道的解剖结构已被医家所认知,但是后世医家并未将其纳入辨证体系中,在以脏腑、经络、气血津液、卫气营血、三焦辨证中均未直接述及消化道,按表里归属来讲,应是属里,但又是带有"表"性质的里。一直以来,"消化"在中医学中很难找到最适合的定位,"脾胃"并不能完全包含消化功能,因消化包括机械性及化学性消化,即除外消化道的运动与传送,还有消化液、肠道菌群、自主神经系统等多种因素的参与,而仅用脾主运化、升清及胃的腐熟、传送等来匹配,显然远远不足。是故,用"脾胃气化"这样一个概念来匹配,脾胃气化包括脾胃的升降、出入、纳化、燥湿等,其中不仅是脾升胃降,还有肝胆的疏泄、肺的肃降、小肠的化物、大肠的传导等直接参与。此外,肾的蒸腾气化、心的神明主导等间接参与其中。

第二节　脾胃气化学说的核心内容

一、脾胃气化学术思想的形成思路

张小萍的祖父张佩宜是中华人民共和国成立前江西四大名医之一。张小萍的父亲张海峰借鉴李东垣《脾胃论》、叶天士"养胃阴"的理论,结合自己数十年的临床经验,著《脾胃学说临证心得》一书,多有创见。

张小萍在此基础上,又积40余年的临床经验,对父亲的创见多有继承和发挥。并初步形成脾胃气化的学术思想,全面阐述了脾胃的病理生理,并多有创见,发前人所未发,是对中医脾胃理论的补充和发展。临床上,张小萍尊古而有阐发,善于将经方与时方并用、中医与西医相结合治疗各种疑难杂病,辨证自成体系,疗效卓著,善用五行,独重脾胃,并认为"有胃气,病虽重而不殒;无胃气,病虽轻而不佳"。在治疗疑难杂症时善于以脾胃为中心,灵活应用阴阳五行学说,并用以上治疗原则广泛地运用于临床,解决了诸多复杂病证。在治疗慢性萎缩性胃炎时善于应用益气活血消痞法而取得良效;治疗功能性消化不良时提出了"脾胃虚弱为本,肺肝气郁为标"的病因病机,并拟定有效方剂进行治疗而卓有成效;治疗急慢性胃炎时,善用调理气机升降的对药,从而提高了临床疗效。其处方用药注重脾胃气机的升降,蕴含着脾胃气化的学术观点,故进一步加以总结而形成了脾胃气化学术思想。

二、脾胃气化学术思想的主要内容

脾是脏,胃是腑,脏属阴而腑属阳,脾胃相为表里。在五行学说中,脾胃同属于土,但脾为阴土,胃为阳土;脾为湿土,胃为燥土。脾与胃虽同司水谷运化,而具有不同的特性及作用,《素问·五脏别论篇》曰:"所谓五脏者,藏精气而不泻也,故满而不能实。六腑者,传化物而不藏,故实而不能满也。所以然者,水谷入口,则胃实而肠虚;食下,则肠实而胃虚。故曰,实而不满,满而不实也。"脾脏所贮藏和化生的精气,呈弥散状态,充满于脾,故满而不能实;胃为空腔器官,其功能特点是传化饮食水谷,而水谷的形质较粗,饮食入胃,则胃实而肠虚,食下,则肠实而胃虚,故实而不能满。脾与胃的功能表现虽多,但主要表现在气机的升降出入上,简称气化,以此概括脾胃生理功能的主要方面。张小萍认为,脾胃一阴一阳,一寒一热,一燥一湿,一升一降,相反相成,协调为用,共同构成气机升降之枢纽。其脾胃气化学术思想的主要内容可概括为:升降有度、纳化相因、燥湿相宜、出入有序。脾胃的功能有多种,一般记载除消化系统功能外,还有益气统血,主四肢,主肌肉等。而归其关键,不外升与降、纳与化、湿与燥、出与入四个方面,能理解这些关键,对脾胃病的治疗就能得其要领了。

(一)升降有度是脾胃气化功能的根本体现

升与降,是脏腑气化的基本功能。《素问·六微旨大论篇》云:"出入废则神机化灭,升降息则气立孤危。故非出入,则无以生长壮老已;非升降,则无以生长化收藏。是以升降出入,无器不有。故器者,生化之宇,器散则分之,生化息矣。故无不出入,无不升降。"脾胃居中州,斡旋饮食精微,化生气血,灌溉五脏六腑、四肢百骸,是气血精微及糟粕升降、转输、运化的枢纽,是人体气机升降运动的枢纽。《脾胃论》云:"万物之中,人一也,呼吸升降,效象天地,准绳阴阳。盖胃为水谷之海,饮食入胃,而精气先输脾归肺,上行春夏之令,以滋养周身,乃精气为天者也;升已而下输膀胱,行秋冬之令,为传化糟粕,转味而出,乃浊阴为地也。"在脾胃来说,脾主升,胃主降。《类证治裁》曰:"脾宜升则健,胃宜降则和。"何为脾升胃降?脾主运化,不仅包括消化水谷,而且还包括吸收和输布水谷精微。脾接受了从胃传送来的水谷后,需通过阳气的作用来消化、转运、吸收、摄取水谷之精微,这个阶段是"阳化气"的过程,可理解为"升"。胃主受纳腐熟,以通降为顺。胃将受纳的饮食物初步消化后，向下传送到小肠，并通过大肠使糟粕秽浊排出体外，从而保持肠胃虚实更替的生理状态，这种作用叫"降"。脾升和胃降是脾胃正常的生理功能，若一阴一阳，相反相成，升和降之间平衡协调，既不能太过，也不能不及，应和缓有度。脾升胃降是全身气机升降运动的枢纽，一旦脾胃的升降作用失常，或只有下降而不升浮元气，或只有脾气升浮而不下降浊气，便会导致气机逆乱。由于升降浮沉的失常，以致"清气不升，浊气不降，清浊相干，乱于胸中，使周身气血逆乱而行"。脾胃气虚，升降功能失常，则百病由生，此即"损伤脾胃，真气下溜，或下泄而久不能升，是有秋冬而无春夏，乃生长之用陷于殒杀之气，而百病皆起；或久升而不降，亦病焉"之意。故脾胃气机的升降无度或失衡是脾胃气化功能失常的根本体现。

1."脾宜升则健"是脾胃气化的关键　脾居中州，在里属阴，藏而不泻，故脾为阴脏。但其性主升，升发阳气，津液及水谷精微赖此以上输。正如《素问·经脉别论篇》曰："饮入于胃，游溢精气，上输于脾，脾气散精，上归于肺，通调水道，下输膀胱，水精四布，五经并行。"脾胃内伤致病，是由脾胃升降浮沉的气化运动发生障碍或被破坏所致，其中尤与脾气虚弱而不升有关。"百病皆由脾胃衰而生也。""元气之充足，皆由脾胃之气无所伤，而后能滋养元气。若胃气之本弱，饮食自倍，则脾胃之气既伤，而元气亦不能充，而诸病之所由生也。"脾气的运动特点是以"升"为主，脾的运化功能、统血功能、主肌肉四肢等功能其实都是依赖"升清"来实现的。脾气上升则行其运化之职，脾的升清功能正常，才能使"清阳出上窍""清阳实四肢"，也才能使气血生化，才能发挥气的固摄统血作用。所以说脾以升为健，这也是脾胃气化的关键。李东垣的脾胃学说重心就在"补气升阳"，考《脾胃论》一书，立方 63 首，其中 55 首为李东垣自创，大多为升阳益气方药。

2."胃宜降则和"是脾胃气化的基础　胃为阳腑，其性主降，通降浊阴，水谷入胃始能下行。张小萍认为，胃以降为用。胃主受纳、腐熟水谷等功能的发挥是以胃的通降为基础的，胃的通降不仅是胃主受纳的前提，胃气下降始能受纳水谷，进而腐熟消化，胃气不降则水谷不纳，腑气不通，糟粕不下，浊物不化。而且，胃的通降还是脾的运化和脾气升清的基础，水谷摄入，首先入胃，胃不降则脾不升，故胃的通降实为脾胃气化的基础。叶天士《临证指南医案》云："纳食主胃，运化主脾。脾宜升则健，胃宜降则和，盖太阴之土，得阳始运，阳明胃土，得阴自安，以脾喜刚燥，胃喜柔润也。"叶氏还指出："所谓胃宜降则和者，非用辛开苦降，亦非苦寒下夺以损胃气，不过甘平或甘凉濡润，以养胃阴，则津液来复，使之通降而已矣。"

（二）纳化相因是脾胃气化功能的基本条件

1.胃纳是脾化的前提，脾化是胃纳的基础　胃主纳，脾主化，是脾胃的主要功能。纳就是摄取食物，化就是运化精微，胃纳和脾化互为因果。胃的受纳和腐熟，是为脾之运化奠定基础；脾主运化，消化水谷，转输精微，是为胃继续纳食提供能源。两者密切合作，才能完成消化饮食、输布精微的功能。故《诸病源候论·脾胃诸病候》云："脾者脏也，胃者腑也,脾胃二气相为表里,胃受谷而脾磨之,二气平调则谷化而能食。"《景岳全书·脾胃》亦云:"胃司受纳,脾主运化,一运一纳,化生精气。"一方面,胃纳是脾化的前提,如果胃纳不开,则没有化源,以致没有精微物质可以营养周身,同时药物也不能被吸收而发生效用,所以在补脾胃之前要使胃纳正常,即"健脾必先开胃"。对于开胃之法,不能简简单单地认为就是健脾开胃,一定要找到相关的病因,有针对性的治疗,这样才能使胃开脾健。否则会适得其反,可能使胃气更加壅塞。另一方面,脾化是胃纳的基础,如果脾不运化,则食积在胃,必会导致胃纳不开。

2. 调整脾胃的纳化关系是临床的重要环节　纳和化是一对矛盾,矛盾统一才能产生作用,但纳不能化,但化不能纳,则矛盾不能统一,从而出现病态。胃纳作用反常,则纳减,不能食,嗳气,食后胃中嘈杂,或多食,善饥等症状发生;脾化作用反常,则食后作胀,或思睡,或饮食不为肌肉而肌瘦,四肢无力,甚则生湿、生痰、腹泻、水肿等。从纳化的功能失调来观察脾胃,是临床的重要环节,调理脾胃的纳化关系是治疗许多疾病的重要措施。临床中调整脾胃的纳化关系,既可使用李东垣升阳益胃除湿法,也可使用叶天士甘凉濡润以养胃阴的方法。

（三）燥湿相宜是脾胃气化功能的物质基础

脾为湿土,胃为燥土,燥和湿是两种相反的东西,但它们是相反相成的。一方面,从脾胃整个功能来看,脾没有湿就不能运化,胃没有燥就不能纳食。《内经》中说"胃主腐熟水谷",胃中无属阳的燥阳,就不能使摄入的食物变成腐熟状态而供脾的运化;脾无属阴的湿润特性,就不能从腐熟状态的水谷中摄取精微,转化为能量,故必须保持湿润状态,才能使食物消化。

但另一方面,脾为阴脏,以阳为用,脾阳健则能运能化,故其性喜燥而恶湿。胃为阳腑,赖阴液滋润,胃阴足则能受纳腐熟,故其性喜润而恶燥。故曰:"太阴湿土,得阳始运,阳明燥土,得阴自安。以脾喜刚燥,胃喜柔润故也。"（《临证指南医案》卷二）胃津充足,始能受纳腐熟水谷,为脾之运化水谷精微提供条件。脾不为湿困,才能健运不息,从而保证胃的受纳和腐熟功能顺利进行。燥湿相济,则脾胃功能正常,饮食水谷自能消化吸收。

由此可见,脾胃的燥湿特性是相互为用,相互协调的。故尤在泾曰:"土具冲和之德而为生物之本。冲和者,不燥不湿,不冷不热,燥土宜润,使归于平也。"（《医学读书记》）

（四）出入有序是脾胃气化功能的重要体现

目前对于脾胃气化的研究,多停留在脾胃升降理论,很少涉及脾胃气机的出入。其实早在《内经》对此就有所阐述,如《灵枢·五癃津液别》曰:"脾为之卫。"《灵枢·师传》亦云:"脾者主为卫。"而实际上,在张仲景的《伤寒论》中,一些经方如麻黄汤、桂枝汤对于姜枣草的使用等,也已显示重视脾胃气机的出入。至李东垣则提出:"元气、谷气、荣气、清气、卫气、生发诸阳上升之气,此六者,皆饮食入胃,谷气上行,胃气之异名,其实一也。"卫气、营气实则脾胃出入之气。但在理论及临床应用上均少有人提及。

营卫源于脾胃,水谷入胃,化生气血。气之剽悍者,行于脉外,是为卫;血之精专者,行于脉中,而名营。《灵枢·营卫生会》曰:"人受气于谷,谷入于胃,以传于肺,五脏六腑,皆以受气。其清者为营,浊者为卫,营在脉中,卫在脉外,营周不休,五十而复大会。"吴谦在《订正伤寒论》中亦云:"营卫二者,皆胃中后天之谷气所生,其气之清者为营,浊者为卫。卫,即气中剽悍者;营,即血中精粹者。以是定位之体而言,则曰气血,以是流行之用而言,则曰营卫。"说明营卫皆由脾胃所运化的水谷精微化生而来。

卫在脉外,主卫外而属阳;营在脉中,主柔内而属阴。卫气具有护卫肌表,防御外邪;熏肤充身,温养皮毛;控制腠理开合、主司汗液的排泄等功能。营气具有营养及化生血液的作用。营卫之气的生理功能和特性决定卫气宜温宜固,营气宜养宜敛。营卫二气虽是阴阳不同的属性,但又互根互用,相互制约、相互依存,卫气和则分肉解利,皮肤润柔,腠理致密;营阴内守则津血充足,四肢百骸、五脏六腑得以濡养。这种状态称为营卫调和,这时卫阳外固,营阴内守,营卫之气协调和合。这种卫外营内的功能发挥,有赖于脾胃的化源充足,实属脾胃气化的一部分。营卫是相对存在的气血功能的反映,是气血功能表述形式之一,营卫不和是疾病过程潜在的病理机制,治疗必须重视调和营卫法的作用。营卫调和可以统称人体气血、阴阳、脾胃的协调,调和营卫就是调和气血、阴阳、脾胃。

卫气紊乱是疾病发生、发展的重要原因,卫气行于肌表,感受外邪,卫气首当其冲,与之相争,故外感可伤及卫气。一般而言,外感六淫之邪,从表受之,可出现出入失调的证候。此外,卫气透达脏腑,内伤七情、饮食、劳倦等也可戕伐卫气。故《灵枢·禁服》云:"审查卫气,为百病母。"

营卫不和多病气机之出入。如伤寒束表,腠理凝滞,营卫失和;温病犯卫,肺气不宣,卫气不和;湿温内阻,卫阳被遏,经气失疏;邪气内陷,有入无出等悉是。诚如《素问·举痛论篇》所言:"寒则腠理闭,气不行,故气收矣。炅则腠理开,荣卫通,汗大泄,故气泄。"可见,外感之病,多病于出入,以出入主外也。内伤之病,一般认为多归于升降,因升降主里也。故《素问·举痛论篇》有"百病生于气也,怒则气上,喜则气缓,悲则气消,恐则气下……惊则气乱,劳则气耗,思则气结"之论。但张小萍认为,升降之病,可累及出入;出入之患,亦可波及升降。寒热之患,饮食亦废;饮食之伤,亦发寒热。正所谓升降不利,出入亦微;出入无序,升降亦迫。对于脾胃尤是如此。故脾胃的气化不仅仅是升降,还涉及出入,卫外营内是脾胃气化的重要功能。

第三节　脾胃气化学说的理论来源

一、理论依据

脾胃气化学说源于脾胃学说和气化学说。对于脾胃学说来讲,其理论起源于《内经》,

发展于张仲景,大成于李东垣,完善于叶天士。其中最具代表性的当是李东垣,如其提出的"脾胃内伤,百病由生""脾胃为后天之本"等著名理论。气化学说方面,《内经》提出气化概念,并确立升降出入为其基本机制,其后刘完素气化论病机和药性,张元素则在刘完素基础上有所发挥,提出气化药性论,李东垣独认为脾胃为气化之中枢,最后孙一奎将气化原动力归于命门,终使气化理论趋于完善。

(一)脾胃气化学说与《内经》

《内经》虽未提出脾胃学说,但论述脾胃的相关内容散见于各篇,如对胃的解剖结构、脾胃的生理及病理功能、脾胃与其他脏腑的关系、脾胃疾病的防治等均有论述。首先,《灵枢·肠胃》提到"胃纡曲屈,伸之,长二尺六寸,大一尺五寸,径五寸,大容三斗五升",《灵枢·平人绝谷》也提到"胃大一尺五寸,径五寸,长二尺六寸,横屈,受水谷三斗五升,其中之谷常留二斗,水一斗五升而满",均对胃解剖结构的描述,与现代医学的解剖基本相符。其次,《素问·五脏别论篇》云:"胃者,水谷之海,六府之大源也。五味入口,藏于胃,以养五脏气。"《素问·六节藏象论篇》谓:"脾、胃、大肠、小肠、三焦、膀胱者,仓廪之本,营之居也,名曰器,能化糟粕,转味而出入者也。"这两段介绍了脾胃的生理功能。最后,《素问·阴阳应象大论篇》言:"清气在下,则生飧泄;浊气在上,则生䐜胀。"此条介绍了脾胃病发病的病理机制,指出阴阳反作,如脾气不升、胃气不降产生的疾病,对后世脾胃升降理论的提出有重要指导意义。

"气化"一词在《内经》中共出现12次,其中10次谈及气的升降出入,出现在《素问·气交变大论篇》《素问·六元正纪大论篇》等五运六气学说中,余2次谈的是肾阳的蒸腾气化。根据《内经》五运六气之说,"气化"论述了自然界六气变化与疾病发生、发展之间的规律,并描述了脏腑经络的功能活动,以及在脏腑经络的功能活动推动下物质和能量的代谢过程。

将脾胃与气化结合起来,从脾胃之气的升降和出入两方面入手,再加上气化之体——燥湿相宜与气化之用——纳化相因,即是脾胃气化学说的基本架构。有关脾胃升降方面,脾主升,胃主降。《素问·六微旨大论篇》言:"升降出入,无器不有。"指出升降出入存在于人体一切生命活动中。而脾胃同居于中州,运化饮食精微,化生气血,以灌溉脏腑肢节。作为人体气机升降运动的枢纽,脾胃将产生的气血精微及糟粕等物质,通过运化、升降、转输等方式布散至全身。

(二)脾胃气化学说与张仲景

仲景虽未言及脾胃气化,但在其著作中多有体现。其生于东汉末年,战乱纷起,民病以饥寒,致脾胃内伤,故仲景尤重脾胃,其《伤寒杂病论》的诸多条文皆有重脾胃的思想,主要反映在"健脾"和"保胃气"两方面。

《金匮要略·脏腑经络先后病脉证》提出"四季脾旺不受邪"一说,明确指出人体抵抗外邪的能力与正气强弱有关,而正气强弱则与脾有关,这与脾主运化、脾胃为气血生化之源密不可分,故又有"脾主卫"之说。所以健脾可防外感,对于疾病的预防有重要意义。用脾胃气化的观点来看,脾胃之气的出入,形成了营气和卫气,营气内守,卫气御外;而水气、谷气入于脾胃,形成脾胃之气,脾胃健旺,出入有序,则营卫调和,外邪不犯。

而"保胃气"思想更是贯穿于《伤寒论》始终,所载112方中,多方可见保胃气的药物,最常用者甘草、生姜、大枣等,方中共有71方应用甘草,40方应用大枣,姜、枣同用者37方,姜、枣、草同用31方。而在姜、枣、草的基础上,加用人参,其性味甘温,具有补益脾胃、益气生津功能,四者合用为仲景"保胃气"之四要药,常用于中气不足、胃气受损证。在药物的煎服法上也从保胃气出发,如阳虚欲作奔豚,方用苓桂甘枣汤,要求"甘澜水"煎药,其目的在于保胃气以扶土制水,此外还有用"潦水""清浆水"煎药等;在饮食调摄上亦体现其顾护胃气的思想,如桂枝汤方后注"禁生冷、黏滑、肉面、五辛、酒酪臭恶等物"、乌梅丸方后注"禁生冷、滑物、臭食"等。

（三）脾胃气化学说与李东垣

李东垣所在年代背景与张仲景颇为相似,《医旨绪余·刘张李朱滑六名师小传》言当时"金元扰攘之际,人生斯世,疲于奔命,未免劳倦伤脾,忧思伤脾,饥饱伤脾"。在这种情况下,他在《内经》及《伤寒杂病论》基础上,提出了"脾胃内伤,百病由生""善治病者唯在治脾""治脾胃以安五脏"等著名理论,创立了补土的学术思想,著《脾胃论》等书,对后世影响深远,可以说是脾胃学说集大成者。

李东垣认为脾胃为"生化之源",而人以胃气为本,胃气健旺则脾中元气亦健旺。人体生命活动的生理基础依赖于脾运胃纳,即脾胃之纳化功能。《内外伤辨惑论·辨阴证》中云:"元气、谷气、荣气、清气、卫气、生发诸阳上升之气,此六者,皆饮食入胃,谷气上行,胃气之异名,其实一也。"此论言明脾胃是元气之本,为"脾胃为后天之本"理论奠定了基础,为脾胃气机出入提供了理论溯源。

（四）脾胃气化学说与叶天士

叶天士是温病学的奠基人之一,对于时疫、儿科、妇科、杂病等均有较高造诣。在内科杂病方面,叶天士对《脾胃论》推崇备至,他认为"脾胃为病,最详东垣""内伤必取法乎东垣"。在李东垣脾胃学说基础上,补充了李东垣《脾胃论》详于脾而略于胃的不足,提出"胃为阳明之土,非阴柔不肯协和",主张养胃阴,提出脾胃分治,创立胃阴学说,很大程度地完善了脾胃学说。叶氏指出"纳食主胃,运化主脾;脾宜升为健,胃宜降为和",并提出了"胃为阳土,宜凉宜润""太阴湿土,得阳始运;阳明燥土,得阴自安"等著名的学术观点。这里的"纳化""升降""燥湿"之说,形成了脾胃气化学说的主体构架。

二、有关脾胃气化学说的近现代理论

近年来,脾胃病学科理论得到了不断传承、创新和发展,很多很好的学术观点和思想不断出现,更好地指导消化疾病的治疗,提高了临床疗效。

李佃贵等提出"浊毒致病论",认为"浊毒"之邪多侵及内脏,尤易犯脾胃,且常入内毒害其他脏腑,导致疾病迅速恶化,并阐述"浊毒"在脾胃病中的发病特点及机制,总结出相对独特的病因病机、诊断及治疗体系,如提出"疏肝和胃、活血化瘀、解毒化浊、健脾和胃"四步调胃大法,总称为"化浊解毒"治疗法,运用此法治疗萎缩性胃炎伴肠上皮化生或不典型增生,取得较好效果。周福生等认为脾胃与心神相关,提出以心胃相关理论来指导脾胃病的临床诊断及治疗,将中医情志病学与脾胃病学相结合,对于功能性胃肠病的诊疗有较好的参考价值。劳绍贤等率先开展"脾胃湿热"理论的研究,建立了脾胃湿热证的诊断标准,初步阐明胃肠炎性疾病脾胃湿热证的形成机制,罗列了治疗脾胃湿热的方药。周学文等首先提出"毒热"病因理论,倡导以"内痈"学说指导消化性溃疡的治疗,另外提出胆汁反流性胃炎的"胆火逆胃"说。董建华提出"通降论"及胃热学说,认为通降乃治胃之大法,病机上脾胃虚寒虽为临床多见,但胃热决不可忽视,治则上既"脾胃分治",又"脾胃合治",治法上强调治胃必调气血。王新月等提出溃疡性结肠炎病机为"毒损肠络",采用益气活血解毒法防治溃疡性结肠炎的复发。刘祖贻提出"调五脏以和脾胃,和脾胃以安五脏"的观点,注重脾胃升降。张声生等研究发现,慢性胃肠病以肝郁相关证候最为常见,提出以调肝理脾为基本治则。白兆芝率先开展中医小肠腑病学的研究,阐述小肠腑病的症状特点及发病特点,总结小肠腑病基本证候及其用药规律。刘华为将五行学说与气化学说结合起来,认为内科疾病中的主要病机是"升降失常,气化失司",辨证诊治与逆向思维结合治疗疑难杂症,如用升举法治愈顽固性呃逆症,用通降法治疗胃下垂,用附子退高热,用附子降虚火,还从气治水,用升清降浊法治愈积水症,或从水治血,用利水法治愈功能失调性子宫出血。何晓晖结合体质学说提出了"胃质学说""肠质学说",认为胃肠和人体的体质一样,有其特质,这种特质是制约和影响胃肠发病的重要病理基础,胃质及肠质的干预防护,对于胃肠疾病的防治有重要作用。

第四节　脾胃气化学说的主要治则

一、运脾开胃

脾胃气化的核心是脾胃,故运脾开胃是脾胃气化的首要治则。纳化是脾胃气化的基础。而其中胃纳又是脾化的物质基础,故胃纳应是整个脾胃气化的基础。胃不纳,则水谷不入,气血生化无源,则全身脏腑无以濡养;脾化是胃纳的动力,脾为胃提供运化后的精微物质,使胃纳得以正常运行,而且脾运化的精微是全身气血的来源。故胃纳脾化是气血生化的基础环节,同时也是防治百病的基础。胃气不开,诸药罔投;脾气不运,诸药亦无法吸收。

张小萍认为,健脾贵在"运",运脾之法不仅仅是健运,应随证不同而各异,如脾气虚弱应健运、脾虚气陷应升运、脾阳不振应温运、脾阴不足应滋运等。健运之法常用香砂六君子汤,升运、温运之法常用补中益气汤、升阳益胃汤,滋运常用参苓白术散。开胃之法亦不仅是健脾开胃,还有消导、通降等法,为逆向之"提壶揭盖"之法,包括芳香开胃、养阴开胃、消食开胃、泄热开胃、苦降开胃等。芳香开胃之法用于寒湿阻滞中焦之证,常用平胃散或六君子汤加藿香、砂仁、白豆蔻、陈皮等药物;养阴开胃之法用于胃阴不足之证,常用沙参麦冬汤、一贯煎加减;消食开胃之法用于饮食停滞之证,常用保和汤;泄热开胃用于湿热阻胃之证,常用黄连温胆汤;苦降开胃用于寒热错杂之证,常用半夏泻心汤合小陷胸汤加减。

二、宣畅气机

脾胃之为病,多以脾胃气机升降失常、脾胃纳运失司为常见,症见恶心呕吐、食欲不振、脘腹胀闷、便溏或便秘等症,表现为气机阻滞之证,而诸症常因情志、气候等因素诱发,故其病机既有升降失常,又有肝失疏泄、肺失宣降。张小萍认为其病机关键为脾胃气化失常,治疗应调理脾胃气机入手,重在脾胃,兼顾肝肺。治脾多以健脾、运脾、补气、升阳为主,常用香砂六君子汤、参苓白术散、归脾汤、二陈汤、补中益气汤等方;治胃多以和胃、清热、降逆、消导等为主,常用保和丸、温胆汤、枳术散、平胃散、半夏泻心汤、旋覆代赭汤之类;治肝重在疏泄,常用四逆散合金铃子散、逍遥散、柴胡疏肝散等,或在辨证基础上加用柴胡、川楝子、香附、枳壳、合欢皮等药调畅气机;治肺重在宣降,常随证加用杏仁、厚朴、桔梗、枳壳、紫苏梗等药。此外,张小萍善用对药来调理脾胃气机之升降,如谷芽配麦芽、枳壳配柴胡等。其中谷芽、麦芽入脾胃经,麦芽消食和中,具生发之气,助胃气上升;谷芽健脾开胃,消食和中,助胃气下行,二药相伍,一升一降,相需为用;枳壳配柴胡,亦是一降一升,双向调节胃肠动力,而枳壳本身对胃肠动力有双向调整的作用。

三、调和为要

以和为贵,调和为要。调和,包括调和阴阳、调和营卫、调和五脏三方面。第一,调和阴阳。所谓"阴平阳秘,精神乃治",张小萍十分注重阴阳平衡,尤其是用药时注重阴阳搭配,阳药中加以阴药来抑其刚燥,阴药中加以阳药来利其流通而不滞碍,如一贯煎,众多滋阴药中佐川楝子行气疏肝,既养阴而不滞碍,又如小青龙汤用白芍,则使汗出而不伤及阴津。第二,调和营卫。营气内守,卫气御外。营气、卫气为脾胃出入之气,调和营卫,既维持人体内外物质交换的平衡,又维持营内卫外之功能。对于慢性脾胃病常外感者,张小萍多用桂枝汤合玉屏风散来调和营卫。对于内伤杂病,调和营卫则相当于调和气血,营主血,卫主气,故张小萍喜用黄芪建中汤、当归补血汤合生脉散、二至丸之类,以益气生血,或在辨证基础上加用参、芪、姜、草、枣等益气之品。第三,调和五脏。一方面,脾胃为后天之本,气血生化之源。脾胃为病,则气血生化无源,外不能抵御病邪,内不能荣养脏腑,则五脏百病由生,故有"久病不愈,治脾以安五脏"之说。另一方面,脾胃为气机升降之枢,脾胃升降失司,则气机阻滞,脏腑的气化亦受影响,日久变生百病。同时脾不化湿,湿聚为痰,湿郁化热、化火,亦成致病之因。张小萍在治疗五脏杂病时,常从脾胃论治。如治慢性肝炎,常用柴芍六君子汤扶土抑木;治肺胀,常用六君子汤合补肺汤培土生金;治水肿、膏淋,常用实脾饮或参苓白术散合五苓散培土制水;治心悸,常用炙甘草汤合四君子汤补土伏火;治疗恶性肿瘤术后或放化疗后,常用归芪六君子汤补土调中。

四、治未病,调脾胃

"治未病"首见于《内经》,《素问·四气调神论篇》云:"是故圣人不治已病治未病,不治已乱治未乱,此之谓也。夫病已成而后药之,乱已成而后治之,譬犹渴而穿井,斗而铸锥,不亦晚乎!"治未病是中医学的核心理念之一,是中医预防保健的重要理论基础和准则,也是当前中医养生研究的热点之一。张小萍认为,《金匮要略》即有"四季脾旺不受邪"之说,说明脾胃功能强健,则人体的免疫功能就强健,如玉屏风散用白术健脾可防外感,即本于此。此外,江西地处南方,湿气偏重,饮食偏于咸、辣等,易致体内湿盛,湿盛易困脾,而湿性黏滞,故多病脾胃且难愈。而生活中众多亚健康状态,如自觉疲乏易累、浑身不适、大便不调、易犯困等,多与上述病因有关。对于较轻的患者,张小萍首先强调食疗,朱丹溪有"夫胃气者,清纯中和之气也。惟以谷、肉、菜、果相宜。盖药石皆偏胜之气也,虽进参芪辈为性亦偏,况攻击之药乎"之说,她深以为然,常嘱患者使用山药、薏苡仁、小米等食疗,并告诫患者饮食及作息要规律,并加强锻炼以增强体质,预防疾病。对于症状较明显的患者,多用补中益气丸、归脾丸、参苓白术颗粒等中成药。

五、外感健脾,重症护胃

卫气、营气为脾胃出入之气,李东垣《脾胃论·脾胃盛衰论》提出:"脾胃之气伤则中气不足,中气不足则六腑阳气皆绝于外,故营卫失守,诸病生焉。"张小萍认为,脾胃气化正常,气血生化有源,则卫气、营气得以生成,卫气充足而抗邪有力。故外感病需健脾,对于感冒、咳嗽等病,辨证处方中必用姜、草、枣之品。如为久病或反复受邪,则必以六君子汤为基础方,加用解表、止咳化痰类药物,尤其对于虚人感冒,常用参苏饮为主方治疗。

《内经》"有胃气则生,无胃气则死",李东垣指出"人以胃气为本""胃气一败,百药难施",叶天士提出"留得一分胃气,便有一分生机",均说明顾胃气的重要性。张小萍认为,凡疑难、急重之病,皆应以保护胃气为先,除少用苦寒败胃、燥湿伤胃之品,必配用参、姜、枣之类和胃,常在辨证基础上合用四君、理中等方治疗。

第五节　脾胃气化学说的辩证法思想

一、对立统一规律

对立统一规律是宇宙的根本规律。脾胃气化中的升与降、出与入、燥与湿等,在相互对立、相互为用、相互协调中维持着动态平衡,无一不反映出对立统一的辩证法思想。张小萍认为,脾胃二者,一阴一阳,一寒一热,一升一降,一燥一湿,既相反相成,又平衡为用,共同构成人体气机升降之枢纽。体现在用药方面,如谷芽、麦芽二药,皆入脾胃二经,其中麦芽消食和中,具生发之气,助胃气上升;而谷芽健脾开胃,消食和中,助胃气下行,《本草纲目》言其能"快脾开胃,下气开胃",二药相伍,一升一降,相须为用。此外枳壳调理中焦气机,能升能降,具有双向调节作用。故张小萍常用枳壳配谷、麦芽来调节脾胃气机之升降。在用方中,寒药与热药的配伍,补益药与消食药的搭配,通因通用,塞因塞用,等等。如张小萍常用补中益气丸或参苓白术散治疗虚痞,用半夏泻心汤加味治疗寒热错杂之痞证。

二、质量互变规律

这一规律在中医学中的体现,就是矛盾对立双方在特定的条件下,从量变引起质变,从而向对立的另一方相互转化。如在脾胃气化理论中,燥和湿可以相互转化,石寿棠在《医原》中曰:"燥郁则不能行水而又化湿,湿郁则不能布津而又化燥。"张小萍认为,这种转化是有条件的,若本属湿病,而过用苦寒或温燥,则湿可化燥;若本属燥病,而过用滋补,则燥可化湿。燥与湿的这种辩证关系,提示我们要维持阴阳平衡,在临床治疗燥湿之病,必须恰到好处,不可过剂,否则病性易于转化,而致虚虚实实之弊,使病情缠绵难愈,甚至恶化。脾胃气化学说中其他诸种矛盾,如升和降、纳和化、出和入,乃至寒和热、虚和实等,均如此也。

三、自稳平衡思想

气化理论的核心是自稳平衡思想。《素问·气交变大论篇》曰:"夫五运之政,犹权衡也。"有学者将自稳平衡思想概括为"权衡论",其内涵体现在自调观思想和稳态观思想,认为人体的稳态主要以五脏为中心,五脏间以五行制化关系维持稳态,各脏以阴阳平衡维持稳态。而自调则是人体对外界环境的适应性及对疾病的自愈性。张小萍认为,肺为华盖,居于高位,故其性主降,肾在下,故肾水宜升,脾胃居中,连通上下,为升降之枢,这就是五脏的自稳平衡;六腑传化物而不藏,以通为用,故宜降,但在食物传化中又有吸收水谷精微、津液的功能,故其降中寓升,并维持动态平衡,这是六腑的自稳平衡。其实,每个脏腑本身也是升与降的统一,亦维持自身的平衡。而脾胃居于中州,是这种平衡的关键脏腑,脾胃将外界摄取的食物,通过气化作用,升清降浊,取其精微而充养全身,代谢产物经大肠排出体外,来维持人体物质代谢和能量转化的动态平衡,这种平衡是维持正常生命活动的关键。

第六节　脾胃气化学说的治未病思想

"治未病"一词首见于《内经》,其核心内涵包括三个方面,即"未病先防、既病防变、病后防复",是中医学理论组成部分中有关疾病预防和控制的重要思想理论。

一、未病先防

随着人民生活水平的提高,人们对健康的需求日益增加,"亚健康状态"一词出现,随着单纯生物医学模式发展为生物—心理—社会医学模式,"亚健康状态"得到更多关注。干预"亚健康状态",减少疾病发病率,提高人们健康水平,实际上就是治未病中的"未病先防"的理论,属于疾病预防的部分,对于减轻医疗负担、提高人们生活质量等有着极其重要而深远的意义。"治未病"思想和"亚健康"联系紧密,符合从疾病医学到健康医学的模式转化,即从"治已病"到"治未病"的转化。

二、既病防变

"既病防变"则是属于疾病控制的内容,即"治已病"的思想,对于已病的早期介入及干预,防止疾病加深加重。如肝病的发展过程,病毒等导致肝炎,肝炎后肝硬化,再发展到肝癌,如果在肝炎或者感染阶段及早发现,并开始干预治疗,就不会出现肝硬化及肝癌了。还有,积极利用科技手段,如近年来消化内镜得到飞速发展,在脾胃肠病诊疗中起到了历史性的重要价值,尤其是早癌方面,中华医学会消化内镜学分会倡导"发现一例早癌,拯救一个家庭",对于胃肠道恶性肿瘤的防治中起到了积极的作用,这也是"既病防变"的一部分。如《金匮要略》云:"夫治未病者,见肝之病,知肝传脾,当先实脾,四季脾旺不受邪,即勿补之;中工不晓其传,见肝之病,不解实脾,惟治肝也。""治已病"思想既包括疾病的早期干预,又包括全身功能的保护、用药安全等内容。遵循"治已病"思想,临床就不能"头痛医头,脚痛医脚",而应该更全面地了解头痛或脚痛的原因、发病机制、转归及预后等,注重整体观念及辨证论治。

三、病后防复

"病后防复"实际上应是"未病先防"的一种特殊类型,但其针对性更强一些。某些慢性病或大病后痊愈的患者,尤其是肿瘤手术切除后的患者,因其正气亏虚,可能还有余邪未清,防复的措施与亚健康者必定不能一致,应更注重正气的补充,而正气来源于脾胃之气,那么胃气的保护就显得尤为重要。如《伤寒论》云:"病人脉已解,而日暮微烦,以病新差,人强与谷,脾胃气当弱,不能消谷,故令微烦,损谷则愈。"说明病后的调养,应该节制饮食以保养脾胃。当然节制饮食不是少吃,而是科学的饮食,少而精。脾胃为"气血生化之源",保养脾胃,使脾胃运化正常,才能为机体补充气血。

四、脾胃气化与治未病

张小萍认为"未病先防、既病防变、病后防复"三方面,并不能完全概括"治未病"的内容。结合现代医学科技手段及中医理论,"治未病"包含未病先防、注重养生,健康体检、尽早诊治,既病防传、阻邪深入,重病防危、留人治病,病后调理、防止复发五个方面。脾胃与五脏六腑关系密切,脾胃居中州,为全身气机的枢纽,中土之气为人体"一气周流"的枢轴,脾胃气化则是全身气机运动变化的主导,因此"治未病"离不开脾胃气化,脾胃气化中有重要的"治未病"理念。具体包括以下几方面的内容。

（一）调脾胃体现未病先防

《脾胃论》认为应将保护脾胃之气置于首位,从脾胃调畅情志、用药顾护胃阳、存胃中津液,主张法于四时、食饮有节、避醉酒、起居有常、慎劳役、省语养神、加强平素防摄,从五行防治疾病等,以期更好地指导临床养生保健、防病延年。张小萍认为从调理脾胃入手,如生活方式调整、药食干预、环境改善等,可干预亚健康状态,可达到促进健康的最终目标。

（二）护脾胃体现既病防变

对于已病,除了早期干预,还要顾护脾胃。如《医权初编》曰:"治病当以脾胃为先,他脏兼有病,舍脾胃而治他脏无益也。又一切虚证不问在气在血,在何脏腑,而只专补脾胃;脾胃一强,则饮食自倍,精血日旺,阳生而阴亦长矣。是知脾胃实,诸病实;脾胃虚,诸病虚。"强调了从脾胃论治的重要性。不论任何虚证,治疗皆以调补脾胃为先,脾胃功能强健,运化有力,则气血旺盛,正气充足,邪无所伤。此处是对于慢性病、久病者,调补脾胃达到"治病必求于本"的目的。如周慎斋《慎斋遗书》所言:"万物从土而生,亦从土而归,补肾不若补脾,此之谓也。治病不愈,寻到脾胃而愈者甚多。"张小萍主张对于缠绵难愈的疾病,治疗应多从脾胃入手。"脾为生痰之源,肺为储痰之器",如对慢性支气管炎、慢性阻塞性肺疾病等肺虚生痰兼发热者,不必理痰清热,而是以健脾为主,脾健则痰消热退。对于重病、危病,则应顾护胃气。李东垣认为"胃气一败,百药难施",叶天士认为"留得一分胃气,便有一分生机",均说明危急重症治疗中顾胃气的重要性。张小萍亦认为,凡疑难、急重之病,皆应以保护胃气为先,除少用苦寒败胃、燥湿伤胃之品,必配用参、姜、枣之类和胃,煎药方法亦有不同,如可用米汤水代水煎药,诸如此类,其目的是生发胃气、顾养胃气,使胃能纳能化,诸药诸食得以运化,方能"留人治病"。

（三）理出入以防外感或病后复发

外感疾病的过程实质上是正邪交争的过程,正气充足则抗邪有力,有利于疾病的向愈。大病久病之后,病情虽向愈好转,但仍有正气待复与余邪未尽并存的状况,此时若调理不慎,极易引起病情再发或复感新邪。因此,保护正气是治疗外感病证及病后防复发的关键环节之一。对于保护正气而言,实际上就是卫气、荣气之补充及保护,卫气、荣气为脾胃出入之气,调理脾胃出入,则能使卫气充足,抗邪有力,使荣气充足,气血生化有源。张小萍多用药对来调整脾胃气机的出入,常用药对有桂枝与白芍、生姜与大枣、浮小麦与甘草、黄芪与防风、白术与防风、怀山药与紫苏梗等。

第二章 脾胃气化学说的现代医学内涵

第一节 脾胃气化与现代医学生理

一、图解脾胃气化与消化

按照现代医学理论,消化系统是由消化道和消化腺两部分组成的。消化道包括口腔、咽、食管、胃、小肠和大肠等,消化腺主要有唾液腺、肝、胰和广泛分布于消化黏膜内的腺体。消化系统的生理功能,主要是对食物进行消化和吸收,为机体的新陈代谢提供必不可少的物质基础,如蛋白质、脂肪、糖、水、电解质等。消化过程受神经支配,包括内在神经系统[即肠神经系统(ENS)]和外来神经系统(自主神经)。此外,消化器官还有重要的内分泌功能和免疫功能。所谓消化,是指食物中所含的营养物质在消化道内被分解为可吸收的小分子物质的过程。而消化后的小分子物质,以及食物中的维生素、无机盐和水通过消化道黏膜内的上皮细胞进入血液和淋巴的过程,则被称为吸收(图2-1)。

脾胃气化过程,包括脾的运化与升清、胃的受纳腐熟水谷与通降、肝胆的疏泄、肺的宣发肃降、小肠的受盛化物与泌别清浊、大肠的传化糟粕、肾的蒸腾气化、心主血脉及神明主导等。这些脏腑的共同参与的"脾胃气化"与现代医学的"消化",无论在结构组合上,还是功能分配上,都有太多契合之处,如图2-1所示。

二、消化道各器官生理功能对照

(一)口咽和食管

口咽包括"七冲门"的前三门,为水谷进入之门户,食管为"胃之系",《难经·第四十二难》曰:"咽门重十二两,广二寸半,至胃长一尺六寸。"三者是水谷入胃之必经通道。因食

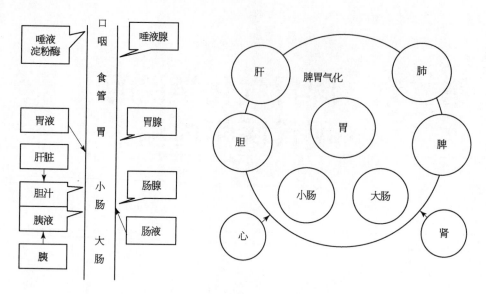

图 2-1 消化过程与脾胃气化简图

物从口入胃时间短,故历代古籍对于这三者论述极少,重视程度较低,对于三者之生理功能大多忽略不计或归入胃系。因此此三者生理功能体现在"通降"和"止逆"方面。

食物在口腔内停留的时间非常短,一般为 15～20 s,经咀嚼、磨碎,在唾液参与下,形成食团,随后被吞咽入食管。口腔中的唾液具有轻微的化学性消化作用。食物吞咽经食管所需时间很短,通常在直立位咽水时只需 1 s,一般不超过 15 s。食管表现出的生理功能为以蠕动的形式推送食团进入胃。

（二）胃

胃为"太仓""水谷之海",《灵枢·平人绝谷》提到:"胃大一尺五寸,径五寸,长二尺六寸,横屈受水谷三斗五升,其中之谷,常留二斗,水一斗五升而清。"《灵枢·玉版》说:"人之所受气者,谷也。谷之所注者,胃也。胃者,水谷气血之海也。"这两段条文分别从解剖和生理对胃进行了描述。胃在脾胃气化中占据重要主导地位,主要生理功能:① 主受纳、腐熟水谷。② 主通降,以降为和。

在现代解剖学中,胃是消化道中最粗大的器官,不论是厚度,还是弹性,都是消化道中最好的,这也决定了它的运动功能在消化道中是最强的。在生理功能上,胃能暂时储存食物并初步消化食物,其消化功能包括两种形式:一是化学性消化,主要指胃液参与,包括胃酸、胃蛋白酶及黏液等;二是机械性消化,主要指胃的运动,包括容受性舒张、紧张性收缩、蠕动及胃排空等。食团进入胃后经胃液水解,经胃运动研磨,形成食糜,此后,逐次少量地通过幽门被排入十二指肠。食管入胃到排空的时间通常为 4～6 h。

（三）小肠

《素问·灵兰秘典论篇》云:"小肠者,受盛之官,化物出焉。"小肠为一相当长的管道器官,小肠上口与胃幽门相接,下口与大肠阑门相接。其主要生理功能有二:① 主受盛和化物。② 泌别清浊。实际是脾胃升清降浊功能的延伸和具体体现。

小肠是消化道最长的器官,长 3~5 m,是食物消化和吸收最重要的部位。因此,食糜在小肠内的消化,是整个消化过程中最重要的阶段。食物在小肠内的消化,也表现为两种形式:一是化学性消化,指胰液、胆汁和小肠液的参与;二是机械性消化,指小肠的运动。在此,食物的消化基本完成,大部分营养物质如蛋白质、脂肪、糖等被吸收,余下的食物残渣则进入大肠。

(四)大肠

《素问·灵兰秘典论篇》云:"大肠者,传导之官,变化出焉。"大肠是较小肠稍宽的管道器官,上口通过阑门接于小肠,下口为肛门。其主要生理功能为传化糟粕,是胃的降浊功能的延伸。

人类的大肠内没有重要的消化作用。大肠的主要功能有:① 吸收肠内容物中的水分和无机盐,参与机体对水、电解质平衡的调节。② 吸收由结肠内微生物合成的维生素 B 复合物和维生素 K。③ 完成对食物残渣的加工,形成并暂时储存粪便,以及将粪便排出体外。此外,大肠内含有大量的细菌,对于食物残渣的分解及粪便的形成有重要作用。

(五)肝胆

肝胆互为表里,从解剖与起源来说,两者密不可分,如《难经·四十二难》说:"肝……左三叶,左四叶……胆在肝之短叶间。"《素问·灵兰秘典论篇》云:"肝者,将军之官,谋虑出焉。""胆者,中正之官,决断出焉。"两者在脾胃气化中体现在主疏泄方面,通过对气机升降、胆汁疏泄的调节来影响脾胃之运化功能。在正常情况下,肝主升而胆主降,恰好与脾主升而胃主降相呼应,脾的升清功能需要肝升发之气的调节,而胃的降浊亦赖于胆下降之气的调节,这样才能维持升降平衡。

肝胆是重要的消化器官,胆汁是由肝细胞分泌的,从肝内胆管流出,经胆总管排入十二指肠,或转入胆囊管而储存于胆囊中,在消化期再由胆囊排至胆总管进入十二指肠。胆汁对脂肪的消化和吸收具有重要作用。胆汁能乳化脂肪,促进脂肪消化分解,促进脂肪的吸收,促进脂溶性维生素的吸收。

(六)脾与胰

脾为后天之本,气血生化之源。如《医宗必读》所说:"一有此身,必资谷气,谷气入胃,洒陈于六腑而气至,和调于五脏而血生,而人资之所以生者也,故曰后天之本在脾。"脾在脾胃气化中亦占据重要的地位,体现在脾主运化、主升清方面。

脾在现代医学层面与消化基本无相关性,只是作为一个免疫器官,而在中医学中却是消化的主体脏器,不由让我们想到另一重要器官——胰。胰在古籍中无丝毫记载,但在现代医学的消化及内分泌系统中占据非常重要的地位。在解剖结构上,胰居腹部正中,与胃大部分相邻,两者恰好位于人体躯干正中部位;生理功能上,胰分泌胰液参与消化,胰液具有很强的消化能力,是消化道内最重要的消化液,其中包括能消化淀粉、蛋白质和脂肪等多种成分的水解酶。也就是说,食物中的主要营养成分依赖于胰液的消化。此外,胰腺内分泌产物胰岛素对于糖的代谢有重要影响。因此,在脾胃气化学说中,脾主运化功能与在现代医学"胰"的消化功能相匹配。

三、三焦与消化道

三焦概念有二:一指六腑之一,作为脏腑之间及脏腑内部的间隙相互沟通所形成的通道。二是单纯的部位,膈以上为上焦,膈至脐为中焦,脐以下为下焦。

三焦既是由气化器官构成的通道,又是气化的机制。《内经》没有论及三焦具体结构和对它气化功能认识的方法。"焦",《说文解字》云,火所伤也。隹指鸟,下部四点为火,即指烧烤鸟类,有学者认为"三焦"以烤熟食物的三种火候来说明上中下各焦,通过不同的工作形式消化食物,消化道在不同时间充盈不同。有学者认为狭义之三焦应为胰,并从三消角度佐证三焦为胰之说。

根据脾胃气化的观点,胰的功能实际上被归入脾,"脾主运化"在现代医学上的体现应是胰的消化,而三焦则可能更接近于消化道。消化道作为人体最大的器官,是很长的空腔器官,"传化物而不藏",故应为腑。从口而入,贯膈绕脐,出于肛门,是水谷转化的通道,是联系、运行全身的重要器官。其中通行水谷之气,为元气之本源,运化水液及食物,故其生理功能亦完全包含三焦之功能。

第二节　脾胃气化的现代医学解释

一、升降有度是脾胃气化的主要功能

(一)医理

《素问·六微旨大论篇》中有"升降出入,无器不有",指出升降出入存在于人体一切生命活动中。而脾胃同居于中州,运化饮食精微,化生气血,来灌溉脏腑肢节。作为人体气机升降运动的枢纽,将产生出的气血精微及糟粕等物质,通过运化、升降、转输等方式布散至全身。如《脾胃论》云:"万物之中,人一也,呼吸升降,效象天地,准绳阴阳。盖胃为水谷之海,饮食入胃,而精气先输脾归肺,上行春夏之令,以滋养周身,乃精气为天者也;升已而下输膀胱,行秋冬之令,为传化糟粕,转味而出,乃浊阴为地也。"是故升与降,是脏腑气化的基本功能。对于脾胃来说,脾主升,胃主降。《临证指南医案》曰:"脾宜升则健,胃宜降则和。"因此脾升胃降是脾胃的主要生理功能,其中脾升是脾胃气化的关键,胃降是脾胃气化的基础。此外,脾升胃降受肝胆之疏泄、肺之肃降调节,共同维持人体气机升降之平衡。

张小萍认为,升降必有法度,这个法度,即指脾胃升降依照其特定的规律运行,如饮食相关性、昼夜相关性等,在这就涉及时间医学的范畴,而这种相关性又恰好与胃肠动力学研究中的胃肠运动规律相吻合。另外,除饮食、昼夜相关性外,还有情绪相关性,又涉及心理医学的范畴,与功能性胃肠病这一疾病群均联系起来。无论何种相关性,必有一个调控机制,维持一个平衡,这个机制应是脾胃升降之机制,升降无度,则平衡破坏,规律紊乱,百病由生。

（二）今释

脾胃升降可能与消化运动有关,包括食管及胃肠蠕动、胃液与肠液的分泌、肝分泌胆汁、胆囊贮存与排泄胆汁、胰分泌及排泄胰液等,其中与胃肠蠕动关系最为密切。

胃肠动力来源于胃肠平滑肌的生物电活动,这种电活动的主要表现为慢波。目前认为,节律性慢波起源于卡哈尔间质细胞(Cajal, ICC),该细胞广泛存在于胃体、胃窦及幽门部的环形肌和纵行肌交界处间质中,能启动节律性电活动,因此被认为是胃肠活动的起搏细胞。就是说,胃肠动力的起搏点在于胃,这种机制在很大程度上为"胃主降"提供了依据。胃肠运动在进食后最为活跃,这种运动是消化道及消化腺共同进行的。进食后,食管、胃开始依次蠕动,胃排空功能随即起动,胆囊、胆管开始收缩和舒张运动,小肠、大肠的反射性蠕动开启。此外,在非消化期胃肠道也存在周期性移行性复合运动(MMC),这种运动始于胃体上部,并向肠道方向传导扩展。这种蠕动及 MMC 为"小肠化物是脾胃升清降浊功能的延伸""大肠传化糟粕是胃降浊功能的延伸"等说法提供了科学基础。如果MMC减退,可引起功能性消化不良及肠道内细菌过度繁殖等。

脾升功能主要指脾能"升清",将水谷之精微物质上输于肺,继而输布全身。而在消化系统中,食物经过消化液分解的小分子物质,以及食物中维生素、无机盐和水,这些物质被消化道黏膜上皮细胞所吸收,之后进入血液及淋巴,经心、肺循环至全身,这一过程即为吸收。这个吸收的过程恰好为"脾升清"提供了生理学依据。

（三）病理

张小萍认为,气机升降失调应是胃肠动力性疾病的主要病机,包括升降不及、太过及反作三方面的病理表现,以腹胀、腹痛、恶心呕吐、嗳气、反酸、便秘及腹泻等为主要症状,这些症状也是功能性胃肠病的主要临床表现。升降不及则滞,易生胀满;升太过则逆,易生反胃呕吐,降太过则泄,易生飧泄;升降反作,当降反升,当升反降,则生逆、陷之症,但较前二者为甚。按现代医学来说,如胃张力减弱,胃排空就会延缓,从而引起腹胀;胃蠕动减弱,会使胃及十二指肠失去协调的运动,导致胆汁反流入胃和食管,从而引起恶心、呕吐;小肠的收缩力不足,推进及分节运动会减缓,从而引起肠道扩张,可出现厌食或食欲下降;大肠持续性收缩无力,会引起便秘和腹胀;小肠及大肠的蠕动加速,又可能引起腹泻。

二、纳化相因是脾胃气化的物质基础

（一）医理

《临证指南医案》云："纳食主胃，运化主脾。"明确指出胃主纳，脾主化，纳就是受纳，指摄取食物；化就是运化，指运化水谷精微。胃纳和脾化互为因果，胃的受纳和腐熟，是为脾之运化奠定基础，而脾的运化，消化水谷，转输精微，是为胃继续纳食提供动能。两者密切合作，才能完成消化饮食、输布精微的功能。故《诸病源候论》云："脾者脏也，胃者腑也，脾胃二气相为表里，胃受谷而脾磨之，二气平调则谷化而能食。"《景岳全书》亦云"胃司受纳，脾主运化，一运一纳，化生精气"。故言主纳化为脾胃气化之物质基础。

（二）今释

胃纳可能与胃的容受性舒张、紧张性收缩等有关。容受性舒张，是指在进食后，食物对咽、食管等处的感受器产生刺激，反射性地引起胃底和胃体肌肉的舒张。这种舒张功能可迅速提升胃容量，使胃容量由空腹时的 50 mL 左右提高到进食后的 1 500 mL 左右，这样使大量食物的暂时储存，同时维持胃内压，防止食糜过早排入十二指肠，有利于食物在胃内的充分消化。而紧张性收缩可使胃腔内具有一定的压力，有助于胃液与食物充分混合，并协助胃推动食糜向十二指肠移动，同时还可使胃保持其形状和位置，不致出现胃因食物重力而导致下垂。胃的这种容受性舒张、紧张性收缩为"胃纳"提供了现代医学的生理依据，如果饮食不节、过食辛辣刺激等导致胃的舒张、收缩规律紊乱，则可能导致早饱、嗳气等消化不良的表现。脾化则可能与食物在小肠的消化吸收有关，包括分解与吸收。食物中的营养物质，除维生素、水和无机盐可以被直接吸收利用外，其主要成分如蛋白质、脂肪和糖类等物质，则不能被机体直接吸收利用，需在消化管内被分解为结构简单的小分子物质，才能被吸收利用。在这个过程中有胃液、胰液、胆汁、小肠液等的参与，其中淀粉、蛋白质和脂肪等多种主要成分依靠胰液的消化，故脾化在很大程度上与胰的消化密切相关，而这也为脾化提供科学依据。在这里，脾化亦指脾能"生清"，不仅包括生成胰液、肠液等，还包括胰液、肠液将食物中营养物质分解的过程，其中胰液、肠液恰为清稀透亮的液体。胰液、肠液的生成又为"脾生清"提供了依据。

（三）病理

纳化失常，包括纳多化多、纳多化少、纳少化少三方面。纳多化多表现为消瘦、口渴多饮、多食善饥、小便频数等，常见于消渴；纳多化少表现为多食而消瘦、乏力、泄泻或便秘等，常见于慢性腹泻性疾病如肠易激综合征、溃疡性结肠炎等病证；纳少化少现为食欲不振、恶心呕吐、消瘦、全身乏力等，常见于消化道恶性肿瘤、厌食症等病证。

三、燥湿相宜是脾胃气化的有利环境

（一）医理

脾为湿土，胃为燥土，两者相反相成。一方面，从脾胃整个功能来看，脾没有湿就不能运化，胃没有燥就不能纳食。《内经》说"胃主腐熟水谷"，胃中无属阳的燥土，摄入的食物则难以腐熟，脾的运化则无物质基础；脾无属阴的湿土，就无法从腐熟状态的水谷中摄取精微，转化为气血，故必须保持胃燥和脾湿状态，才能消化食物。另一方面，脾为阴脏，却以阳为用，脾阳健旺则能运、能化，故其性喜燥而恶湿；胃为阳腑，赖阴液滋养，胃阴充足则能受纳、腐熟，故其性喜润而恶燥。故《临证指南医案》说："太阴湿土，得阳始运，阳明燥土，得阴自安。以脾喜刚燥，胃喜柔润故也。"胃津充足，方能受纳、腐熟水谷，为脾之运化提供物质条件。脾不为湿困，方能健运不息，使胃的受纳、腐熟功能提供气血动力。燥湿相宜，则脾胃功能正常，饮食水谷自能消化吸收。燥湿失宜，如燥胜则干、湿胜则泻等。由此可见，脾胃的燥湿功能在相互协调、相互为用中维持着动态平衡。故尤在泾《医学读书记》中说："土具冲和之德而为生物之本。冲和者，不燥不湿，不冷不热，燥土宜润，使归于平也。"

（二）今释

燥湿可能与胃肠内分泌、肠道菌群有关。消化道黏膜内有许多腺体，在消化道的附近还有唾液腺、胰和肝，它们向消化道内分泌多种消化液，包括唾液、胃液、胰液、胆汁、小肠液和大肠液等，这些消化液中含有多种酶、胃肠激素等。这些物质具有酸碱性，在消化道内，这种酸碱性与部位有关，总的来说，胃液呈酸性，胆汁呈碱性，在小肠内则保持酸碱的平衡。同时大肠内有大量细菌，主要是大肠埃希菌、葡萄球菌等。细菌体内含有能分解食物残渣的酶，如对糖和脂肪的分解称为发酵，能产生乳酸、乙酸、二氧化碳、甲烷等；对蛋白质的分解则称为腐败，可产生氨、组胺、硫化氢、吲哚等。这些细菌具有初级的合成功能，能在肠内合成维生素 B 复合物和维生素 K，这些物质在大肠内即被吸收。人体肠道内寄生着约 10 万亿个细菌，它们能影响体重和消化能力、抵御感染和自体免疫疾病的患病风险，还能控制人体对癌症治疗药物的反应。

（三）病理

不论是胃肠内分泌，还是肠道菌群，都必须维持相对的平衡，如果这个平衡被打乱，则可能出现各种消化道症状。消化液异常分泌，如胃酸高分泌，则可能出现胃痛、反酸、易饥等症；低分泌则可能出现厌食、胃胀等症，胆汁分泌旺盛，则可能反流入胃、食管，出现口苦、恶心、呕吐等表现。肠道菌群紊乱，亦可能引起功能性肠病，而出现腹痛、便秘或腹泻等表现。从燥湿平衡角度研究中医药对消化疾病的防治有重要意义，相关报道尚不多见。有燥湿作用的中药能调整肠道菌群，如平胃散通过影响胃肠信号通路治疗湿阻中焦证，如半夏泻心汤有抗幽门螺杆菌（Hp）的作用等，皆可认为是从燥湿平衡角度研究中医药对消

化疾病防治的初步尝试。

四、出入有序是脾胃气化的枢纽环节

（一）医理

脾胃气机的出入包含两方面的内容：一者为物质交换，即食气化精；二者为储存合成，即形能转化。其一，脾胃肠腐熟传化水谷，吸入精微物质，所谓"味归形，形归气"，是入；将精微物质敷布到全身，所谓"气归精，精归化"，是出。其二，精微物质化生气血，维持脏腑肢节日常功能，即所谓"精食气，形食味"，为出；精微物质提供各脏腑肢节的日常所需之外，剩余的被储存起来，既充养形体以供不时之需，又藏之于肾，补充肾精，即所谓"化生精，气生形"，为入。具体到气而言，李东垣提出："元气、谷气、荣气、清气、卫气、生发诸阳上升之气，此六者，皆饮食入胃，谷气上行，胃气之异名，其实一也。"明确指出谷气入于胃，经脾运化输布，产生出卫气、荣气，固护荣养全身，卫气、荣气即是脾胃出入之气。卫气在外，防御外邪；荣气在内，滋养全身，并反哺脾胃。从这个意义上来说，脾胃出入失常重点在于营卫失和，发病则外易感邪，内伤脏腑，损耗气血，出现免疫功能低下的表现。

（二）今释

出入可能与肠神经系统（ENS）有关。第一，与肠脑的关系。支配消化道的神经有分布于消化道壁内的内在神经系统和外来神经系统，两者相互协调，共同调节胃肠的功能。内在神经系统有"肠脑""第二脑"之称，在调节胃肠运动和分泌以及胃肠血流中起重要作用。其包括感觉神经元和运动神经元，前者感受消化道内化学、机械和温度等刺激；后者则支配消化道平滑肌、腺体和血管。第二，与脑-肠肽（brain-gut peptides）的关系。脑-肠肽是指在脑和消化道双重分布的肽类，如胃泌素、缩胆囊素、胃动素、生长抑素、血管活性肠肽、脑啡肽和P物质等，在消化道中由摄取胺前体脱羧细胞（APUD细胞）所分泌。消化道的内分泌细胞都具有摄取胺前体、进行脱羧而产生肽类或活性胺的能力，被称为APUD细胞，除消化道和胰腺的内分泌细胞外，神经系统、甲状腺、肾上腺髓质、腺垂体等组织中也含有此类细胞。多数胃肠肽也存在于中枢神经系统（CNS）中。当受到周围环境变化或神经兴奋刺激时，APUD细胞将激素释放进入血液，作用于CNS或作用于邻近ENS细胞而发挥作用。当各种致病因子刺激，造成胃肠组织损伤时，APUD细胞便释放一些炎症介质，后者可直接作用于外周传入神经末梢，引起反射活动，或刺激免疫细胞，引起一系列炎症反应。ENS对于神经内分泌、免疫系统有重要调控作用。在这个意义上，我们可以将ENS接受外界刺激产生的变化，包括释放各种胃肠激素等理解为气机的"入"，而将胃肠内在的变化反映到外周神经引起反射活动理解为气机的"出"。如上海"银蛇奖"获得者——上海中医药大学吴焕淦教授用艾灸治疗溃疡性结肠炎，其机制与艾灸通过调节细胞凋亡来改善免疫功能有关。而通过对人体皮部、经络的刺激治疗内科疾病的机制，应是建立在调节人体气机出入基础之上的。

（三）病理

言脾胃气机的出入，犹言营内卫外之功能，从而将外感和内伤疾病联系并统一起来，而很多疑难病症循此思路就能得到较好的解释。如溃疡性结肠炎（UC），属中医"痢疾""肠澼"范畴，病位在结肠，却常伴有非特异性关节炎、结节性红斑、坏疽性脓皮病等免疫系统疾病的外在特有症状，而这种表现正好可以用肠道的内分泌及免疫系统来诠释，在一定程度上为从脾胃气机出入治疗 UC 提供了病理依据。有学者对脑-肠互动与肠易激综合征（IBS）进行研究，发现 IBS 患者存在明显的脑-肠互动异常，IBS 表现出胃肠动力和内脏感知异常的主要机制就是脑肠轴功能异常，并认为中医学认为的 IBS 是由于"肝失疏泄，横逆犯脾，导致脾气渐虚，肝脾不调"的病机观点，与现代医学的脑-肠轴学说及脑-肠互动机制，可能存在密切的关联，两者间可能存在某些共同的、客观的、可以量化的物质基础。

第三章 脾胃气化学说的临证运用

第一节 消化系统疾病

一、胃食管反流病

（一）疾病评述

胃食管反流病（gastroesophageal reflux disease，GERD）是指胃或十二指肠内容物反流入食管导致的一系列慢性症状和食管黏膜损伤，包括非糜烂性反流性食管炎、反流性食管炎和巴雷特食管（Barrett esophagus）等，是由多种因素造成的消化道功能障碍性疾病。其发病机制是食管抗反流防御机制下降，反流物对食管黏膜侵蚀造成食管炎症和黏膜损伤。临床主要表现为泛酸、烧心、嗳气、胃脘痛、胸闷、胸骨后灼烧等，也可引起咽喉、气道等食管邻近器官的损害，出现食管外症状。GERD 是一种常见病，患病率随年龄增长而增加，近年来发病率有逐年上升的趋势，男女发病率无明显差异，以非糜烂性反流病较多见。可出现上消化道出血、食管狭窄、巴雷特食管等并发症。胃镜检查是临床上最具有诊断性的手段。

本病在历代典籍中论述颇多，属于中医"吐酸""嘈杂""噎膈""胸痛""食管瘅"等范畴。《素问·至真要大论篇》曰："诸呕吐酸，暴注下迫，皆属于热。"刘完素认为："酸者，肝木之味也……如：饮食热，则易于酸矣，或言吐酸为寒者，误也。"李东垣则认为："吐酸者，甚则酸水浸于心，令上下牙酸涩，不能相对，以辛热疗之必减。酸者，收气也，西方旺也，寒水乃金之子，子能母实，故用热剂泻其子，以泻肺之实。若以病机之法，作热攻之，误也。杂病醋心，浊气不降，欲为中满，寒药岂能治乎。"沈金鳌《杂病源流犀烛》云："吞酸者，郁滞日久，伏于脾胃间，不能自出，又咽不下。倘肌表复遇风寒，则内热愈郁，而酸味刺心。"

（二）脾胃气化论治思路

1. 调节气机，复其升降 张小萍认为，脾宜升则健，胃宜降则和，脾升胃降是脾胃发挥正常生理功能的基础，也是全身气化的枢纽和关键。如果脾胃的升降功能失常，则病症丛生。胃气不降，则见嗳气、呕吐、反胃等症；脾气不升，则见脘胀、腹胀、食后困倦等症，重则神疲乏力、肌肉消瘦，或不能化湿，湿聚为水而胀满水肿。故张小萍在临床上治疗脾胃病时特别注重调节脾胃气机，复其升降。常于补益脾胃时加入调节脾胃升降的药物，如以白术配枳实、枳壳配桔梗、谷芽配麦芽来调整脾胃升降，尤其是枳壳和谷芽、麦芽，枳壳能升能降，善调中焦气机，而谷芽、麦芽一升一降，相须为用，既能消食又能宽中，使脾胃气机顺畅。

2. 纳化并举，通补兼施 脾胃病以本虚为主，日久常由虚致实，虚实夹杂。由于脾胃功能低下，水谷运化处于停滞状态，致食不欲进，纳食不香，胃不能纳，脾不能化。胃的受纳是脾运化的基础，而脾的运化又是胃不断受纳的必要条件，两者相互配合，才能完成消化吸收输送营养和药物的任务；反之，两者功能失调，纳化失和，则影响水谷精微吸收，导致气血化生乏源。临床上，多年慢性胃病患者，常因饮食不慎而诱发胃脘疼痛不适，而过于谨慎水谷五味，偏食挑食，久之则致食纳乏味、纳食不馨、大便不实、神疲乏力诸症，即所谓"胃气不开"之证。胃气不开，在这种情况下使用补脾的药物，因其饮食尚不得纳化，补剂自然难以被接受而无益于身体，此即"虚不受补"。如果勉强服之，不仅达不到补益之功，反而会加重胃气闭塞，此时一个重要治法，就是消导。张小萍继承父亲张海峰"补脾必先开胃"之论，发挥"补消并进"之法，常在补益同时加用消导积滞之药，如炒谷芽、炒麦芽、炒鸡内金、山楂之类，且以小剂量缓缓图治，而不贪求速效。

3. 燥湿相宜，阴阳并调 张小萍对于脾胃病的治疗，临证注重燥湿相宜，阴阳并调，并常以香砂六君子汤、参苓白术散、补中益气汤作为基本方治疗，且避免使用滋腻碍胃、芳香燥热、苦寒败胃之品。芳香燥热虽能取得一时之效，却只能作为治标之用，久服易耗伤气血，助热损阴，导致出血。苦寒滋腻之品，更易损害脾胃之阳，胃阳一伤则不能纳食，胃不能纳，则脾无以化，气血生化无源，脏腑百脉皆无以受气，于是身体日见衰弱而化生他病。总之，在治疗脾胃病时，理气多用香附、陈皮，活血多用当归、丹参等药性平和之品，以免耗气破血、损伤胃气，力求清润不腻，寓流动之性，甘补不雍。

（三）辨证论治

（1）肝胃不和证

证候：每因情志不遂出现胸骨后及胃脘部烧灼感疼痛，反酸，烧心，嗳气，或口苦，食欲减退，大便不畅，舌质偏红，苔薄，脉弦。

治法：疏肝理气，和胃降逆。

方药：柴胡疏肝散合金铃子散加味。

组方：柴胡 10 g，炒枳壳 15 g，炒白芍 15 g，炙甘草 6 g，陈皮 10 g，香附 10 g，川芎

15 g,川楝子 10 g,延胡素 10 g,白及 20 g,黄连 6 g,谷芽、麦芽各 20 g,三七粉 3 g(合药冲服)。

(2)脾虚胃热证

证候：胃脘隐痛嘈杂，泛酸，嗳气，烧心，口干喜饮，食欲不振，大便时稀时干，舌质淡红，苔薄黄，脉弦缓。

治法：健脾和胃。

方药：半夏泻心汤合小陷胸汤加味。

组方：法半夏 10 g,党参 15 g,干姜 6 g,炙甘草 6 g,黄芩 10 g,黄连 6 g,大枣 3 枚,瓜蒌皮 15 g,枳壳 15 g,代赭石 15 g,白及 20 g,黄连 6 g,谷芽、麦芽各 20 g,三七粉 3 g(合药冲服)。

(3)食滞不纳证

证候：胸咽部烧灼感胃脘胀闷，泛吐酸腐，嗳气频繁，不思饮食，舌质淡红，苔厚腻，脉弦滑。

治法：消食导滞，和胃降逆。

方药：丹荷保和汤加味。

组方：丹参 15 g,干荷叶 30 g,生山楂 30 g,神曲 15 g,炒莱菔子 15 g,法半夏 10 g,茯苓 15 g,陈皮 10 g,连翘 15 g,谷芽、麦芽各 20 g,枳壳 15 g,槟榔 10 g。

(4)脾虚不化证

证候：胸骨后及胃脘部隐隐灼热，胃脘胀闷隐痛，嗳气则舒，神疲乏力，食欲不振，舌质淡，苔薄白，脉濡微弦。

治法：健脾益气。

方药：柴芍六君子汤加味。

组方：柴胡 10 g,炒白芍 15 g,党参 15 g,炒白术 10 g,茯苓 15 g,炙甘草 6 g,法半夏 10 g,陈皮 10 g,枳壳 15 g,代赭石 15 g,干姜 6 g,炒栀子 6 g,谷芽、麦芽各 20 g。

(5)胃阴亏虚证

证候：胃脘部灼热隐痛，午后尤甚，嘈杂心烦，口燥咽干，饥而不能食，大便干结，舌质红，苔少，脉细数。

治法：养阴益胃。

方药：一贯煎加味。

组方：沙参 15 g,枸杞子 15 g,麦冬 10 g,当归 6 g,生地 10 g,川楝子 10 g,枳壳 15 g,代赭石 15 g,白及 20 g,黄连 6 g,谷芽、麦芽各 20 g,三七粉 3 g(合药冲服)。

(6)脾胃湿热证

证候：胸骨后及胃脘部烧灼胀痛，胸中痞闷，反酸，嗳气，口中黏腻，纳食后易感闷胀，大便不畅，舌质淡红，苔黄腻，脉濡数。

治法：清热利湿，化浊和胃。

方药：陈平汤。

组方：法半夏 10 g，茯苓 15 g，陈皮 10 g，生甘草 3 g，苍术 10 g，厚朴 10 g，浙贝母 10 g，蒲公英 15 g，枳壳 15 g，代赭石 15 g，白及 20 g，黄连 6 g，谷芽、麦芽各 20 g，三七粉 3 g(合药冲服)。

（四）治未病调养

中医学非常重视未病先防，早在《内经》中便有"上工治未病"的记载。《素问·四气调神大论篇》曰："圣人不治已病治未病，不治已乱治未乱，夫病已成而后药之，乱已成而后治之，譬犹渴而穿井，斗而铸锥，不亦晚乎?"揭示了"治未病"的重要意义。现代中医体质研究表明，体质具有可调性，通过中医中药可以改善体质，以避免各种致病因素的侵袭，达到"正气存内，邪不可干"的目的。了解体质类型，就可从体质方面进行调摄，来预防胃食管反流病。张小萍调摄体质特别重视情志的调节，《素问·举痛论篇》云："怒则其上，喜则气缓，悲则气消，恐则气下，惊则气乱，思则气结。"情志变化从开始出现，就不同程度地影响体质，如果情志变化超出了人体能够耐受和调节的范围，就会导致气机失调，引发体质的变化。研究表明，胃食管反流病患者的数量逐年上升与现代人生活节奏快、精神压力大有关。因此，现代人尤其要注重调节心态，以减轻精神压力，避免病理性体质的发生。

张小萍通过大量查阅古籍及结合自己多年的临床经验，认为可从气虚质、气郁质、痰湿质、瘀血质、气阴两虚、阴阳两虚这 6 种体质调整。

1. 生活指导　改善生活方式，合理饮食，规律作息，适当运动。包括以下措施。

（1）根据体质特点，在医生指导下辨证施膳。

（2）顺应四时，规律作息。

（3）三餐定时、定量。

（4）禁烟、禁酒。

（5）适当的有氧运动，如慢跑、登山、太极拳等。

（6）避免进食后立即平躺。

2. 饮食指导

（1）日常饮食

1）肝胃不和型：饮食上可多吃具有疏肝理气作用的食物，如小麦、芹菜、茼蒿、杏仁、陈皮等。少食收敛酸涩之物，如乌梅、南瓜、泡菜、阳桃；少食肥甘厚味及冰冷食物；少食辛辣、咖啡、浓茶等刺激品(尤其睡前)。

2）脾虚胃热型：可适当多食用小米、粳米、鸡肉、鸡蛋、香菇、山药等具有健脾益气作用的食物，少吃萝卜、薄荷等耗气破气之品。

3）脾虚不化型：饮食应适当多食用能够健脾化湿的食物，如薏苡仁、扁豆、山药、紫菜等，应少吃肥甘油腻、煎炸、烧烤之品。

4）食滞不纳型：可适当食用玉米、粳米、黑木耳、洋葱、黑豆、茄子等,少吃乌梅、苦瓜等酸涩收敛或者胀气之品。

5）胃阴亏虚型：可适当搭配食用粳米、山药、百合、银耳等养阴之品。

6）脾胃湿热型：可适量搭配、进食清热利湿之品,如薏苡仁、山药；少食牛肉、烧烤之类。

（2）药膳

1）肝胃不和型：合欢花香菇平菇汤(香菇60 g,平菇60 g,合欢花30 g)。

制法：将香菇泡发、洗净,切块,放入锅中,武火煮沸后加入合欢花、平菇,再文火煮30 min。

2）脾虚胃热型：莲子粥(莲子、糯米各60 g,红糖10 g)。

制法：莲子用水泡胀,文火先煮30 min备用,再将糯米洗净倒入锅内加水,武火烧10 min。后倒入莲子及汤,加糖,改文火煮30 min即可。

3）脾虚不化型：薏苡仁扁豆佛手山药粥(薏苡仁30 g,白扁豆30 g,佛手9 g,山药30 g)。

制法：上四味一起,加水3碗煎成1碗。每日1次,连续食用7～10日。

4）食滞不纳型：山楂玉米粥(山楂10 g,玉米粒60 g,大米100 g)。

制法：将玉米、山楂用水泡胀0.5 h捞出,放入大米,加水1 000 mL,熬粥食用。

5）胃阴亏虚型：黄芪黑木耳粥(黄芪15 g,黑木耳30 g,粳米10 g)。

制法：先用温水将黑木耳浸泡1～2 h,洗净切碎,黄芪切片,与粳米10 g同煮为稀粥,加冰糖少许,调匀,每日2次,早晚为主食。

6）脾胃湿热型：薏苡仁绿豆粥(薏苡仁50 g,绿豆50 g)。

制法：将薏苡仁、绿豆用水泡胀捞出,加水1 000 mL武火煮开,文火煮30 min即可食用。

（五）典型病案

陈某,男,46岁。

初诊(2016年7月12日)　主诉：胸骨后不适伴呕吐1月余。患者平素胸骨后不适,饮食较快则欲吐,遂到上海交通大学医学院附属瑞金医院行消化内镜检查示：慢性浅表萎缩性胃炎,贲门息肉样增生。病理示：食管鳞状上皮轻度增生,息肉状,Hp(—)。在胃镜下息肉切除后对症处理,效果不明显,遂转中医诊治。刻诊见：胸骨后烧灼不适,胃脘部疼痛,夜间明显,胃纳可,二便平,睡眠欠佳,多梦。舌质红,苔淡薄,脉弦。

中医诊断：嘈杂(肝胃不和)。西医诊断：胃食管反流病。

治法：疏肝理气,降逆和胃。处方：四逆散合并金铃子散加味。

柴胡10 g,枳实10 g,炒白芍15 g,炙甘草6 g,川楝子10 g,延胡素10 g,白及20 g,黄连6 g,蒲公英15 g,浙贝母10 g,谷芽20 g,麦芽20 g,三七粉3 g(合药冲服)。

7剂。水煎服,每日1剂。

二诊 服药后症减,胸骨后稍有灼热,胃脘部疼痛减轻,夜间醒后食管干涩,晨起略有口干,纳食尚可,二便平,睡眠一般。舌质红,苔薄黄,脉弦。

守上方加白花蛇舌草15 g,继服14剂。

三诊 药后症减,夜间食管干涩基本缓解,口干减,胃脘部疼痛,烧心已愈,纳寐尚可,二便平。舌质红,舌体小,苔薄黄干,脉弦。

守上方加玄参15 g,继服14剂。

服药3个月,诸症逐渐消失,体质增强。胃镜提示:慢性浅表萎缩性胃炎。病理诊断:(胃窦)浅表黏膜慢性炎症。Hp(-)。

二、消化性溃疡

(一)疾病评述

消化性溃疡(peptic ulcer,PU)是指胃肠道黏膜被自身消化而形成溃疡的一种临床常见病、多发病,95%~99%的消化溃疡发生在胃或十二指肠,故又分别称为胃溃疡(gastric ulcer,GU)和十二指肠溃疡(duodenal ulcer,DU)。其发病机制至目前为止尚未完全明确,但与各种原因导致的黏膜保护因素及攻击因素之间作用失衡密切相关。GU为黏膜屏障功能减低引起的,DU则为高胃酸分泌所致。据研究表明参与消化性溃疡形成的黏膜攻击因素有:① 胃酸、胃蛋白酶的高分泌。② Hp感染。③ 药物因素:非甾体类抗炎药物(NSAID)。④ 乙醇。⑤ 胆盐。胃黏膜保护因素有:胃黏膜黏液-碳酸氢盐屏障;胃黏膜上皮细胞及其功能、更新速度;黏膜血流丰富;前列腺素和表皮生长因子等。另外还有吸烟、精神因素、遗传因素及其他一些因素的参与,共同构成了溃疡病发病的复杂机制。典型症状为上腹痛,部分病例仅仅表现为上腹胀、上腹部不适、厌食嗳气、反酸等消化不良症状,具有慢性、反复性周期性发作、与进餐相关的节律性、腹痛可被抑酸或抗酸药缓解等相关特征。

古代医籍文献中对胃溃疡最早的记载,是《内经》。《素问·病能篇》曰:"诊此者当候胃脉,其脉当沉细,沉细者气逆,逆者人迎甚盛,甚盛则热,人迎者胃脉也,逆而盛,则热聚于胃口而不行,故胃脘为痈也。"其发病机制可概括为脾胃虚弱致使人体防护及抵抗力下降,胃的防御及抵抗机制受到破坏,邪毒乘虚而入,使胃络局部经脉阻滞,气血凝滞,酿湿成热毒,继而血败肉腐形成溃疡。消化性溃疡发病的根本在于脾胃虚弱,而湿热毒瘀则是消化性溃疡发病和复发的病理因素。张小萍认为消化性溃疡内镜下表现的黏膜溃疡、糜烂、充血水肿以及胃壁蠕动减弱就是中医湿、热、毒、瘀等病理因素胶结作用下的结果,并且各病理因素之间相互影响。主要病因为起居不适,外邪犯胃;饮食不节,食滞伤胃;情志内伤,肝气犯胃;素体脾虚,后天失养等。

（二）脾胃气化学说论治思路

张小萍认为脾胃升降有度、燥湿相宜、纳化相因、出入有序而人自安和,正如李东垣谓之"脾胃衰而百病由生"。脾胃作为后天之本,气血生化之源,为人体提供能源,使得营卫之气充盈,肌表固而外邪不可干。《灵枢·营卫生会》有云:"人受气于谷,谷入于胃,以传与肺,五脏六腑,皆以受气。其清者为营,浊者为卫,营行脉中,卫在脉外,营周不休。"营卫之气同为脾胃化生水谷精微而成,脾胃化生不足则其气必虚。李东垣提出"元气、谷气、荣气、清气、胃气、生发诸阳上升之气,此六者,皆饮食入胃,谷气上行,胃气之异名,其实一也",营气、卫气实则脾胃出入之气也。如若脾胃虚弱,出入废则外邪、饮食不节、情志等因素都会乘机损伤脾胃而形成本病。脾胃为中土,为气血之源,是谓中气,中气如轴,四维如轮,轴运而轮转,人自安和。脾胃虚弱,脾失健运,水谷精微则不能很好吸收,一方面气血生化无源;另一方面不能化湿,纳化失常兼燥湿失宜,酿湿成热,困厄脾胃,日久内外湿热之邪相搏加,使胃络受损,肉腐而形成溃疡。脾为阴土,喜燥恶湿,胃为阳土,喜湿恶燥,具有运化水谷精微之功效。脾胃居中焦为气血化生之源,全身气机之枢纽,中焦气机的升降及脾胃的纳化皆有赖于肝气的疏泄,正所谓"土得木而达",肝气郁滞、肝失疏泄则易横逆犯胃,致胃气阻滞而发为本病。脾胃居中洲以溉四旁,故在治疗本病上需调其纳化与燥湿、复其升降与出入,方能恢复脾胃气化功能,使溃疡得以愈合。

（三）辨证论治

（1）脾胃虚弱证

证候:胃脘隐痛,喜暖喜按;空腹痛重,得食痛减;神疲懒言,倦怠乏力;纳呆食少,食后腹胀;亦可见畏寒肢冷或泛吐清水;大便稀溏。舌淡胖、边有齿痕,舌苔薄白;脉沉细或迟。

治法:益气健脾,和胃止痛。

方药:张氏益胃汤加减。

组方:党参15 g,炒白术10 g,茯苓15 g,炙甘草6 g,木香6 g,砂仁6 g(后下),陈皮10 g,法半夏10 g,炒枳壳15 g,黄连3 g,白及15 g,蒲公英15 g,浙贝母10 g,川楝子10 g,延胡索10 g,三七粉3 g(合药冲服),生姜2片,红枣3枚。

（2）肝胃不和证

证候:胃脘胀痛,遇情志不遂加重;嘈杂,嗳气频繁,反酸。舌质淡红,舌苔薄白或薄黄,脉弦。

治法:疏肝和胃,理气止痛。

方药:张氏胃炎方加减。

组方:柴胡10 g,炒白芍15 g,炒枳实10 g,炙甘草6 g,川楝子10 g,延胡索10 g,黄连6 g,白及15 g,蒲公英15 g,浙贝母10 g,三七粉3 g(合药冲服),炒谷芽20 g,炒麦芽20 g。

（3）脾胃湿热证

证候:胃脘灼热疼痛,口干口苦,身重困倦,恶心呕吐,食少纳呆。苔黄厚腻,脉滑。

治法：清热化湿，运脾和中。

方药：黄连温胆汤加减。

组方：黄连 6 g，法半夏 10 g，陈皮 10 g，茯苓 15 g，枳实 10 g，淡竹茹 15 g，浙贝母 10 g，白及 10 g，蒲公英 15 g，甘草 6 g，三七粉 3 g（合药冲服），炒谷芽 20 g，炒麦芽 20 g。

（4）寒热错杂证

证候：胃脘灼痛，喜温喜按；口干苦或吐酸水；嗳气时作；嘈杂泛酸；四肢不温；大便时干时稀。舌淡或淡红，体胖有齿痕，苔黄白相间或苔黄腻，脉弦细。

治法：平调寒热，和胃止痛。

方药：半夏泻心汤加减。

组方：法半夏 10 g，黄芩 10 g，黄连 6 g，干姜 6 g，党参 15 g，炙甘草 6 g，白及 15 g，蒲公英 15 g，浙贝母 10 g，炒枳壳 15 g，炒谷芽 20 g，炒麦芽 20 g，三七粉 3 g（合药冲服）。

（5）胃阴不足证

证候：胃脘隐痛或灼痛，饥不欲食；纳呆干呕，口干，大便干燥。舌红少苔，脉细。

治法：养阴和中，益胃生津。

方药：一贯煎合芍甘汤加减。

组方：生地 15 g，北沙参 15 g，当归 6 g，枸杞子 10 g，麦冬 10 g，川楝子 6 g，炒白芍 15 g，炙甘草 6 g，黄连 6 g，白及 15 g，蒲公英 15 g，浙贝母 10 g，炒枳壳 15 g，炒谷芽 20 g，炒麦芽 20 g，三七粉 3 g（合药冲服）。

（6）胃络瘀阻证

证候：胃脘胀痛或刺痛，痛处不移，夜间痛甚；口干不欲饮；可见呕血或黑便。舌质紫暗或有瘀点、瘀斑，脉涩。

治法：活血化瘀，通络止痛。

方药：丹参饮合失笑散加减。

组方：丹参 15 g，砂仁 6 g（后下），檀香 6 g，五灵脂 10 g，蒲黄 10 g（包煎），白及 15 g，蒲公英 15 g，浙贝母 10 g，炒枳壳 15 g，炒谷芽 20 g，炒麦芽 20 g，三七粉 3 g（合药冲服）。

（四）其他治法

（1）针灸：主穴中脘、足三里、内关、胃俞、脾俞。脾胃虚弱者加章门；肝胃不和者加肝俞、太冲、期门、阳陵泉；胃阴不足者加三阴交、太溪；瘀血阻络者加肝俞、期门、三阴交。

（2）按摩：足三里穴、中脘、气海、天枢、关元、合谷、肝俞、胆俞、太冲、期门、章门等穴。肝胃不和者以足三里、内关、太冲、期门、章门加三阴交及曲池穴；脾胃虚弱者以足三里、内关、中脘、气海、天枢、关元等穴为主；胃阴不足者以足三里、三阴交、太溪为主；瘀血阻络者以足三里、肝俞、期门、三阴交等穴为主。

（3）耳穴压豆：肝、脾、胃、十二指肠、皮质下、神门、内分泌、交感、耳迷根等穴。

（五）治未病调养

1. 消化性溃疡用药宜忌　消化性溃疡脾虚为本，湿、热、瘀、毒为标的病理特点，因此本病多为虚实夹杂，用药过程中应注意标本缓急之不同，采用急则治其标，缓则治其本的原则。用药宜中正和缓，益气健脾为主，宜补而不滞，宜疏而不伐；忌过寒过热，切勿滋腻或过于温燥，忌滥攻滥补。总以平和为要。

2. 消化性溃疡饮食宜忌

（1）宜：为促进溃疡愈合，提供营养全面的膳食，特别是选用蛋白质营养价值的食品，很有必要。烹调的方法应以蒸、煮、炖、烧、烩、焖为好，细嚼慢咽。足够的热量，适量蛋白质、低脂、丰富维生素的膳食。宜食用质软、易消化的食物，少量多餐、定时定量。如新鲜果蔬、优质肉类、蒸蛋、果汁、白粥、面食等，还可适当食用一些弱碱性食物如苏打饼干等。

（2）忌：不能食用强烈刺激胃液分泌的食物，如咖啡、浓茶、可可、巧克力、浓肉汤、鸡汤、过甜食物、乙醇、地瓜、土豆、芋头等食物。各种香料及强烈调味品，如味精、芥末、胡椒、茴香、花椒等也应加以控制。含粗纤维多的食物，如玉米面、高粱米等粗食、干黄豆、茭白、竹笋、芹菜、藕、韭菜、黄豆芽等要加以限制。坚硬的食物，如腊肉、火腿、香肠、蚌肉、花生米不宜食用。生葱、生蒜、生萝卜、洋葱、蒜苗等产气多的食物对溃疡不利。忌多食酸味食物，如食醋、李子、柠檬、青梅、山楂等。

3. 消化性溃疡食疗方

（1）肝胃不和型

砂蔻瑰香山药：砂仁、白豆蔻各 3 g（打碎），玫瑰花 10 g，山药 250 g。共清蒸。

理气豆腐：白扁豆 10 g，陈皮 3 g，玫瑰花 10 g，白豆蔻粉 1.5 g，豆腐 250 g。加水同煮。

（2）脾胃湿热型

鲜藕汁饮或白萝卜饮：夏选鲜藕，冬选白萝卜，洗净捣烂，清洁纱布包，绞压取汁，加冰糖适量。每日 3~4 次，每次 40 mL，冷服。

（3）胃阴不足型

白及藕粉羹：白及粉 30 g，藕粉 30 g，冰糖适量，加水调煮成羹状，加糖适量。每日分 3 次服，冬温服夏凉服。

黑木耳粥：取黑木耳 30 g，先用温水浸泡 1~2 h，洗净切碎，大枣 8 枚去核切细，与粳米 100 g 同煮为稀粥，加冰糖适量调匀。每日 2 次，早晚为主食。

（4）脾胃虚寒型

椒面粥：白面粉 100 g，生姜 3 片。取蜀椒 5 g 研为极细粉末，同面粉 100 g 和匀，加水煮粥后，加生姜 3 片稍煮即可，加盐或红糖适量。

高良姜粥：高良姜 30 g，加水 2 000 mL，煎至 1 500 mL，去渣，下粳米 100 g 熬煮成粥，加盐或红糖调节口味。

山药三七粥：取桂圆肉 20 g,炮姜炭 6 g 加水 500 mL,煮 30 min,去渣,取汁,再加山药粉 100 g,三七粉 10 g,文火熬煮成粥,加红糖适量调匀。每日分 2～3 次服,每次 50 g。

（5）瘀血阻络型

鸡蛋三七羹：取鸡蛋 1 个,三七粉 3 g,放碗中搅拌均匀,隔水蒸熟,加入蜂蜜 30 mL,调匀服。

红花枣蜜汤：红花 15 g,大枣 20 枚,加水 400 mL,煎汁 200 mL,再调入蜂蜜 100 g。每日空腹服 50 mL。

4. 消化性溃疡生活调养　消化性溃疡的发病因素主要与饮食及情志不畅密切相关,故在平素生活中注意饮食规律,少食生冷、过硬、辛辣及肥甘厚腻之物;注意休息,勿熬夜;保持心情舒畅。

（六）典型病案

案 1　曾某,女,32 岁。

初诊（2016 年 10 月 12 日）　主诉：胃脘部胀闷痛 3 个月,伴嘈杂反酸。患者诉近 3 个月来反复出现胃脘部闷胀疼痛,时伴嘈杂、反酸,服用奥美拉唑肠溶胶囊后症状稍有缓解,停药后又复发。平素情志不畅、易怒,每遇情志不畅时胃胀痛明显。既往有非萎缩性胃炎伴糜烂、胆汁反流病史。辅助检查：胃角溃疡(A2 期)、非萎缩性胃炎伴糜烂、胆汁反流。Hp(＋＋＋)。刻下症见：胃脘部胀闷疼痛,嘈杂、反酸,时伴嗳气,食后尤甚,纳食可,夜寐不安,心烦易怒,大便不畅,量少,质偏干,1～2 日一解,小便平。舌质红,苔薄黄,脉弦滑。

中医诊断：胃痛(肝胃不和证)。西医诊断：消化性溃疡。

治法：疏肝和胃,理气止痛。处方：张氏胃炎方加减。

柴胡 10 g,炒白芍 15 g,炒枳实 10 g,炙甘草 6 g,川楝子 10 g,延胡索 10 g,黄连 6 g,白及 15 g,蒲公英 15 g,浙贝母 10 g,炒谷芽 20 g,炒麦芽 20 g,三七粉 3 g(合药冲服)。

7 剂,每日 1 剂,水煎服,分中午、晚上饭后 0.5 h 温服之。

二诊（2016 年 10 月 19 日）　患者服药后胃脘胀闷痛、嘈杂减轻,偶有嗳气、反酸,纳食尚可,睡眠好转,大便稍感不畅,日行 1 次,量少,质软,小便平。舌质红,苔薄,脉弦滑。

守上方,14 剂,每日 1 剂,水煎服,分中午、晚上饭后 0.5 h 温服之。

三诊（2016 年 11 月 2 日）　患者服药后胃脘痛症状基本消失,偶有嘈杂感,纳食可,寐安,大便日行 1 次,质软成形,量可,小便平。舌质淡红,苔薄,脉弦。

继守上方,14 剂。于 2016 年 11 月 16 日后停药观察,病情稳定。

[按]患者平素多有情志不畅、易怒,肝失疏泄,横逆犯胃,乘克脾土,肝胃不和而出现胃脘胀闷痛。美国学者 Alexander 将消化道溃疡列为典型的七个身心疾病之一。随着时代进步,生活节奏的加快,很多消化性溃疡患者伴有一定的焦虑、抑郁情况,故而肝胃不和

证在消化性溃疡患者中已为多见。肝属木,木曰曲直,主疏泄,主藏血,具有条畅一身气机的作用。脾为阴土,胃为阳土,具有运化水谷精微之功效,脾胃居中焦为气血化生之源,全身气机之枢纽。中焦气机的升降及脾胃的纳化皆有赖于肝气的疏泄,正所谓"土得木而达",肝气郁滞、肝失疏泄则易横逆犯胃,致胃气阻滞而发为本病。方中以柴胡为君药,《神农本草经》中谓柴胡为"主心腹胃肠中结气,饮食积聚,寒热邪气,推陈致新",可见柴胡不仅可疏肝解郁,还可除胃中结气,助胃气上升;炒白芍柔肝敛阴,与柴胡相配,一升一敛,使气郁得解而阴液不伤,佐以枳实、川楝子、延胡索理气,疏肝,止痛,以增条畅气机之功效。加以黄连配白及、蒲公英配浙贝母、炒谷芽配炒麦芽三对药,制酸抑酸、抗 Hp 及修复胃黏膜且调节脾胃气机升降与纳化;三七粉改善胃黏膜血流。诸药合用共奏疏肝理气之功,使肝木疏泄正常,脾胃升降有度。

案 2 吴某,男,38 岁。

初诊(2009 年 12 月 24 日) 主诉:反复胃脘部隐痛 1 年余。患者诉近 1 年来反复出现胃脘部隐隐作痛,时伴胀闷,行胃镜示:十二指肠球部溃疡,Hp(＋)。每于发作时服用奥美拉唑肠溶片后症状可缓解,停药后胃脘部复又疼痛。有慢性胃炎病史 10 余年。刻下症见:胃脘部隐痛,空腹时痛甚,餐后痛减,伴有胀闷感,嗳气频作,纳呆,神疲易倦,大便溏软,日行 2 次,小便平。舌质淡嫩,边少许齿印,苔薄腻,左脉弦细,右关细。

中医诊断:胃痛(脾胃虚弱证)。西医诊断:消化性溃疡。

治法:益气健脾,和胃止痛。处方:张氏益胃汤加减。

党参 15 g,炒白术 10 g,茯苓 15 g,炙甘草 6 g,木香 6 g,砂仁 6g(后下),陈皮 10 g,法半夏 10 g,炒枳壳 15 g,黄连 6 g,白及 15 g,蒲公英 15 g,浙贝母 10 g,川楝子 10 g,延胡索 10 g,生姜 2 片(自备),红枣 3 枚(自备),三七粉 3 g(合药冲服)。

7 剂,每日 1 剂,水煎服,分中午、晚上饭后半小时温服之。

二诊(2009 年 12 月 31 日) 患者服药后胃脘隐痛症减,稍有闷胀,偶有嗳气,纳食欠佳,仍有神疲倦怠,大便软,每日 2 次,小便平,舌质淡嫩,苔薄白,脉细。

守上方 14 剂,每日 1 剂,水煎服,分中午、晚上饭后 0.5 h 温服之。

三诊(2010 年 1 月 15 日) 患者服药后精神好转,胃脘隐痛症减,纳食增,寐安,大便质软,日行 1 次,小便平。舌质淡,苔薄,脉细略有力。

守上方 14 剂,依上法服用之。

四诊(2010 年 2 月 1 日) 服之患者胃脘隐痛症状基本消失,余无明显不适。病情基本稳定,嘱患者继服张氏益胃汤 14 剂以巩固之,且平素饮食宜清淡,宜食用质软、易消化的食物,少量多餐、按时就餐,切忌食用辛辣刺激性食物,保持心情舒畅,适当运动。随访至今,未见复发。

[按]患者既往有慢性胃炎病史,素体脾胃虚弱,正所谓"脾胃衰而百病由生"。若脾胃虚弱,出入废则外邪、饮食不节、情志等因素都会乘机损伤脾胃而形成本病。脾胃为气

血之源,脾胃虚弱,脾失健运,水谷精微则不能很好吸收,一方面气血生化无源,另一方面则不能化湿,纳化失而燥湿失宜,酿湿成热,困厄脾胃。日久内外湿热之邪相搏加,使胃络受损,肉腐而形成溃疡。方中以党参、白术为君,健脾益气;茯苓健脾化湿;并以法半夏、陈皮和降胃气,木香、炒枳壳理气助运,助胃气上升。四药合以调节脾胃气化,复其升降。两对药制酸抑酸、抗 Hp、修复胃黏膜;金铃子散理气止痛;三七粉散瘀止血,消肿定痛,活血改善胃黏膜血流。诸药合用,共奏健脾益胃、复其升降、调理脾胃气化之功。

三、慢性胃炎伴癌前病变

(一)疾病评述

慢性胃炎伴癌前病变是慢性胃炎中可能直接转化为胃癌的一种状态。癌前病变是组织病理学概念,指具有恶性转化可能性的胃黏膜病理改变,通常包括肠上皮化生和异型增生,其中异型增生(又称上皮内瘤变)是目前最为公认的胃癌前病变。异型增生是指胃黏膜上皮内肿瘤性增殖但未向黏膜固有层浸润的病变,分为轻度、中度、重度 3 级。世界卫生组织(WHO)推荐使用非浸润性低级别/高级别上皮内瘤变。低级别上皮内瘤变指上皮结构和细胞学异常局限于上皮的下半部,相当于胃黏膜轻度和中度异型增生,经治疗可部分消退,为目前干预治疗的重点。高级别上皮内瘤变指上皮结构和细胞学异常扩展至上皮的上半部乃至全层,相当于胃黏膜重度异型增生和原位癌,短期进展为胃癌风险较高,需行内镜下切除或手术治疗,一般不在逆转研究范畴内。

关于肠上皮化生是否为真正的胃癌前病变一直存在争议。目前研究认为肠化的分型、范围和程度与胃癌发生风险相关,分泌硫黏蛋白的不完全性大肠型(Ⅲ型)肠化生发生胃癌的风险较高。也有观点认为肠化分布范围越广,其发生胃癌的危险性越高。完全性小肠型化生属于胃黏膜的炎症反应,多被认为是一种良性的病变,而不完全性大肠型化生可能为胃癌前病变,应进行重点干预。

胃癌前病变是一个现代医学的病理学概念,在中医学中无明确相应的病名,但根据其"胀、痛、痞"的临床表现,可归属于"胃脘痛""痞满""嘈杂"等范畴。大部分研究者认为胃癌前病变的病机属本虚标实,病变以脾胃为中心,病性为本虚标实,本虚以脾胃虚弱、气阴不足为主,标实有血瘀、热毒、痰湿等病理因素,具有起病隐匿、症状不典型或缺如、病机复杂、病程缠绵、治疗棘手等特征。其病位在脾胃,可累及肝脏。脾胃为后天之本,气血生化之源。若饮食劳倦,饮食不节,损伤脾胃,或肝郁气滞,肝气犯胃,脾胃失和,脾胃虚弱,失去升清降浊之力,生化无权,气血俱虚,胃失濡养,不荣则痛,甚至变生他病。或素体禀赋不足,脾胃虚弱,以致湿浊之气积聚于胃,气机阻滞,血流不畅,气滞血瘀,不通则痛,甚则成"瘤"成"岩"。脾胃气虚是胃癌前病变的基本病机,气滞、痰阻、络瘀是胃癌前病变的病机关键。

（二）脾胃气化论治思路

脾胃气化学说是研究脾胃气机运动变化的学说，是以脾胃气机的升降出入、脾胃纳化功能、脾胃燥湿平衡等为机制，阐述以脾胃为主导的人体代谢和物质转化规律的理论。中医古籍对脾胃气化学说也多有涉及。《素问·五脏别论篇》："胃者，水谷之海，六府之大源也。五味入口，藏于胃。"《素问·六节藏象论篇》："脾、胃、大肠、小肠、三焦、膀胱者，仓廪之本，营之居也，名曰器，能化糟粕，转味而出入者也。"《素问·经脉别论篇》："饮入于胃，游溢精气，上输于脾，脾气散精，上归于肺……水精四布，五经并行。"

张小萍认为将脾胃学说与气化学说融合起来，对于阐明脾胃病病机及指导脾胃病的诊疗，开放临床思维具有重要意义。胃癌前病变总体以本虚标实为基础，健脾益气、散瘀通络、清热解毒的治法是胃癌前病变的基本治则。因此，在中医辨证论治、因人施治的同时，亦应多参考其基本病因病机、基本治则，于中医药辨证诊治中加以活用。如张小萍在临床治疗胃癌前病变相关疾病时常常加用金铃子散、炒枳壳、升麻、代赭石等理气疏通，条达气机之药，使脾胃气机升降有度，纳化相宜。张小萍主张胃癌前病变应坚持治疗，预防和阻断病变的继续恶化，重视患者长期的治疗获益，不能因为症状消失而中断治疗，体现了脾胃为后天之本，正气强盛，邪气不侵的治未病思想。

1. 从胃脘痛论治

（1）注重寒热虚实辨证：脾为太阴湿土，胃为阳明燥土，阴阳相济，则脾胃气机调达而纳化相宜。若脾气亏虚，则寒邪内生，或易感外寒，以致经脉拘急不痛发为痛证；或者胃阴亏虚，虚热内扰，脉络失养，或气血湿食停聚于内而化热，煎灼胃络，发为胃痛。痛而喜温则为寒，喜按则为虚寒，拒按且痛势剧烈者则为实寒。胃胀而痛，嗳气得减则为气滞；痛如针刺有定处则为瘀血停滞；胃痞满而痛，苔白腻者为湿阻；食则腹胀，嗳腐吞酸者为食积。寒邪客胃，张小萍常用高良姜、延胡索等配以理气之木香，佐加燥湿健脾之白术、陈皮等，温胃散寒，理气止痛，疗效颇佳；虚寒内生者治宜温阳祛寒，方选附子理中汤，阳虚而寒不重者黄芪建中汤；胃阴不足，治宜养阴止痛，方用益胃汤、一贯煎、芍甘汤加减；瘀血阻于胃络者，则以失笑散加减之；肝胃不和者，张小萍喜用柴胡疏肝散合四逆散以疏肝和胃；饮邪停于胃中者治宜温阳涤饮，常用苓桂术甘汤加减。一般而言，久痛难治，新病易去。治疗时勿忘固护脾阳，不可攻伐太过。

（2）条畅气机升降，兼顾肺肝：张小萍认为在治疗脾胃相关疾病时，脾胃作为气机升降的枢纽，因此使之运用到治疗当中非常重要。胃主受纳腐熟降浊，脾主升清布散，相互协调运行，两者任何一方出现偏颇都可引起人体气机的异常，从而出现各类相关疾病如呃逆、腹胀、泄泻等。肝在左，主升发条达；肺在右，司呼吸、主治节，与脾胃气机运动共同构成气机的运行体系。肺失治节，肃降无权，则气机阻滞；胃失肃降，脾失升清则见腹胀、脘闷不舒、嗳气反酸等症状。张小萍临床上故常加用桔梗、枳壳、杏仁、枇杷叶等双向调节的药物以宣降肺气、理气宽中。肝为刚脏，易受情志因素影响发为肝气不舒或升发太过，从而引起胃脘疼痛牵引两胁胀痛等证。叶天士也曾阐述"肝为起病之源,胃为传病之所"观点,所以张小萍在治疗胃脘痛时酌加芍药、柴胡、郁金等柔肝疏肝之品,疗效显著。

(3)重视调和气血:阳明经多气多血,故脾胃疾病应重视调和气血。"久病必瘀""由气及血",脾胃病多病情缠绵,故对于久病胃脘疼痛患者,更应加强对胃络气血的调护。如辨证痛如针刺,且有定处,夜间发作频繁、舌质黯淡、舌下脉络迂曲粗壮者可加活血化瘀通脉之品,如当归、桃仁、红花、三七、郁金、失笑散等。同时亦要对寒热虚实进行辨证合理选药。寒者可加乌药、香附、延胡索、桂枝等;热则可加赤芍、丹参等;胃阴不足者用石斛、沙参、麦冬等;疼痛较剧者加白及、乳香、没药、川芎、失笑散等。张小萍认为在治疗胃溃疡时,要注重溃疡的愈合质量,这样才能减少溃疡的复发,故对于多发溃疡患者即使无临床症状,原则上也应继续坚持服药4～6周。

2. 从胃痞论治

(1)气机不利,痞满由生:《证治准绳》言"胀在腹中,其病有形;痞在心下,其病无形"。《诸病源候论》言"诸痞者,营卫不和,阴阳隔绝,脏腑痞塞而不宣,故谓之痞"。脾胃同居中焦,脾主运化,胃主受纳,共司饮食水谷的消化、吸收与输布。现在的脾胃病患者很大一部分是由于恣食厚味、饮酒过度,伤及脾气,胃气壅滞,郁而生热所致,患者常有烧心、反酸、口苦的表现。对于饮食停聚者,张小萍多运用消食导滞方——保和汤加炒枳壳、谷芽、麦芽等。胃痞者寒热错杂最为多见,一般表现为胃脘烧灼、嘈杂,甚或胀满疼痛,但又食后易胀、腹部畏寒、四肢发凉、不敢多食生冷,或有乏力倦怠等,舌淡红有齿痕,苔薄黄或微黄腻,脉弦滑。张小萍巧用古方,多运用半夏泻心汤加小陷汤以寒热双调、理气消痞。《内经》中提到,脾为脏,其"满而不能实";胃为腑,"实而不能满"。两者生理特性不同。故治疗胃痞时应脾胃分治。若伤脾明显,患者可有典型的食后胃脘堵闷或胀感,饮食积久不下,常自述"消化不良"。若横逆伤胃,临床常见患者自诉脘闷堵胀不舒,餐前餐后均可出现,纳谷不馨。同时伴有胁肋部窜痛,随情绪的波动而症状加重。患者就诊时有明显的烦躁、焦虑情绪,或有咽部堵塞感,似有痰而难以咯出。对于脾虚气滞者,张小萍多用逍遥散合六君子加减;胃气横逆则可用四逆散合金铃子散加减。胃阴不足譬如"釜中无水,不能熟物",患者常表现为胃脘隐隐不适,空腹时明显,嘈杂似饥却饥不欲食,口燥咽干、便结,舌红苔少欠润,脉弦细等,张小萍多运用一贯煎合芍药甘草汤以养阴润燥、和胃消痞。

(2)顾护脾胃,未病先防:胃痞病,首要调脾,益脾重理气,养胃用甘平,补而不滞,温而不燥,滋而不腻。张仲景提出"见肝之病,知肝传脾,当先实脾"的既病防变思想和"四季脾旺不受邪"的未病先防理论,后世李东垣提出"内伤脾胃,百病由生"。保胃气存津液贯穿治疗过程始终。张小萍在治疗胃痞证时亦遵循此治则。常用芦根清热生津,石斛、沙参、麦冬滋养胃阴。同时,气机的调畅是关键,配合运用理气药既运脾气之滞,又可防养阴之药滋腻,但不可过于辛香温燥,多选用川楝子、佛手等不伤阴、不破气之药。此证多避免使用柴胡、香附等疏肝之品,免增患者胃脘烧灼嘈杂之嫌。整体配伍以期胃阴得复而痞满自除。张小萍常运用平胃散和二陈汤治疗胃痞证,实为健脾胃、祛湿邪良方,辨证加减运用于胃痞则湿化、热清、脾健胃和。对于脾胃虚弱证临床表现为胃脘痞胀,乏力,纳差,腹泻,舌淡苔薄白,脉细。治宜健脾益气,和胃消痞。张小萍方用香砂六君子加减。此方加以金铃子散、两对药(黄连配白及、蒲公英配浙贝母)等对脾胃虚弱证疗效颇佳,且对于部分肠上皮化生患者有逆转功效。对于体质虚弱患者,亦可将香砂六君子、参苓白术散制成膏方,健脾和胃,便于长期调护,临床疗效良好。

(三)辨证论治

1. 从胃脘痛论治　胃脘痛,指以上腹胃脘部近心窝处经常发生疼痛为主证,多为隐痛或闷痛,常伴腹胀,反酸等症状。

(1)肝胃气滞证

证候:胃脘胀痛,攻撑胁肋,痛无定处,每与情志因素有关,夜寐欠佳,大便或干或稀,苔白微腻,脉弦细。

治法:疏肝和胃,理气止痛。

方药:张氏胃炎方加减。

组方:柴胡 10 g,炒白芍 15 g,炒枳实 10 g,炙甘草 6 g,川楝子 10 g,延胡索 10 g,黄连 6 g,白及 15 g,蒲公英 15 g,浙贝母 10 g,三七粉 3 g(合药冲服),炒谷芽 20 g,炒麦芽 20 g。

(2)胃络瘀阻证

证候:胃脘疼痛如针刺,固定不移,拒按,或见呕血黑便,舌质多见瘀斑点,苔薄黄,脉细涩。

治法:活血通络,理气止痛。

方药:膈下逐瘀汤合丹参饮加减。

组方:当归 10 g,川芎 15 g,桃仁 10 g,牡丹皮 10 g,赤芍 15 g,乌药 10 g,延胡索 10 g,甘草 6 g,香附 10 g,红花 10 g,枳壳 15 g,丹参 15 g,砂仁 6 g(后下)。

(3)胃阴不足证

证候:胃脘隐痛,时剧痛,口干唇燥,易泛酸水,食甘甜之品后更甚,纳差,食后作胀,便干,舌质红,苔净,脉细数。

治法:胃阴不足,虚火灼络。

方药:一贯煎合沙参麦冬汤加减。

组方:生地 30 g,北沙参 15 g,当归 10 g,枸杞子 15 g,麦冬 10 g,川楝子 10 g,玉竹 10 g,炒白扁豆 15 g,天花粉 15 g。

(4)脾胃虚寒证

证候:胃痛日久,喜温喜按,得食痛减、畏寒、吐清纳呆,便溏,舌质淡,体胖,苔白,脉沉细缓无力。

治法：温中散寒,健脾益气。

方药：黄芪建中汤合吴茱萸汤加减。

组方：炙黄芪 30 g,桂枝 10 g,炒白芍 15 g,炙甘草 6 g,生姜 2 片,大枣 3 枚,吴茱萸 6 g,党参 15 g。

(5)肝胃郁热证

证候：胃脘灼痛,痛势较急,心烦易怒,口苦咽干,常伴发热,面色发红,小便黄赤,大便干结,舌红苔黄,脉弦数。

治法：疏肝泄热,和胃止痛。

方药：化肝煎合左金丸加减。

组方：青皮 9 g,陈皮 9 g,赤芍 15 g,牡丹皮 10 g,炒栀子 10 g,泽泻 10 g,浙贝母 10 g,吴茱萸 6 g,黄连 3 g。

(6)脾胃虚弱证

证候：胃脘部隐痛不适,食纳欠佳,食则腹胀,反酸,神疲乏力,夜寐不安,便稀溏,舌质淡,苔薄白,脉弱缓。

治法：健脾补虚,和胃止痛。

方药：张氏益胃汤加减。

组方：党参 15 g,炒白术 10 g,茯苓 15 g,炙甘草 6 g,木香 6 g,砂仁 6 g(后下),陈皮 10 g,法半夏 10 g,炒枳壳 15 g,黄连 3 g,白及 15 g,蒲公英 15 g,浙贝母 10 g,川楝子 10 g,延胡索 10 g,三七粉 3 g(合药冲服),生姜 2 片,红枣 3 枚。

2. 从胃痞论治 胃痞是指自觉心下痞塞,胸膈胀满,触之无形,按之柔软,压之无痛为主要表现的病症。

(1)肝胃不和证

证候：脘腹痞满,胸胁胀满,心烦易怒,善太息,呕恶嗳气,或吐苦水,大便不爽,舌质淡红,苔薄白,脉弦。

治法：疏肝解郁,和胃消痞。

方药：张氏胃炎汤合越鞠丸加减。

组方：柴胡 10 g,炒白芍 15 g,炒枳实 10 g,炙甘草 6 g,香附 10 g,川芎 10 g,苍术 10 g,炒栀子 10 g,神曲 10 g,三七粉 3 g(合药冲服),炒谷芽 20 g,炒麦芽 20 g。

(2)痰湿中阻证

证候：脘腹痞塞不舒,胸膈满闷,头晕目眩,身重困倦,呕恶纳呆,口淡不渴,小便不利,舌苔白厚腻,脉沉滑。

治法：除湿化痰,理气和中。

方药：二陈汤合平胃散加减。

组方：苍术 10 g,厚朴 10 g,陈皮 10 g,炙甘草 6 g,法半夏 10 g,茯苓 15 g,生姜 2 片,

大枣 3 枚,枳壳 15 g,炒谷芽 20 g,炒麦芽 20 g。

(3) 湿热阻胃证

证候:脘腹痞满,或嘈杂不舒,恶心呕吐,口干不欲饮,口苦,纳少,舌红苔黄腻,脉滑数。

治法:清热化湿,和胃消痞。

方药:泻心汤合连朴饮加减。

组方:大黄 6 g,黄芩 10 g,黄连 6 g,石菖蒲 10 g,厚朴 10 g,炒栀子 10 g,法半夏 10 g,淡豆豉 10 g,芦根 30 g。

(4) 饮食内停证

证候:脘腹痞闷而胀,进食尤甚,拒按,嗳腐吞酸,恶食呕吐,或大便不调,矢气频作,味臭如败卵,舌苔厚腻,脉滑。

治法:消食和胃,行气消痞。

方药:香荷保和汤加减。

组方:香附 10 g,荷叶 15 g,生山楂 30 g,炒谷芽 30 g,炒麦芽 30 g,神曲 10 g,法半夏 10 g,陈皮 10 g,茯苓 15 g,连翘 15 g,炒莱菔子 15 g,黄芩 10 g。

(5) 脾胃虚弱证

证候:脘腹满闷,时轻时重,喜温喜按,纳呆便溏,神疲乏力,语声低微,舌质淡,苔薄白,脉细弱。

治法:补气健脾,升清降浊。

方药:张氏益胃汤加减。

组方:党参 15 g,炒白术 10 g,茯苓 15 g,炙甘草 6 g,木香 6 g,砂仁 6 g(后下),陈皮 10 g,法半夏 10 g,炒枳壳 15 g,黄连 3 g,白及 15 g,蒲公英 15 g,浙贝母 10 g,三七粉 3 g(合药冲服),生姜 2 片,红枣 3 枚。

(6) 胃阴不足证

证候:脘腹痞满,嘈杂,饥不欲食,恶心嗳气,口干咽燥,大便秘结,舌红少苔,脉细数。

治法:养阴益胃,调中消痞。

方药:益胃汤加减。

组方:北沙参 10 g,麦冬 10 g,生地 30 g,玉竹 10 g,玄参 15 g,枳壳 15 g,炒谷芽 20 g,炒麦芽 20 g。

(四)其他治法

针灸、耳穴压豆、按摩等外治法对胃癌前病变有一定的作用,具体可参照胃脘痛、胃痞证等相关疾病与证型配合进行治疗。

采用中医外治法中的熨疗法效果也不错:备香附 8 g、陈皮 6 g、三棱 3 g、乳香 3 g、小茴香 6 g,制作时先将上药研成细末,熬炼成膏状备用,然后取药膏趁热熨胃脘部,冷却后外贴于中脘、胃俞部,此方主治胃痛。

（五）治未病调养

1. **胃癌前病变用药宜忌** 本病的发生多由外邪犯胃、饮食不节、七情不畅、劳倦内伤等因素引起。其病机为本虚标实,以脾胃气阴两虚为本,气滞血瘀、热毒蕴胃为标。脾胃虚弱是本病的发病基础,热毒内蕴是发病的关键环节,肝胃不和为促发因素,从而确立健脾养胃,疏肝和胃,清热解毒,标本兼治,佐以活血化瘀的综合治疗方法。用药应中正平和,忌滥攻滥补,补而不滞,理气而不伤正。

2. **胃癌前病变饮食宜忌**

（1）宜：应食用富含叶酸、维生素的新鲜水果、蔬菜;饮食宜清淡、优质蛋白、易消化食物;瘀血较重者可以每日口服 2～3 g 田三七粉。

（2）忌：忌辛辣刺激发物,如烧烤、虾、海鲜等;忌吸烟、饮酒;忌食腌制、霉变食物如酸菜、咸菜等。少食做酸食物,如柠檬、李子等。胃动力不良者不宜喝牛奶。

3. **胃癌前病变食疗方**

（1）肝气犯胃证

原料：陈皮 20 g,葱白 10 茎,香附 15 g,生姜 6 g,白萝卜、冬瓜各 60 g。

制法：香附醋炒,放入砂锅中煎取药汁 200 mL,把生姜,葱、白萝卜、冬瓜,药汁同放入铁锅焖煮,酌加料酒、味精、酱油炒拌即成。

服法：每周 1～2 次。

（2）胃阴不足证

原料：鲜豌豆 200 g,泡青菜 100 g,猪瘦肉 50 g,胡椒面 1 g,精盐 3 g,味精 0.5 g。

制法：鲜嫩豌豆入沸水锅内煮至软熟放入鲜汤、泡青菜、豌豆、精盐烧沸,最后把肉丝连同清水一起倒入锅内烧沸,加入酱油、胡椒面、味精,倒在碗内即成。

服法：每于饭前饮此汤 1 小碗。

（3）胃中蕴热证

原料：甘蔗 500 g,高粱米 30 g。

制法：将甘蔗榨取汁,同高粱米一起煮粥。

服法：佐餐用。

（4）瘀阻胃络证

原料：丹参 30 g,三七 15 g,山药 500 g。

制法：将丹参、三七切片,加山药,放入砂锅,加适量的水。先用武火煮沸,后用文火煨炖至熟,捞去丹参、三七,吃山药喝汤。

服法：每次 1 小碗,每日 1～2 次,不可多饮。

注：以上食疗方应根据具体病情随症变化。

4. **胃癌前病变生活调养** 这是一种慢性病变,患者应注意调摄个人情志,理性看待病情,可以适当地参加户外活动,经常和亲人、朋友交流沟通,早睡早起,调情畅志。

（六）典型病案

付某,女,58 岁。

初诊（2014 年 5 月 19 日） 主诉:胃脘部隐痛 5 年余,加重半年。胃镜示:萎缩性胃炎。刻下症:胃脘部隐痛,伴神疲乏力,纳食不振,夜寐梦多,烦躁易怒,口干,大便偏干,小便平,舌质红,苔少,脉细数。

中医诊断:胃痛（胃阴不足证）。西医诊断:萎缩性胃炎。

治法:滋阴益胃。处方:

生地、谷芽、麦芽各 20 g,北沙参、枸杞子、赤芍、白芍、枳壳、合欢皮各 15 g,麦冬、玉竹、川楝子各 10 g,当归、炙甘草各 6 g。

7 剂。水煎服,每日 1 剂。

二诊 7 剂后胃痛减轻,寐转安,精神转佳,二便平,舌质红,苔少,脉弦细。

守方加石斛 10 g,再进 14 剂。

[**按**] 萎缩性胃炎属胃癌前病变,其病程较长。本例胃痛 5 年,隐痛为主,伴口干、不寐、舌红、苔少、脉细数等胃阴不足表现。胃津亏虚则胃络失养,故见胃脘隐痛;津不上承,则口干;阴液不足则肠道干涩,故大便偏干;阴虚则火易旺,故夜寐梦多,烦躁易怒,舌红苔少,脉弦细。久病则气血亏虚,故神疲乏力。故用一贯煎合益胃汤加味,药用生地、当归、枸杞子、石斛、玄参等滋阴养血,少佐川楝子疏肝泄热,枳壳理气,使补而不滞,谷芽、麦芽消食开胃,生发胃气。

四、功能性胃肠病

（一）疾病评述

功能性胃肠病（FGIDs）,是社会、生理、心理、精神因素相互作用而产生的消化系统疾病。临床见腹胀、腹痛、腹泻或便秘等消化系统症状,但缺乏器质性病变或其他证据支撑;还有呼吸困难、慢性头痛、肌痛等胃肠道以外的症状,并常伴有焦虑、抑郁、疑病等心理障碍。常见疾病包括功能性消化不良（FD）、肠易激综合征（IBS）、功能性腹泻、功能性便秘（FC）等。在生活节奏加快,环境日趋变化的相互作用下,功能性胃肠病的发病率、复发率逐年增高,严重影响患者的生活品质、工作和学习等方面。功能性胃肠病的发病机制尚不明确,大多认为与脑-肠轴调控失调、内脏高敏感、胃肠运动功能障碍、精神心理因素及肠道菌群失调等密切相关,尤其胃肠动力障碍和精神因素是研究热点。

功能性胃肠病,并不是特定的病名,其临床症状繁多,中医属"胃痛""腹痛""痞满""泄泻""便秘""郁证"等范畴,病变脏腑涉及脾、胃、肝、胆、肾、大肠、小肠等。疾病早期表现为外感六淫、饮食失调、情志不畅等所致的实证;后期因实致虚,表现为虚证;继续发展,脾胃虚弱日久,不能正常运化水湿,产生瘀血痰浊等病理产物,又表现为虚实夹杂证。目前多数学者认为脾、肝、肾三脏功能失常与 FGIDs 发病相关，其病机总属肝胆疏泄功能失常和脾胃运化功能失职。肝郁是发病的关键，胃滞是发病的关键原因。

（二）脾胃气化学说论治思路

功能性胃肠病虽然包含的疾病众多，但总的核心病机是脾胃气机升降失常，包括脾胃升降、脾胃出入、燥湿平衡等方面，治疗时应辨证不辨病，注重气机的调节，可以从三方面入手。

1. 调升降，畅情志　《类证治裁》："脾宜升则健，胃宜降则和。"此言确定了脾胃病的基本治则。FGIDs 中 FD、功能性腹泻及 FC 等几种主要疾病均表现为胃肠动力学方面的异常。另外，脾胃升降失常可引起全身气机升降失常，如肝胆失于疏泄，则肾阳不温、肺气不降，而出现焦虑、抑郁等心理疾病的表现，而这些心理异常恰是导致 FD、IBS、功能性腹泻、FC 等疾病的重要因素。由此表明 FGIDs 的主要病机为脾胃升降失常。张小萍认为调升降的目的，是使脾能升清、胃气得降、肝能疏泄、肺能肃降，以平衡气机，安和五脏。对于FGIDs 而言，由于病程较长、缠绵难愈，导致近一半患者常伴焦虑、抑郁等症，临床治疗除调升降以改善患者胃肠动力紊乱外，尚需畅情志以改善患者焦虑、抑郁的症状。故张小萍临床治疗此病常重在脾胃，兼顾肝肺。治脾多用参苓白术散、香砂六君子汤、补中益气汤、二陈汤等方，治胃多用温胆汤、保和丸、枳术散、平胃散、半夏泻心汤之类。同时喜用对药来调理脾胃升降，如谷芽配麦芽（谷芽、麦芽入脾胃经，麦芽助胃气上升，谷芽助胃气下行，二药相伍，一升一降，相须为用）、枳壳配柴胡（亦是一降一升，双向调节胃肠动力）等。并随症加减，反酸嗳气加用柿蒂、左金丸等，便秘加用玄参、杏仁等，腹泻加用痛泻要方，腹胀加用厚朴、炒莱菔子等。治肝重在疏泄，常用四逆散合金铃子散、柴胡疏肝散等，或在辨证基础上加用柴胡、川楝子、香附、枳壳、合欢皮等药调畅气机。治肺重在宣降，常随证加用杏仁、厚朴、桔梗、紫苏梗等药。

2. 理出入，御内外　理出入，主要指调理脾胃气机的出入，包含两方面的内容，一者为食气化精，二者为形能转化。李东垣《脾胃论》指出营气、卫气即为脾胃出入之气。《医学妙谛》亦云："后天之本属脾胃，纳化饮食滋营卫。"从这个意义上来说，脾胃出入失常即是营卫失和，其发病外易感邪，内易伤脏腑、耗气血，与 FGIDs 易受外在环境影响及内脏高敏感的发病机制基本符合。张小萍认为言脾胃之出入，犹言卫外营内之功能，抑或气血之出入。如吴谦在《订正伤寒论》中云："营卫二者，皆胃中后天之谷气所生……以是定位之体而言，则曰气血，以是流行之用而言，则曰营卫。"理出入，包含补气血和调气血两方面。FD、IBS 及功能性腹泻、功能性腹痛等患者，日久常有消瘦、易感外邪等中气虚弱的表现，对此必调补气血以强营卫，方能充养机体、抵御内外之邪。欲调营卫，必桂枝汤类方，张小萍常用小建中汤加味，或在辨证基础上加参、苓、归、芪、草等补益气血，并用桂枝与白芍、生姜与大枣、白术与防风、怀山药与紫苏梗等药对来调整脾胃气机的出入，提高机体免疫功能，既治已病，又防未病。

3. 兼燥湿，固胃肠　兼燥湿，包含两方面内容。① 顾燥湿。即在治疗过程中，应注意脾喜燥而恶湿、胃喜润而恶燥的特性,用药注重燥湿相济,坚固胃肠。一方面,不可过用苦寒燥湿之药,以防苦寒败胃,亦不可过用收涩补益之品,以防正虚邪恋、碍脾滞胃;另一方面,不可过摄辛辣炙煿、肥甘厚味之品,以防化生湿热,困脾伤胃,影响脾胃燥湿平衡,导致时邪疫毒如 Hp,趁虚入侵脾胃,累及肠腑,致疾病反复难愈。② 用燥湿。肠道菌群失调、Hp 等是引起 FGIDs 的重要原因,燥湿类中药能调节肠道菌群和抗 Hp。如平胃散通过影响胃肠信号通路治疗湿阻中焦证、半夏泻心汤有抗 Hp 的作用。张小萍对 FGIDs 的治疗,除嘱患者保持饮食有节、注意饮食卫生外,还在辨证遣方基础上用党参配茯苓、白及配黄连、谷芽配麦芽、苍术配神曲、生姜配大枣等药对,既能清热燥湿,又能和胃固肠,其中黄连、神曲、党参、茯苓、苍术等药,对于肠道菌群的平衡有较好的调节作用。

(三) 辨证论治

张小萍认为"治病必求于本",要"伏其所主,先其所因"。功能性胃肠病的病因为肝郁,基本病机为肝郁脾虚。治疗上以疏肝健脾为主,调畅气机为辅,以恢复脾胃气机的升降功能。疾病初期为肝郁气滞,加之患者脾胃虚弱,"土虚木乘"引起一系列消化性疾病。素体脾胃虚弱,气阴不足也会导致功能性便秘。因此,将 FGIDs 总结分为四型进行辨证治疗。

(1) 肝郁脾虚证(肝郁为主)

证候:平素精神紧张,情绪不稳,情绪易受大小事情的变化而波动较大,遭遇应激状态和精神因素会引起或加重本病,引起腹痛、腹泻、便秘、纳差、消化不良等,还常伴有消化系统以外的症状,如烦躁,失眠,健忘,注意力不集中,头晕,耳鸣,自汗,盗汗等,舌质淡红、暗红或红,舌边有齿痕,苔多以黄苔为主,可有薄黄、黄腻等,脉象以弦为主,可有细弦、沉弦、弦滑、弦涩等。

治法:疏肝解郁,健脾和营。

方药:丹栀逍遥散加减。

组方:牡丹皮 10 g,焦栀子 6 g,柴胡 6～12 g,全当归 6～12 g,炒白芍 9～15 g,炒白术 6～10 g,白茯苓 9～18 g,炙甘草 3～6 g,薄荷 3～6 g,煨姜 3～6 g,炒枳壳 15 g,炒谷芽、炒麦芽各 20 g。

加减:若肝气偏郁,胁肋闷痛,善太息,以柴胡、白芍为主,加延胡索 10 g,川楝子 10 g;肝胃不和,脘连胁痛,饮食减少,嗳气多,加旋覆花 10 g(包煎);若胁肋胀痛,嗳气,口苦,嘈杂吞酸加黄连 6 g,吴茱萸 1 g;烦躁、失眠加合欢皮 15 g,夜交藤 15 g;若便秘,大便偏干,加玄参、杏仁、郁李仁等润肠通便。

(2) 脾虚证

证候:平素消化功能差,或先天不足,或后天饮食不节损伤脾胃,导致脾胃运化功能减弱,在饮食不节、劳累、感受外邪或遇情志刺激后则出现脘腹胀满,腹痛,腹泻,恶心欲吐,不思饮食等,平素面色萎黄,体瘦乏力,易疲劳,舌体多胖大,舌边有齿痕,苔白滑或腻,脉多沉细或沉而软。

治法：健脾益气，化痰消食。

方药：六君子汤加味。

组方：陈皮 10～15 g，法半夏 6～9 g，党参 15～20 g，茯苓 10～20 g，炒白术 6～10 g，炙甘草 3～6 g，炒枳壳 15 g，炒谷芽、炒麦芽各 20 g，神曲 20 g，生姜 2 片，大枣 3 枚。

加减：若湿气较重，常感头身困重，嗜睡，舌淡胖，苔白滑或腻，脉细软等，加藿香、木香、葛根，合七味白术散增加燥湿健脾之功效；若脘腹胀满，食积明显者，加山楂和焦三仙以助消化。

（3）气虚证

证候：平素气短乏力，稍动则疲乏或易汗出，出现持续性排便困难，大便干结偏硬，排便次数减少，有排不尽感等。舌质淡红或淡胖，苔薄白或薄黄不腻，脉多细软无力。

治法：健脾益气，润肠通便。

方药：补中益气汤加味。

组方：黄芪 30 g，炒白术 10 g，陈皮 10 g，升麻 6 g，柴胡 10 g，党参 15 g，炙甘草 6 g，当归 6 g，炒枳壳 15 g，炒谷芽、炒麦芽各 20 g，玄参 15 g，杏仁 10 g。

加减：老年人肾虚便秘，加肉苁蓉 10 g、火麻仁 15 g 补肾润肠；年轻人肝火偏旺盛加决明子 20 g 清肝火，润肠通便。

（4）肺脾气虚证

证候：形体消瘦，或形体肥胖，气短乏力，易出虚汗，面色苍白或萎黄，平素易感冒，稍饮食不慎则出现脘腹胀满，大便溏泄，舌质淡红或淡胖，苔薄白或薄黄不腻，脉虚缓。

治法：补益肺脾，健脾止泻。

方药：参苓白术散加减。

组方：党参 15 g，白术 10 g，茯苓 15 g，白扁豆 10 g，陈皮 10 g，山药 15 g，炙甘草 6 g，莲子 7 枚，砂仁 6 g，桔梗 10 g，炒枳壳 15 g，炒谷芽、炒麦芽各 20 g，生姜 2 片，大枣 3 枚。

加减：纳差者加山楂 10 g、鸡内金 10 g；大便溏泄者，加神曲 10 g。

（四）其他治法

1. 穴位敷贴　可选背部的脾俞、胃俞，腿上的足三里、梁丘、丰隆，腹部的天枢、中脘等穴。

（1）三九贴：能有效增强机体的抵抗力、强身保健。对中焦虚寒型胃痛、胃肠功能紊乱、慢性胃炎、慢性结肠炎、虚寒型腹泻等有辅助治疗作用。

（2）三伏贴：根据冬病夏治理论，三伏贴治疗，对冬季易得或易加重的疾病，可以达到增强疗效、减少发病频率、减轻发作症状的效果；对肝炎、慢性胆囊炎、胃肠功能紊乱、胃溃疡、胃胀、胃酸、胃痛等、慢性腹泻等有辅助治疗作用。

2. 耳豆压穴　增强脾胃功能：选脾、胃、肾、大肠、小肠、肝、胰胆、心、肺、内分泌等穴。

（五）治未病调养

1. 用药特点　针对功能性胃肠病,所用中药药性平和,多有健脾益气、消食和胃之效。常以四君子汤为基本方补气健脾,再加莲子、山楂、神曲、炒谷芽、炒麦芽等药食两用之品,尤其注意,有些方一定要加生姜、红枣入煎当药引,能起到保护脾胃、缓和诸药的作用。

2. 服药宜忌

（1）服中药期间不要喝浓茶。因为茶叶中的鞣酸会影响中药中有效成分的吸收,降低疗效。

（2）忌服用萝卜。因萝卜具有消食、破气的作用,特别是服用含有人参、党参等滋补类中药时,吃萝卜会降低补药的效果。

（3）禁服鱼虾等腥类发物,影响中药的吸收。

（4）服中药煎剂时,忌生、冷、油腻。因生、冷类食物刺激胃肠,影响胃肠对药物的吸收;油腻食物本身不易消化吸收,且油腻食物与药物混合,会阻碍胃肠对药物有效成分的吸收,降低疗效。

（5）不要服用牛奶、蜂蜜。正常人的胃肠道黏膜对牛奶、蜂蜜有较好的吸收作用,但对于脆弱的、已经损伤的胃肠道黏膜却难以吸收牛奶、蜂蜜,服用后易出现胀气、反酸等不适症状。

3. 生活起居调理　我们在临床实践中,可以按照"治未病"思想,对患者进行饮食、情志、劳逸等方面的综合调理与健康教育,达到避邪气、扶正气、预防疾病的目的。一是根据"天人相应""四时养生"理论,指导患者生活起居、休息劳作顺应四时变化。如春季风气主令,当注意避风寒、毋食辛辣发物;夏季炎热,可适当进食绿豆、西瓜等降暑之品,但忌大量使用冰激凌等寒凉食物;秋季干燥,注意补充水分,多食用肥润多汁之品;冬季寒冷,当注意保暖,可食羊肉、大枣等温阳阳气之品。如此,顺应时节,起居有常,不妄劳作。二是以"五神脏"理论及情志学说指导患者调节精神情志。怒、喜、忧、思、悲、恐、惊七情生于五脏,七情太过则伤五脏、动六腑,百病丛生,故需要保持良好的心态,防止过激情绪,达到"恬憺虚无,精神内守"目的。三是注重食疗。《内经》云:"毒药攻邪,五谷为养,五果为助,五畜为益,五菜为充,气味合而服之,以补精益气。"饮食合理搭配有利于改善体质或辅助药物治疗疾病。如健脾消食用白萝卜、益胃润肠吃香蕉、温中助阳用韭菜、暖胃散寒用大茴香等。此外,中医独特的太极拳、八段锦、五禽戏、导引、气功、按摩等养生保健方法也可以锻炼身体,保持阴平阳秘。

4. 养生食谱

（1）八宝粥：莲子、芡实、薏苡仁、山药、桂圆、红枣、白扁豆各 5 g,粳米 100 g,煮粥食用,能益气养血、健脾强身,适用于体虚乏力、食少纳呆、气血亏虚等症。

（2）山楂麦芽粥：山楂 15 g,麦芽 15 g,粳米 100 g,煮粥食用,能健脾开胃、消食化积,适用于饮食不消化所致的脘腹胀满、食欲不振、消化不良等症。

（3）参枣粥：党参 15 g，大枣 10 g，粳米 100 g，煮粥食用，能健脾益气，适用于体虚气弱、食欲不振、脘腹胀满等症。

（4）山药薏苡仁粥：山药 50 g，薏苡仁 15 g，粳米 100 g，煮粥食用，能补气健脾、止泻，适用于脾胃虚弱所致的食欲不振、脘腹胀满、大便溏泄等症。

（5）莲子芡实粥：莲子 15 g，芡实 15 g，粳米 100 g，补骨脂 5 g，煮粥食用，能健脾益气养胃、补肾固精，适用于脾肾两虚所致的食欲不振、脘腹胀满，形寒肢冷、腰膝酸软等症。

（六）典型病案

案1　张佩宜治泄泻验案 1 则

韦左。

初诊　腹中隐痛，泄泻溲赤。中土脾不运化湿滞，当和中利湿化滞。

川朴 1.5 钱，生薏苡仁、熟薏苡仁各 3 钱，砂仁 1.5 钱，肉桂 5 分，赤茯苓 3 钱，焦白术 2 钱，建曲 2 钱，猪苓 1.5 钱，滑石 2 钱，木香 8 分，扁豆衣 3 钱，生甘草 1 钱，生谷芽、熟谷芽各 3 钱。

二诊　暑湿滞内，舌苔垢腻，中宫不宽，不思饮食，泻前先小腹痛胀，泻毕则其痛若失，每日尚有十余次。延今旬日，正气已亏，形容消瘦，神疲脉沉，下焦气机未化中，滞尚有法，当速用宽中导滞，急化下焦气滞，此时万不可补而用止泻之剂，用则今日愈，明日红白痢必见也。

上川朴 8 分，花槟榔 1.5 钱，肉桂 4 分，云茯苓 3 钱，煨木香 6 分，泽泻 1.5 钱，炙内金 1.5 钱。

先服太乙丹四粒，服药后一小时服香连丸 8 分。

三诊　中宫已宽大半，饮食亦能知味，便前痛坠或有或无，唯泻久正伤，攻伐不能再进，现只能一面扶正养胃一面和胃宽中，药后泻见减而无中满口渴等症，愈期可稍速。

肉桂末 4 分，云茯苓 3 钱，鸡内金 1.5 钱，玳玳花 6 分，大腹皮 1 钱，益智仁 1.5 钱，焦白术 2 钱，煨柯子 1.5 钱，橘络 1.5 钱，荷叶饭 8 分，香连丸 1 钱。

四诊　下痢大减，唯今日食梨半枚，恐又要得泻，速以扶正兼分消。

漂白术 2 钱，益智仁 1.5 钱，赤茯苓 2 钱，炒山药 4 钱，北沙参 2 钱，诃子肉 2 钱，芡实 3 钱，鸡内金 1.5 钱，荷叶包饭 1.5 两，玳玳花 8 分。

五诊　泻愈十之九，口味未能全开，中气津液均大亏，现当偏重调理以为恢复精神计。

米炒西洋参 1.5 钱，於术 4 钱，益智仁 1.5 钱，合欢皮 1.5 钱，吉林参须 2 钱，鸡内金 1.5 钱，赤茯苓 2 钱，诃子肉 2 钱，芡实 2 钱，玳玳花 8 分，红枣 7 个，荷叶饭 1.5 两。

[按]　本例是治疗泄泻的验案之一。泄泻是指因感受外邪，或被饮食所伤，或情志失调，或脾胃虚弱，或脾肾阳虚等原因引起的以排便次数增多，粪便稀溏，甚至泄如水样为主症的病证。病位主要在脾胃和大小肠，其主脏在脾。本病案初诊时腹痛明显，小便红赤，辨证为湿滞中焦，多选清利湿热制品。二诊时舌苔厚腻，不思饮食，排便次数增多，病情进一步发展，正气开始亏损，但此时仍以中焦堵塞为主，宜宽中导滞急化下焦气滞，而不是补

益正气。三诊、四诊时,症状缓解,开始考虑正气亏损问题,此时用药主要以益气和胃为主。五诊时,最初症状已经消失八九分,为巩固疗效,后期以调理为主。此案之所以经典,在于其循序渐进的层次感:初期病症以实为主,故前期以攻为法;中期,虚实夹杂,先攻后补;后期,病证消失,开始调理脾胃。

案2 王某,女,38岁。

初诊 患者反复大便不成形2年余,稍有不慎则泄泻,甚时日行七八次,肠鸣腹痛,泻后痛减,偶大便夹有少量白冻,体瘦,面色萎黄,平素畏风寒,易疲劳,纳欲可,小便平。舌质暗红娇嫩,苔薄白腻,脉细滑。

中医诊断:泄泻(肝郁脾虚证)。西医诊断:IBS(腹泻型)。

治法:疏肝健脾,化湿止泻。处方:七味白术散加味合痛泻要方加味。

党参15 g,茯苓15 g,炒白术10 g,木香10 g,葛根15 g,藿香15 g,陈皮10 g,白芍15 g,防风10 g,炙甘草6 g,炒枳壳15 g,炒谷芽、炒麦芽各20 g,生姜2片,大枣3枚,黄芪20 g。

7剂,水煎服,每日1剂。

二诊 大便成形,但偏烂,每日1～2次,肠鸣减少,无腹痛,纳佳,小便平,舌质娇嫩,苔薄白,脉细。

守上方,加神曲20 g。7剂,水煎服,每日1剂。

三诊 大便成形,日行1次,无腹痛,纳寐可,舌质淡红,苔薄白,脉细弦。

守上方7剂,水煎服,每日1剂。

案3 李某,女,44岁。

初诊(2014年3月10日) 诉胃脘胀满反复发作3年余,再发1周。病程中曾3次胃镜示:浅表性胃炎,Hp(+),常服用多潘立酮、莫沙比利、奥美拉唑等药,并经三联疗法抗Hp治疗,病情仍反复。现症:胃脘饱胀,餐后尤甚,嗳气早饱,时有恶心反酸,纳欠佳,大便偏溏,日二三行,舌红苔黄微腻,脉细滑。

中医诊断:胃痞(湿热中阻证)。西医诊断:功能性消化不良。

治法:辛开苦降,泄热消痞。处方:

党参、蒲公英、枳壳各15 g,法半夏、黄芩、白及、浙贝母各10 g,黄连、干姜、炙甘草各6 g,谷芽、麦芽各20 g,大枣3枚。

每日1剂,水煎服。

7剂后症状明显缓解,胃胀基本消失,无嗳气早饱,大便稍溏,守方再进7剂,诸症悉平。

[**按**]本例功能性消化不良患者,胃胀、便溏等提示存在胃动力异常、肠道菌群失调等表现,另外还有Hp感染。如果西药治疗,需用抑酸药、肠道菌群调节制剂、杀菌药等,稍显杂乱。而按中医辨证,本案病机为湿热中阻,气机失调。湿热阻滞中焦脾胃,胃气不降,

则见嗳气、恶心、反酸；湿热侵犯肠腑，则便溏易泻；并根据舌象、脉象等，张小萍选用半夏泻心汤，加用对药（白及配黄连、蒲公英配浙贝母、枳壳配谷芽、麦芽等），全方重在调升降、促动力、顾燥湿。

案4 杨某，女，62岁。

初诊 患者自诉53岁停经后间断出现便秘，已10年余。时而三四日一行，质地干结，前往医院多次检查肠镜，肠镜示未见明显异常，自诉长期服用番泻叶等泻药。刻下症见：患者解大便不规律，且便质硬，时而燥如羊屎状，善太息，急躁易怒，偶有胸胁胀痛不适，面色萎黄，小便黄。舌质暗，苔薄腻，脉滑。

中医诊断：便秘（肝郁气滞证）。西医诊断：功能性便秘。

治法：疏肝理气，润肠通便。处方：丹栀逍遥散加麻子仁丸加减。

牡丹皮、柴胡、炒白术、杏仁、厚朴各10g，茯苓、炒白芍、枳实、谷芽、麦芽、火麻仁、郁李仁、瓜蒌仁各15g，栀子、当归、炙甘草各6g。

二诊 患者便秘，2～4日一行，质地较前软，偶有胸胁胀痛不适，面色萎黄，小便黄。舌质红，苔薄腻，脉滑。

守上方7剂，水煎服，每日1剂。

三诊 大便两日一行，且质地稍干结，无胸胁胀痛不适，小便平。舌质红，苔薄腻，脉滑。

守上方去瓜蒌仁，7剂，水煎服，每日1剂。

四诊 大便较前规律，且质地稍干。舌质红，苔薄腻，脉滑。嘱患者进易消化食物，可食用纤维含量高的食物，调理情志等。

[**按**] 功能性便秘是指缺乏器质性病因，没有结构异常或代谢障碍，又除外肠易激综合征的慢性便秘。功能性便秘患者可以有粪便坚硬、排便困难、便不尽感和便次减少等表现。而综合来看，此例患者之所以会出现这些症状，与其平时情绪、饮食的控制情况关系密切。女子先天以肝为本，长期便秘在于其肝气不舒、肝郁气滞，张小萍认为对此宜选用丹栀逍遥散合麻子仁丸加减，既改善了大便不畅的症状，又从根本上疏肝理气，解决长期便秘的根源，标本兼顾，而患者从初诊到复诊皆是沿用前方，因效不更方尔。

案5 梅某，女，42岁。

初诊 主诉：反复泄泻4月余。患者于4月前进食海鲜后开始出现泄泻，肠鸣腹痛，泻后痛减，多次服用止泻药后可缓解，但停药后经常不规律腹泻。肠镜未见明显异常。刻下症见：泄泻，大便时而不成形，时而质稀，面色萎黄，平素畏风寒，神疲困倦，食少，小便平。舌质娇嫩，苔薄白腻，脉细滑。

中医诊断：泄泻（脾虚湿盛证）。西医诊断：功能性腹泻。

治法：补脾益气，化湿止泻。处方：七味白术散加味合痛泻要方加味。

党参15g，茯苓15g，炒白术10g，木香10g，葛根15g，藿香15g，陈皮10g，白芍

15 g,防风 10 g,炙甘草 6 g,炒枳壳 15 g,炒谷芽、炒麦芽各 20 g,生姜 2 片,大枣 3 枚,黄芪 20 g。

7 剂,水煎服,每日 1 剂。

二诊 大便成形,偏稀,无腹痛,纳一般,夜寐可,稍感乏力,余无明显不适,小便平,舌质娇嫩,苔薄白,脉细。

守上方,加神曲 20 g,苍术 10 g。5 剂,水煎服,每日 1 剂。

三诊 大便成形,日行 1 次,无腹痛,纳寐可,舌质淡红,苔薄白,脉细弦。

守上方 7 剂,水煎服,每日 1 剂。

[**按**] 功能性腹泻是指持续地或反复地出现排稀便或水样便,不伴有腹痛或腹部不适症状的综合征,属中医泄泻范畴,一般不伴有器质性病变。本案患者反复泄泻日久,舌质娇嫩、白腻,张小萍认为虽泄泻的病机离不了湿,但湿盛日久伤脾,正气难免不足,故选方用药需标本兼顾,既要化湿止泻,更要补益脾气。本案首诊选用七味白术散合痛泻要方加减,方中有四君子汤为底,补益脾气;复诊时,症状控制,为加强功效,加神曲、苍术收敛脾经;三诊过后,患者大便成形,舌苔亦恢复正常。

附:张小萍从脾胃气化论治肠易激综合征

肠易激综合征(irritable bowel syndrome, IBS)是一种反复腹痛,伴排便异常或排便习惯改变为主要临床表现的功能性肠病,临床上依据其粪便性状可分为腹泻型、便秘型、混合型及不定型。现代医学对肠易激综合征的发病机制尚无定论,临床上主要以对症治疗为主而缺乏特效的治疗手段。相关研究表明,基于中医整体观念对肠易激综合征进行辨证论治具有良好的疗效。张小萍从"升降有度、出入有序、纳化相因、燥湿相宜"四个方面概括脾胃气化的内容,统论外感与内伤疾病,对临床实践具有重要指导意义。

(一)病因病机

目前,现代医学认为,肠易激综合征的发病除了与胃肠动力异常、内脏高敏感、肠道炎症、免疫反应、神经-体液、肠道感染等病理因素相关,还与精神症状躯体化、焦虑、抑郁等心理因素密切相关。中医依据临床症状将肠易激综合征归属于"腹痛""泄泻""便秘""郁证"等范畴,认为其发病多与先天禀赋不足、后天失养、情志失调、饮食不节及感受外邪等因素相关,其中,尤以情志失调最为多见。张小萍认为,肠易激综合征的病因虽有六淫疫疠、七情内伤及饮食劳逸之别,然其致病之本皆为脾胃虚弱。脾胃既虚,脾不升清,胃不降浊,气机升降失度;外邪侵袭,营卫不和,气机出入失序;脾不运化,胃纳不开,饮食纳化失常;水湿泛溢,燥化过甚,阴阳燥湿失宜,上述因素均可导致水湿、湿热、痰瘀、食积等病理产物相继而生,发为本病。

1. **脾胃升降与肠易激综合征** 肠易激综合征的病位主要在肠腑,与肝、脾、肾联系密切,心、肺与其发生发展也存在一定程度的联系。五脏病变皆为肠易激综合征的病因,然其中又以肝气郁结致病者尤为多见,何也?《医门补要》云:"善怒多思之体,情志每不畅遂。怒则气结于肝,思则气并于脾,一染杂症,则气之升降失度,必加呕恶、胸痞、胁胀、烦冤。"五志与五脏相应,肝在志为怒,主疏泄,喜条达,脾在志为思,主运化,喜燥恶湿。郁烦恼怒之为病,先郁肝气,后陷脾气,致使气机升发不能,通降不得,泌别失司,清浊混杂,糟粕中阻,气机壅滞,发为本病。若肝郁不达,横逆犯脾,可见腹痛;若郁结过甚,脾不升清,清气下陷,顿生飧泄,甚则气机升降失度,胃气无以通降,大肠传导失司,便秘由生。

2. **脾胃出入与肠易激综合征**　李东垣有言:"元气、谷气、荣气、清气、卫气、生发诸阳上升之气,此六者,皆饮食入胃,谷气上行,胃气之异名,其实一也。"谷气入胃,经脾输布,化生气血,气之剽悍者为卫,行于脉外而属阳,抗御外邪;血之精专者为营,行于脉中而属阴,濡养全身。营卫至时相和,阴阳表里守使,气机出入有序,虚邪贼风莫侵。《素问·生气通天论篇》有云:"因于露风,乃生寒热。是以春伤于风,邪气留连,乃为洞泄。"脾胃虚弱,营卫化生乏源,调节转枢无力,卫弱无以御邪于外,营虚无以充养于内,脾胃气机出入无序,正气虚损易感外邪。风邪侵犯卫表之阳,寒邪凝滞营血之阴,外感六淫流连于内,五脏六腑皆受其伤,清气秽浊相互混杂,发为本病。

3. **脾胃纳化与肠易激综合征**　《诸病源候论》云:"脾者脏也,胃者腑也,脾胃二气相为表里,胃受谷而脾磨之,二气平调则谷化而能食。"饮食水谷,受纳于胃,运化于脾,纳化相因,精气充盛,周运输布,充养全身。胃纳充足,脾化有源,脾化适时,胃纳不断,纳化互为因果,相辅相成,其运转核心在于"平调"。若脾胃失调,纳化失常,胃强脾弱,受纳充盛,运化乏力,水谷精微失于输布,蓄积于内,壅滞气机,阻滞中焦,升降失度,肠腑不通,传导失司,遂成便秘;水湿泛溢,流动趋下,蕴结肠腑,泌别失当,清浊不分,乃生泄泻。

4. **脾胃燥湿与肠易激综合征**　叶天士有言:"太阴湿土,得阳始运,阳明阳土,得阴自安。以脾喜刚燥,胃喜柔润也。"脾为阴脏,以阳为用,脾阳健则运化输布如常,其性喜燥而恶湿;胃为阳腑,以阴为养,胃阴足则受纳腐熟如常,其性喜润而恶燥,二者燥湿相宜,相反相成,消化饮食。《医宗必读》云:"泻皆成于土湿,湿皆本于脾湿。"可知脾胃虚弱,水湿阴邪为患。阴阳燥湿,互根互用,相互制约,燥能胜湿,湿能润燥,湿邪为病,首选燥化,但燥化过甚亦可伤及脾胃阴液,致使阳明燥结,大便不通,转为便秘。故脾胃阳虚,阴邪无阳温煦,水饮湿邪丛生,泛溢于内,重浊黏滞,壅滞于肠,泄泻顿生;或夹杂热邪,积滞于腹,腹痛由生;或阻遏气机,通降失司,遂成便秘。若脾胃阴虚,阳热无阴濡润,大肠燥化过甚,反耗津液,胃阴不足,腐熟无力,饮食水谷壅滞中焦,不通则痛,遂成腹痛;或燥化太过,运化传输过快,水湿燥化不及,夹杂于糟粕之中,泄泻由生;或燥结阳明,肠津枯燥,大便不通,乃成便秘。

(二)脾胃气化学说论治思路

目前,肠易激综合征的发病机制尚不明确,西医在临床上尚无特异性的治疗手段,以对症治疗为主,其药物治疗主要从解痉止痛、促进胃肠动力、通便止泻、抗抑郁等方面切入。张小萍承继父祖所传,阅览先贤所著,结合自身临证经验及教学心得,提出了"脾胃气化学说",并对肠易激综合征进行辨证论治,效如桴鼓。以下从调升降、理出入、适纳化及宜燥湿四个方面详述张小萍从脾胃气化论治肠易激综合征的临证经验。

1. 调升降　《素问·六微旨大论篇》云:"是以升降出入,无器不有。"指明气机升降出入是一切生命活动的起源。脾胃位居中州,斡旋水谷精微,化生气血,周循全身,实为人体气机升降运动的枢纽。然清代医家周学海有云:"世谓脾为升发之本,非也。脾者,升发所由之径;肝者,升降发始之根也。"五脏彼此相连,俱为一体,肝、脾同居中焦,共司气机升降。肝主气机开阖,脾主气机升降,清开浊阖,清升浊降,气机舒达调畅。肝郁与脾虚互为因果,若情志致病,肝气不舒,郁滞于内,横犯脾土,脾失健运,泄泻由生;若泄泻日久,脾胃虚弱,运化无力,土虚木贼,气滞血瘀,遂生腹痛。张小萍秉持"治病必求于本"的原则,以"调"为核心要义,肝脾同治,顺调全身气机,开阖升降自如,清浊上下得位,腹痛、泄泻不存。针对肝脾不和导致气机升降失度的肠易激综合征患者,张小萍常以痛泻要方合四君子汤加减进行针对性调治,主以健脾益气,固护本虚,遏制病情发展,辅以疏肝行气,消散壅滞,祛除病理因素。遣方用药以"平调"为主,疏泄有度而无滋补助邪之虑,补益有节而无攻伐伤正之患。

2. 理出入　清代吴谦于《订正伤寒论》中有言:"营卫二者,皆胃中后天之谷气所生,其气之清者为营,浊者为卫,卫,即气中剽悍者,营,即血中精粹者,以是定位之体而言,则曰气血,以是流行之用而言,则曰营卫。"营血、卫气皆源于脾胃,分属阴阳,外固内守,协调相合,共主气机出入,实属脾胃气化的一部分。气机升降出入本为一体,脾胃之气虚弱,气血化生不足,营血卫气虚弱,气机出入无序,外邪侵袭入里,六淫流连于内,气机升降失度,五脏藏泄失司,六腑通降不得,发为本病。张小萍认为,气机升降出入皆与脾胃密切相关,故辨证论治时兼顾并行以求全功,序理出入便可顺调升降,反之亦然。气机出入升降得法,脾胃气化如常,正气充盛于内,病邪不可干之。针对外感六淫导致气机出入无序的肠易激综合征患者,张小萍常用攻补兼施之法应之。其中,攻法依据外感、内生病邪的特性,采取祛风散寒、化痰行瘀、宣卫和营等法伐其有余,补法以调理脾胃为要而采取益气和胃、调和营卫等法益其生源。明代虞抟在《医学正传》中言:"如一剂之中,彼虽畏我,而主治之能在彼,故其分两,当彼重我轻,略将以杀其毒耳;设我重彼轻,制之太过,则尽夺其权而治病之功劣矣。"药对配伍囊括除单行之外的其余"六情",既能增强原有功效,又能减轻不良反应,可谓一举两得。故张小萍临证时常用桂枝—白芍、生姜—大枣、怀山药—紫苏梗等药对以调和营卫,健脾益胃,攻补兼顾,顺理出入,调度升降,切中病机,成效斐然。

3. 适纳化　《素问·经脉别论篇》云:"饮入于胃,游溢精气,上输于脾,脾气散精,上归于肺,通调水道,下输膀胱,水精四布,五经并行。合于四时,五脏阴阳,揆度以为常也。"胃主受纳,脾主运化,二者各司其职,饮食水谷入则有居,出则输布,周运全身,充养四肢百骸。《素问·举痛论篇》言:"脾病者,虚则腹满肠鸣,飧泄食不化。"脾胃虚弱,运化乏力,纳化失常,饮食水谷蓄积于内,痰饮水湿由生,趋下注于肠腑,发为本病。张小萍认为,肠易激综合征的病机要点虽在脾失健运、化生无力,但胃纳和脾化互为因果,胃纳不开,水谷不入,运化无源,遑论健脾。故张小萍提出"健脾必先开胃",胃开脾健,补益得法,化生有源,纳化相适。针对脾胃虚弱导致纳化失常的肠易激综合征患者,张小萍多在参苓白术散基础上少佐炒谷芽、焦山楂等消食之品以促胃气开纳,助脾气健运,受纳腐熟,消化水谷,运化精微,布散周身,升清降浊,脏腑安和,气化自如。

4. 宜燥湿 《时病论·湿泻》言:"泄泻之病,属湿为多,湿侵于脾,脾失健运,不能渗化,致阑门不克泌清别浊,水谷并入大肠而成泄泻矣。"脾为阴土,喜燥恶湿,脾失健运,滋生湿浊,困遏脾阳,清气不升,混浊于下,遂成泄泻。《医学衷中参西录》言:"滑泻不止,尤易伤阴分。"泄泻日久,伤及阴液,肠腑燥结,传导失常,大便不通,乃生便秘。张小萍认为,苦温燥湿之品并非治疗腹泻型肠易激综合征的最佳选择,何也?药物各具四气五味、升降浮沉之性,苦味、温性皆可燥湿,两者协同虽能速祛湿邪,但其亦可耗伤阴液,虽绝泄泻之患,却有便秘之虑,诚非佳选。李中梓有言:"泻利不已,急而下趋,愈趋愈下,泄何由止?甘能缓中,善禁急速,且稼穑作甘,甘为土味,所谓'急者缓之'是也。"甘味能补、能缓、能和,归属于阳,多有升浮之性。故甘温之品虽具温燥却有甘缓,组方配伍时无须顾虑燥化伤阴。甘温之品其味入脾、其气燥湿,温阳健脾以固其本,燥湿健脾以祛其标,标本兼顾,上佳之选。故张小萍常选用黄芪、党参、茯苓、甘草等甘温药物振奋脾阳,温而不燥,中正和缓,运化水湿,疗效卓著。

(三) 验案举隅

案1 **范某,女,42 岁,家庭主妇。**

初诊(2019 年 1 月 3 日) 主诉:反复腹痛腹泻 2 年余。患者 2 年前因剧烈争吵后出现腹痛腹泻,于某大学第一附属医院完善相关检查后,诊断为肠易激综合征,经西药治疗后上述症状未见明显改善,今为求中医治疗,遂来就诊。刻下症见:神清,精神软,面色萎黄,善太息,腹胀痛,时欲大便,泻后痛缓,大便每日 3～5 次,质稀,小便平,食纳可,月经周期规律,色暗,时夹血块,舌质淡红,苔薄白,脉弦细。

中医诊断:泄泻(肝脾不和证)。西医诊断:肠易激综合征。

治法:疏肝理气,健脾益气。处方:痛泻要方合四君子汤加减。

党参 20 g,白术 15 g,茯苓 12 g,炙甘草 10 g,陈皮 10 g,炒白芍 10 g,防风 12 g,川楝子 10 g,延胡索 10 g。

每日 1 剂,水煎,早晚分服。

患者服用 14 剂后,腹痛、腹泻症状有所缓解。守上方服用 15 日后,患者诉偶有腹部不适,大便质软,月经正常,此时患者肝气已舒,遂守上方去川楝子、延胡索、防风,加川芎 6 g。守方 1 个月后,患者诸症皆除,随访 3 个月未见复发。

案2 赵某,男,15 岁,学生。

初诊(2019 年 3 月 14 日) 主诉:间歇性腹痛腹泻 6 个月余,加重伴头痛 1 周。患者于 6 个月前无明显诱因出现腹痛腹泻,自行服用止泻药物,症状稍缓,1 周前患者因受凉后上述症状加重伴头痛,遂来就诊。刻下症见:神清,精神软,腹痛,腹泻,大便质稀,每日 4～5 次,头痛,恶风,自汗,口干、口苦,肛门灼热,食纳欠佳,小便色黄,舌质淡红,苔黄腻,脉浮滑。

中医诊断:泄泻(营卫不和,湿热困脾)。西医诊断:肠易激综合征。

治法:调和营卫,健脾利湿。处方:桂枝汤合葛根芩连汤加减。

桂枝 12 g,白芍 12 g,炙甘草 6 g,大枣 5 枚,生姜 4 片,葛根 15 g,黄连 9 g,甘草 6 g,黄芩 9 g,枳壳 10 g,砂仁 6 g。

每日 1 剂,水煎,早晚分服。

患者服用 7 剂后,腹痛腹泻缓解,自汗不甚。守上方继服 14 剂,诸症皆消。

五、胃部肿瘤

胃部肿瘤主要包括胃息肉及胃癌。

【胃息肉】

(一)疾病评述

胃息肉(gastric polyps,GP),是指发生于胃黏膜或(和)黏膜下层向胃内突起的局限性、隆起样良性病变,在一般情况下不会发生癌变。其形状以蒂或丘状多见。本病早期或无并发症时多无症状,常表现为上腹隐痛、腹胀、不适,少数可出现恶心、呕吐。与慢性萎缩性胃炎、残胃病变等同属胃癌前疾病。按照病理分类,胃息肉被分为炎性息肉、增生性息肉、腺瘤等几种类型,其中腺瘤被认为是癌前病变。近年来胃底腺息肉比例有所增加,胃息肉患者的平均年龄呈下降趋势。

中医无"胃息肉"之病名,根据临床症状可将其归结于"胃脘痛""痞满""吐酸"等范畴。病位主要在胃,与肝脾肾密切相关。中医学对"息肉"一词的认识,最早见于《内经》"寒气客于肠外,与卫气相搏,气不得荣,因有所系,癖而内着,恶气乃起,息肉乃生"。胃息肉的病因主要为邪气外袭、情志失调、饮食不洁、先后天不足等,导致脾胃受损,中焦气机升降不和,痰浊、瘀血阻滞脉络。故胃息肉病机主要以脾胃虚弱为本,气虚、气滞、血瘀、郁热、痰浊、寒湿等为标。

(二)脾胃气化学说论治思路

1. 辨证论治,异病同治　张小萍认为治疗胃息肉应有侧重点且通补兼施,对于不同类型息肉治疗方式不同。如病理证实为腺瘤性息肉,则应先行内镜下切除术,术后再给予中药内服治疗;如病理证实为息肉或增生性息肉等,则可考虑中药内服治疗。中药治疗上强调:首辨虚实论标本,补虚通滞为治要;腺体萎缩治胃络,辛润酸甘收疗效。治增生毒瘀交阻,宜毒瘀并治兼散结,选用半枝莲、半边莲、黄连、黄芩、黄柏、白花蛇舌草、大黄、连翘、金银花、绞股蓝、板蓝根等药物化浊解毒。对于气血瘀阻、湿热瘀血搏结的息肉,治以清热利湿、活血散结,张小萍喜用柴胡疏肝散加味;对于气滞血瘀、瘀血湿浊互结而成的息肉,治以温阳健脾、活血理气,方用当归建中汤合香砂六君子汤加味;对于脾胃虚寒者,治以温阳益气、健脾和胃,方用黄芪建中汤加减。理气方面,畅中理气用枳壳、厚朴、木香等,疏肝理气用柴胡、佛手、香附等,理气止痛用延胡索、郁金等。化痰方面,醒脾化痰选陈皮、半夏、甘松等,消食化痰用焦神曲、鸡内金等,渗湿化痰用茯苓、泽泻、薏苡仁等,散结化痰选瓜蒌、贝母等。活血方面,瘀血轻者多用丹参、当归、桃仁、川芎、田三七等养血活血;瘀血重者多用莪术、三棱、石见穿破血通络,并适当加补气之品,散结而不伤正。同时,张小萍认为中医对于胃息肉无统一认识,因此不必拘泥于疾病本身,应该依据患者证候随症治之。对于胃息肉是否应该切除问题,张小萍认为对已明确存在高危型息肉和较大息肉及患者自身强烈要求切除的,应该予以切除。对于息肉较小、变化性小、数量多者(部分家族性息肉)在及时复查的情况下可以保守治疗。

2. Hp 感染是胃息肉发生的影响因素,但是否必须根除有待商榷　中医认为 Hp 相当于外邪,具有顽固性、易感性等特点。现代医学认为 Hp 感染是萎缩性胃炎、胃息肉、胃癌的高危因素,但目前亦有说法认为 Hp 是一种保护性病菌。张小萍认为 Hp 感染范围广、证候复杂,但要合理看待,不必人人自危。临床中,张小萍通过对疾病的整体把握,运用脾胃气化学说,灵活组方,调节寒热虚实,平衡体内环境,配合使用黄连、白及、蒲公英、浙贝母、黄芩、延胡索、厚朴、吴茱萸等具有良好杀菌作用的药物,达到既治疗临床证候又抑制或杀灭 Hp 的效果。在症状改善的情况下,Hp 感染对人体并无实质性伤害,所以不必一定要根除,应该视具体情况而定。

(三)辨证论治

(1)气滞痰阻证

证候:可以无明显症状或见胃脘胀满,攻撑作痛,痛连两胁,胸闷嗳气善太息,每因烦恼郁怒而痛作。内镜示颜色与周围黏膜相同,表面光滑而明亮,色泽暗红,也可有充血发红或微肿。苔薄白或白腻,脉弦细而滑。

治法:疏肝解郁,理气化痰。

方药:柴胡疏肝散合越鞠丸加减。

组方:柴胡 10 g,炒白芍 10 g,炒枳实 10 g,炙甘草 6 g,川芎 10 g,陈皮 10 g,香附 10 g,苍术 10 g,神曲 10 g,蒲公英 15 g,浙贝母 10 g。

加减:胀痛明显加延胡索、紫苏梗。

(2)痰热郁结证

证候:胃脘热痛,胸脘痞满,口苦口黏,头身重浊,纳呆嘈杂,肛门灼热,大便不爽,小便不利。内镜示:充血发红,或呈玫瑰色,糜烂、溃疡伴渗血、粘附黏液等。舌红苔黄腻,脉滑数。

治法：清化湿热，理气和胃。

方药：芩连温胆汤合小陷胸汤加减。

组方：黄芩 10 g，黄连 6 g，法半夏 10 g，竹茹 15 g，炒枳实 10 g，陈皮 10 g，茯苓 15 g，甘草 6 g，瓜蒌皮 15 g，白及 10 g，蒲公英 15 g，浙贝母 10 g，夏枯草 15 g。

（3）痰瘀互结证

证候：胃痛日久，胀满刺痛，痛处固定，拒按，纳呆，呕吐，或吐黄浊黏液，或吐褐色浊秽之物，或见吐血、黑便，或便干色黑，面色晦暗，或皮肤甲错。内镜示：糜烂出血等。舌质紫暗或有瘀斑，脉涩。

治法：化痰祛瘀，活血止痛。

方药：失笑散、丹参饮加减。

组方：五灵脂 10 g（包煎），炒蒲黄 10 g（包煎），丹参 15 g，砂仁 6 g（后下），檀香 3 g，瓜蒌皮 15 g，法半夏 10 g，九香虫 6 g，蒲公英 15 g，浙贝母 10 g。

（四）典型病案

钟某，男，48 岁。

初诊（2015 年 6 月 8 日）　主诉：反复胃脘部胀痛 2 年余，加重 10 日。

患者于 7 日前在胃镜下行息肉高频电切除术，胃镜示：胃体息肉；病理提示：低级别内瘤变。现症见：胃脘胀满，攻撑作痛，痛连两胁，胸闷嗳气，善太息，每因烦恼郁怒而痛作，纳差，寐尚可，小便平，大便稍软。苔白腻，脉弦细而滑。

中医诊断：胃脘痛（气滞痰阻型）。西医诊断：胃息肉高频电切除术后。

治法：疏肝解郁，理气化痰。处方：柴胡疏肝散合二陈汤加味。

柴胡 10 g，白芍 15 g，枳壳 15 g，炙甘草 6 g，川芎 15 g，陈皮 10 g，香附 6 g，法半夏 10 g，茯苓 15 g，谷芽、麦芽各 20 g，三七粉 3 g（合药冲服）。

水煎服，每日 1 剂，分 2 次内服。

二诊　7 剂后患者症减，现胃脘稍胀痛，偶伴两胁痛，舌质淡，苔薄腻，脉弦稍滑。

效不更方，守上方继服 1 个月，诸症大减，偶有胃脘部不适，纳增，寐可，小便平，大便软，舌质稍淡，苔薄白，脉弦。2015 年 12 月 28 日复查胃镜提示：非萎缩性胃炎。

［按］息肉经内镜下高频点切除术后诊治应辨证论治，但后期应加强脾胃功能而防止息肉复发。本病患者胃脘胀痛，痛连两胁，属肝胃不和；苔白腻，脉弦滑，内有痰湿。故张小萍用脾胃气化学说指导治疗，调升降、理出入、顾纳化、兼燥湿，注重脾胃气机的平衡，取得较好效果。

【胃癌术后】

（一）疾病评述

胃恶性肿瘤（gastric cancer）是临床常见病、多发病，当前在我国肿瘤谱的发病率排第三位。胃恶性肿瘤好发部位依次为胃窦、贲门、胃体，WHO将胃癌分为6类，分别是：腺癌（乳头状腺癌、管状腺癌、黏液腺癌、混合型腺癌、肝炎腺癌）、腺鳞癌、髓样癌、印戒细胞癌、鳞状细胞癌和未分化癌，主要高风险因素包括Hp感染、慢性萎缩性胃炎、肠上皮化生、异型增生、腺瘤、残胃、吸烟、遗传等。

恶性肿瘤属中医"癌病"范畴，"癌"字首见宋代《卫济宝书》。《内经》中有对肺癌晚期的描述："大骨枯槁，大肉陷下，胸中气满……真脏见，十月之内死。"《外科大成·二十四痔》有关于直肠癌的描述："锁肛痔，肛门内外如竹节锁紧，形如海蜇，里急后重，便粪细而带扁，时流臭水，此无治法。"癌病的发生与六淫邪毒、七情怫郁、饮食内伤和正气虚弱有关，其病机为本虚标实，本虚是正气虚弱、脏腑功能失常，标实为气滞血瘀、痰结毒聚等邪实。有学者认为气机升降失调是引起肿瘤的基本病理环节，肿瘤病理产物如痰、瘀、毒等均与气机升降失调密切相关，同时气机升降失调也是导致正虚的根本原因。

（二）脾胃气化论治思路

张小萍认为，目前肿瘤最好的治疗方式仍是手术治疗，中医药治疗肿瘤的优势，体现在改善肿瘤患者生活质量、促进肿瘤术后的恢复、减轻放化疗的毒副作用及预防恶性肿瘤的复发等方面，其中预防肿瘤的发生属"治未病"范畴，应成为目前恶性肿瘤防治的主攻方向。

1. 对恶性肿瘤的认识

（1）肿瘤的形成：中医理论认为，人体内的一切良、恶性肿瘤（息肉）均为蓄毒久聚，瘀积不通，热腐化生形成。"蓄毒"包括痰毒、热毒、湿毒、食积毒、腐毒、烟毒、酒毒等，蓄毒造成气滞血瘀、脉络损伤、瘀阻不通、脏腑损伤，五脏六腑的解毒、排毒能力下降，则湿毒痰火胶结，组织黏膜炎症加剧，机化物开始滋生，息肉、恶性肿瘤相继形成。

（2）肿瘤的根源所在：炎症、息肉、肿瘤的根本原因是"蓄毒"在血液、淋巴、脏腑、脉络上久聚停留而生根，若不从根源上进行彻底清理，只从表面上切除，难以根治。息肉的本质不在黏膜表面，其根部的大小要比整个息肉大三分之二倍，其组织化生是在根部演化，任何切除只是暂时治标的方法，这也是息肉、肿瘤类疾病为什么会复发、恶变、转移的根本原因。

（3）肿瘤的中医辨证治法：中医治病是从整体观的思路来分析疾病发展与转归的根源所在，从而采取针对局部与整体之间的关系来调理用药，按照"子病补其母，母病泻其子"的理论，虚则补、实则泻、瘀则通，达到治病从根的目的。

（4）肿瘤息肉可逆转性：肿瘤、息肉是可逆转的。在一些高龄老人的尸检中发现，其内脏器官内有包囊，研究人员切开病检显示有癌细胞存在。但这些老人生前却没有任何肿瘤症状，他们能长期带瘤生存，直到老死。还有很多癌症患者未服任何药物，他们靠坚强的意志力、信仰和锻炼顽强活下来，后来去医院做检查，结果却显示肿瘤完全消失了。

2. 张小萍脾胃气化学说理论　张小萍认为脾胃气化学说理论的临床运用对肿瘤防治

有重要价值。脾胃气化学说注重全身气机的升降出入平衡，治疗肿瘤重在扶正，扶正尤要顾护后天脾胃。以下从胃恶性肿瘤不同阶段的治疗思路和运用脾胃气化学说防治胃恶性肿瘤两方面进行论述。

（1）中西医结合治疗有优势：对于胃恶性肿瘤的早期，张小萍认为手术治疗是最好的方式，因为此时瘤已成，而正气未伤或伤而不深，可耐攻伐，手术治疗，祛邪最快。中医药治疗的重点是在术后正气的恢复和防止肿瘤的复发两方面，而这两方面也是衡量整个肿瘤治疗的重要标准。

对于肿瘤的中期，正气较弱，邪气较深，瘤已累及周边器官，此时尚耐攻伐，可手术治疗与放化疗结合。但张小萍认为积极的治疗固然无错，但须结合患者自身正气情况，根据患者生存质量和存活时间来评估。"两权相害，取其轻者"，此时中医药治疗的重点，在于术前的调养、术后正气的恢复和减轻放化疗的毒副作用方面。

对于肿瘤的晚期，正气消残，邪气深牢，患者虚衰明显，瘤已累及他脏或全身，不耐攻伐。张小萍认为，此时的治疗目标是延长生存时间和改善生存质量，无论是手术还是放化疗等均不再适用，而选择中医药保守治疗无疑是最佳方式。

（2）调升降，益气血：胃恶性肿瘤是慢性病，感邪日久，耗伤气血，则见形体消瘦、面色无华；邪气郁堵，气滞不舒，加之患者精神压力大，更是加重肝气郁滞，肝郁横逆犯及脾胃，则见不欲饮食、烦躁忧思。由此可见，胃恶性肿瘤的重要病机是气血亏虚、气机失调，故其治疗应调理气机、补益气血。

全身气机的平衡，重在升降，升降之枢纽在脾胃。《临证指南医案》曰："脾宜升则健，胃宜降则和。"同时，脾胃为后天之本，气血生化之源。故胃恶性肿瘤的治疗，应以调理脾胃为要。张小萍认为，调理脾胃升降，使脾能健运、胃能和降、肝能疏泄，应贯穿肿瘤治疗之始终，其常用健运脾胃、益气生血的归芪六君子汤为基本方，加合欢皮、白芍、枳壳、谷芽、麦芽、白花蛇舌草等柔肝疏肝、调节升降、抗肿瘤。

（3）理出入，防复发：调理出入，使脾胃出入之气相和，维持人体内外气机的平衡，是"治未病"的核心。《素问·四气调神论篇》云："夫病已成而后药之，乱已成而后治之，譬犹渴而穿井，斗而铸锥，不亦晚乎！"对于肿瘤来说，能在早期发现，是当前医学界研究的重点之一，而早期预防更是医学追求的最高境界。如何防止肿瘤的发生和发展呢？首先，对于肿瘤术后及肿瘤家族史患者，应根据其体质、生活习惯、工作情况、居住环境等多种因素，制订预防措施；再者，用药方面，应食疗与药疗相结合，食疗可以嘱患者多食用山药、薏苡仁、小米等食物，药疗则多用补中益气汤、归脾汤、参苓白术散等方。

对于胃恶性肿瘤术后的患者，其正气虚弱，易为外邪所侵，应调理出入，恢复营内卫外之功能，使营卫相和，则脾旺不易受邪。对此，张小萍常在使用归芪六君子汤基础上，合用玉屏风散来增强卫气。

（三）辨证论治

（1）肝气犯胃证

证候：胃脘胀痛,攻及两胁,痞塞不舒,嗳气恶心,心烦易怒,善太息,苔薄白,脉弦。

治法：疏肝理气,和胃降逆。

方药：柴胡疏肝散加减。

组方：柴胡、枳壳、郁金、半夏、川芎各 10 g,丹参 20 g,白芍 15 g,甘草 6 g。

加减：胸闷苔腻恶心者,可加藿香、陈皮各 10 g;泛酸者加黄连 12 g,吴茱萸 6 g;胁痛或胃脘痛者,可酌加川楝子 10 g,延胡索 6 g,木香或砂仁 6 g;见瘀斑隐隐或舌暗者,可冲服三七粉 5 g。

（2）气滞血瘀证

证候：胃脘灼热刺痛,痛有定处,心下痞块拒按,口渴,发热心烦,便干色黑。舌质紫暗或有瘀斑、瘀点,苔少或黄,脉细涩或弦。

治法：疏肝理气,活血化瘀。

方药：膈下逐瘀汤加减。

组方：当归、川芎、桃仁、红花、延胡索、香附、枳壳、郁金各 10 g,牡丹皮 15 g,赤芍 20 g,炙甘草 6 g。

加减：腹中积块明显者,去川芎、牡丹皮加三棱、莪术各 10 g;呕吐宿食者去香附、郁金,加厚朴、莱菔子各 10 g,山楂 20 g;有痰湿郁阻而致气滞血瘀者,需加入健脾理气、祛痰化湿药物,半夏、陈皮、薏苡仁、白术、浙贝母、茯苓各 10 g,木香 6 g;若见吐血及柏油便,加白及、侧柏炭、血余炭各 10 g,藕节、仙鹤草各 20 g;另外可加入大黄粉 6 g,三七粉 6 g（冲服）。

（3）脾胃气虚证

证候：胃脘胀满隐痛,纳少,或食入即吐,或朝食暮吐,口淡不渴,泛吐清水,喜暖恶寒,疲乏气短,大便溏薄,面色萎黄。舌质淡嫩,苔薄白,脉细缓弱。

治法：健脾益气养胃,兼以消食化瘀。

方药：香砂六君子汤加减。

组方：党参、黄芪各 20 g,陈皮、半夏、枳壳、香橼各 10 g,白术、茯苓、焦山楂各 15 g,木香、砂仁、鸡内金、炙甘草各 6 g。

加减：若见食滞难下,腹中挛急,呕吐反胃,去枳壳、木香,加莱菔子、台乌药、白芍各 10 g;舌质紫暗者,加三七粉 6 g（冲服）,赤芍 20 g 以活血化瘀,预防因气虚而致血瘀;若水湿不化、凝痰湿郁阻者,可酌加薏苡仁 20 g,白豆蔻、藿香各 10 g。

（4）脾胃阳虚证

证候：胃痛隐隐,喜温喜按,面色㿠白,倦怠乏力,喜暖恶寒,四肢不温,口干而不欲饮,大便溏薄或先干后稀,舌淡苔白,脉虚弱或迟缓。

治法：温中散寒，兼温肾助阳。

方药：附子理中汤加减。

组方：党参 20 g，白术、半夏、制附子、陈皮各 10 g，草豆蔻仁、干姜各 6 g，猪苓、补骨脂各 15 g。

加减：寒凝血瘀者，加鸡血藤 15 g，桃仁、红花各 10 g，桂枝 6 g，或三七粉 6 g（冲服）；寒凝气滞者，加木香、乌药各 10 g；肾阳虚甚者，去干姜，加肉桂 3～5 g，白豆蔻、肉苁蓉 10 g，杜仲 15 g；有明显水湿内停者，可加茯苓、泽泻、车前子各 15 g，桂枝 10 g。

（5）痰湿中阻证

证候：进食不畅或反胃夹有多量黏液，食欲不振，口淡无味，胸脘胀闷或隐痛。舌质淡，苔白腻或黄腻，脉弦滑。

治法：健脾理气化湿，豁痰宽中散结。

方药：二陈汤合海藻玉壶汤加减。

组方：陈皮、半夏、郁金、海藻、昆布、贝母各 10 g，全瓜蒌 30 g，茯苓 15 g，甘草 6 g。

加减：恶心欲呕者，加代赭石 15 g，旋覆花 10 g；痰盛者，加白芥子、莱菔各 10 g；食滞者，加鸡内金 10 g、生山楂 15 g；气滞者，加厚朴、枳壳各 10 g；内有郁热者，加黄芩 10 g、板蓝根 20 g、土茯苓 15 g。

（6）阴虚内热证

证候：胃脘灼痛，空腹为甚，口干多饮，呕吐鲜血，消瘦，潮热盗汗，手足心热，心烦不寐，尿少色黄，大便干结。舌红少津，少苔或无苔或灰黑干苔，脉细数。

治法：益胃养阴，清热解毒。

方药：麦门冬汤合一贯煎加减。

组方：南北沙参、白豆蔻、谷芽各 15 g，麦冬 18 g，生地、白芍、法半夏、石斛、牡丹皮各 10 g，炙甘草 6 g。

加减：兼气虚者，加西洋参 6 g 或太子参 15 g，生黄芪 20 g；津少口渴者，加天花粉 20 g、知母 10 g；热毒内蕴者，加金银花 20 g，玄参 15 g，竹茹、黄连各 6 g；热灼胃络出血者，加仙鹤草 20 g，生石膏 15 g，侧柏叶或生地榆 10 g。

（四）治未病调养

1. 饮食因素　合理饮食对于防治胃恶性肿瘤有非常重要的意义。

2. 生活环境　工作环境、压力、起居等生活环境对于胃恶性肿瘤有非常重要的影响。

3. 饮食宜忌

（1）忌霉变、坚硬、粗糙、油腻、黏滞不易消化食物。忌烟、酒、煎、炸、熏制、腌制及辛辣刺激性食物。少吃甜食及红肉类。

（2）可适当食用酸奶、水果或深色蔬菜，如花菜、卷心菜、大蒜、洋葱、山药、西红柿、红薯、胡萝卜、白萝卜、大枣等。

（3）宜多吃能增加免疫力、抗肿瘤作用的食物，如山药、扁豆、薏苡仁、菱角、金针菇、芦笋、茄子、海带、香菇、灵芝、黑木耳、猕猴桃、无花果、苹果等。

（4）胃癌术后伴有恶心、呕吐时，可给予清淡流质饮食，如豆浆、生姜粥藕粉、莱菔子汁等，也可以选用柚子、橘子、枇杷、无花果、乌梅等食物。

（5）胃癌术后伴有便溏患者，可选用低脂清淡的汤类和粥类，如米汤、姜汤、鱼汤、山药芡实粥等，也可选用扁豆、杨梅、石榴、莲子等食物。

（6）胃癌患者接受化疗过程中，常常出现较多副反应，如反胃、纳差等，饮食应以健脾开胃为主，可选用山楂、柑橘、葡萄、白萝卜、山药、薏苡仁、扁豆等，也可用具有益气健脾助消化作用的中药煲汤，如党参、白术、茯苓、鸡内金、麦芽、神曲等。

（7）食疗方

1）苡仁山药粥：怀山药、熟薏苡仁、蒲公英各100 g，芡实50 g，紫草30 g，大米150 g。

制法及服法：将上述原料放入砂锅中，加入清水1 500 mL，同煮成粥，早晚温服分食，每周1～2次，适用于胃癌术后消化不良，或化疗后大便溏泻者。

2）苡仁赤豆汤：薏苡仁、赤小豆各100 g。

制法及服法：将上述原料放入砂锅中，加入清水1 500 mL，同煮成汤，早晚温服分食，每周1～2次，适用于胃癌术后或化疗后患者。

3）抑瘤饭：八月札、白花蛇舌草、半枝莲各30 g，大米200 g。

制法及服法：将八月札、白花蛇舌草、半枝莲三药加水1 000 mL，煎煮取汤汁约500 mL，以此汤汁加入大米共煮成米饭，早晚分食，每周1～2次，适用于胃癌未行手术切除者。

4）芡实莲肉羹：芡实、莲子肉、板栗各100 g。

制法及服法：将芡实、莲子肉、板栗三者捣碎为末，放入砂锅中加水少量，煎熬为羹，每日服食少量，适用于胃癌术后康复患者。

（五）典型病案

张某，男，62岁。

初诊（2013年12月24日）　主诉：胃胀、大便不规则2年。

缘于2年前因胃癌行胃大部分切除术，并配合化疗，术后胃胀、大便不规则反复发作。症见：胃脘胀闷，纳呆，乏力气短，大便不规则，平时1～2日1行，量少细软，无黏液，无肠鸣，寐尚可，舌质红，苔薄，脉细。

中医诊断：癌病（胃癌）（脾虚证）。西医诊断：胃癌术后。

治法：健脾益气。处方：归芪六君子汤加味。

黄芪30 g，谷芽、麦芽各20 g，党参、茯苓、枳壳、白花蛇舌草、合欢皮各15 g，法半夏、陈皮各10 g，当归、炙甘草各6 g，生姜2片，红枣3枚。

水煎服，每日1剂。

二诊 7剂后,胃胀减轻,大便日1～2行,便质尚成形,纳食改善,守方再进21剂后,大便日1～2行,便成形,纳可,乏力感易缓解。

三诊 药后症减,稍有胃脘胀痛,大便日1～2行,便成形,纳可,乏力感易缓解,守上方再进1个月。

[**按**] 癌病术后治疗的重点是提高患者生存质量,加强免疫力以防止复发,故以益气健脾生血为基本治则。本病患者术后并化疗,脾胃虚弱,运化失健,则胃胀纳差;脾虚气陷,食入不化,清浊不分,故大便不规则。方用归芪六君子汤加味,参、苓、术、草益气健脾;法半夏、陈皮燥湿理气;黄芪、当归补气生血;枳壳、谷芽、麦芽消食化滞、调理升降。诸药合用则胃气得生,脾气得健,正气得复。

六、Hp 相关性胃炎

（一）疾病评述

幽门螺杆菌(Helicobacter pylori,Hp),常寄生在胃黏膜组织中,感染后主要引起慢性胃炎和消化性溃疡等疾病,与胃癌、胃黏膜相关淋巴组织(MALT)淋巴瘤等疾病有密切的关系。Hp有传染性,一般通过消化道进行传播。流行病学研究提示Hp全球感染率已超过50%。中国属于高发地区。常见症状为上腹部饱胀、不适或疼痛,同时伴有嗳气、腹胀、反酸和食欲减退等消化道症状。目前多采用以铋剂为基础的四联疗法,但存在副作用大、耐药率高及复发率高等问题,影响治愈Hp感染的能力的主要因素之一是抗生素的耐药性,随着如今我国抗生素耐药性不断增加,Hp的根除率在不断下降。

张小萍从中医学的病因上研究Hp的感染相关性,分别从湿热、痰瘀、毒邪、饮食等方面探讨与Hp感染之间的联系,以期从中医药领域发现更好的治疗方法。

湿热是Hp感染的重要因素。Hp感染性胃病病程的易复发性与湿邪的病程缠绵性有着相似之处,Hp主要的聚集地为胃脘部,与湿热致病以脾胃多见有着相似之处。毒邪作为中医病因之一,从古至今有着非常丰富的内涵。历代医家认为毒邪具有猛烈性、火热性、传染性、顽固性、特异性五大特点,并且只要有其中的3个或以上特点,就可以认为是一种毒邪。Hp致病有传染性、顽固性、特异性,与疫毒之邪有相似之处。痰瘀与Hp感染也有重要关系,古人云"百病皆因痰作祟"。脾为生痰之源,脾失运化,胃失降浊,水液停聚,炼而成痰,痰质稠浊,随气升降流行,内而脏腑,外达筋骨皮肉,无处不到。痰滞于胃,则呕恶,纳呆,脘痞,形体肥胖,头晕目眩。临床很多Hp相关性胃病多有恶心、食欲减退、消化不良、腹胀、头晕、嗜睡、口臭、脉虚滑、舌淡苔白腻等诸多症状,与痰的致病特点相似。Hp可以存在于消化道任何部位,包括口腔,这与中医"痰"的特征有相似之处。中医学认为Hp相关性胃病进展到后期,病程迁延,最终均可致瘀。瘀血病机贯穿Hp相关性胃病始终。并且,Hp感染性胃病胃镜下胃黏膜呈现明显充血水肿、糜烂或溃疡上覆黄苔,甚则黏膜下出血的活动性炎症改变。根据上述研究,我们可以推测,Hp感染后瘀血的程度与 Hp 感染相关性胃病的程度呈正相关。饮食失宜作为中医内伤病因之一,对疾病的发生和发展有着重要影响。嗜食辛辣刺激,则脾胃气血阴阳失调、体内微环境发生变化,而形成了 Hp 易于生存的环境。

综合以上分析,Hp 感染与中医的湿热、痰瘀、毒邪、饮食等病理因素密切相关。

(二)脾胃气化论治思路

现代医学认为 Hp 是导致胃炎、消化性溃疡、胃食管反流病及胃癌等疾病的重要因素,甚至有学者喊出"无 Hp 无溃疡""无 Hp 无胃癌"的口号,并以根除 Hp 作为治疗最终目标,导致临床上三联疗法或四联疗法反复用、抗生素泛滥。

张小萍一直认为,Hp 为条件致病菌,属湿邪范畴,因其能口-口传播,故又属疫毒范畴。其在临床中发现,香砂六君子汤等具有健运脾胃作用的方剂和半夏泻心汤等具有苦降清热作用的方剂,对 Hp 的抑制或根除有较好的作用。借鉴西药之"三联",张小萍也采用三联疗法,用三组药对:法半夏配黄连、白及配三七、蒲公英配浙贝母,以燥湿为主,清热、制酸为辅。

1. 法半夏配黄连药对分析 法半夏和黄连是半夏泻心汤的主药。半夏为天南星科植物半夏的块茎。黄连为毛茛科植物黄连、三角叶黄连、峨眉野连或云南黄连的根茎。味苦,性寒,归心、脾、胃、胆、大肠经。功效:清热燥湿,泻火解毒。主治湿热痞满,呕吐吞酸,湿热泻痢,高热神昏,心烦不寐,血热吐衄,痈肿疔疮,目赤牙痛,消渴,外治湿疹、湿疮、耳道流脓。用法用量:煎服,2~5 g,外用适量。化学成分:主要含小檗碱、黄连碱等多种生物碱,并含黄柏酮、黄柏内酯等。药理作用:抗菌作用,抗心律失常作用,利胆、抑制胃液分泌、抗腹泻等作用,抗急性炎症、抗癌、抑制组织代谢作用,抗溃疡作用。

黄连清热燥湿解毒,功擅清胃中湿热,药理证实有广泛的抗菌作用,对 Hp 也有较好的抑制作用。

2. 白及配三七药对分析 三七为五加科植物三七的干燥根。主产于云南、广西等地。味甘、微苦,性温,归肝、胃经。功效:化瘀止血,活血定痛。应用:① 各种出血证。② 跌打损伤,瘀血肿痛。用法用量:研末吞服,1~1.5 g;煎服,3~10 g,亦入丸、散。外用适量。化学成分:主要含皂苷、黄酮苷、氨基酸等,止血活性成分为三七氨酸。药理作用:抗血小板凝聚及溶栓作用;造血作用;抗心律失常作用;扩张脑血管、增强脑血管流量;镇痛、抗炎、延缓衰老作用;治疗胃黏膜萎缩性病变,逆转腺上皮的不典型增生和肠上皮化生,具有预防肿瘤的作用。

白及为兰科植物白及的块茎。味苦、甘、涩,性凉,归肺、胃、肝经。功效:收敛止血,消肿生肌,敛疮。为收敛止血之要药,主治各种出血证,痈肿疮疡,手足皲裂,水火烫伤。用法用量:煎服,3~10 g,大剂量可用至 30 g;入散剂,每次 2~5 g,研末吞服,每次 1.5~3 g,外用适量。化学成分:主要含有菲类衍生物、胶质和淀粉等。药理作用:白及煎剂可明显缩短出血和凝血时间,对胃黏膜损伤有明显保护作用;白及粉对实验犬胃及十二指肠性穿孔有明显治疗作用,可迅速堵塞穿孔,对实验性烫伤、烧伤动物模型能促进肉芽生长,促进疮面愈合。

三七走而不守,白及守而不走,二药相伍,一走一守,加强化瘀止血、生肌止痛之功。张小萍发现二药相合,具有制酸、保护和修复胃黏膜等作用,对消化道黏膜的糜烂、溃疡及出血,有较好疗效,特别是急性胃肠炎,在急性期内镜下可见胃肠黏膜炎症、充血或出血、水肿、糜烂等,在辨证基础上加用本对药,可有"效如桴鼓"之功。故临床常用于胃炎伴糜烂、消化道溃疡及溃疡性结肠炎等疾病。

3. 蒲公英配浙贝母药对分析 蒲公英为菊科植物蒲公英、碱地蒲公英或同属数种植物的干燥全草。性苦、甘,味寒,归肝、胃经。功效:清热解毒,消肿散结,利湿通淋。主治痈肿疔毒,乳痈内痈,热淋涩痛,湿热黄疸,清肝明目。用法用量:煎服,9～15 g,外用适量。化学成分:主要含蒲公英固醇、蒲公英素、蒲公英苦素、肌醇等。药理作用:抗菌,抗胃溃疡,抗肿瘤,利胆,保肝,抗内毒素及利尿,体外实验提示能激发机体的免疫功能。《医林纂要》指出其能补脾和胃、泻火、通乳汁,并能治噎膈。《本草新编》谓:"蒲公英亦泻胃火之药,但其气甚平,既泻火,又不损土,可以长服久服而无碍,凡系阳明之火起者,俱可大剂服之,火退而胃气自生。"现代药理研究证实,其对胃溃疡及胃黏膜损伤均有保护作用,可用于胃炎及消化道溃疡的治疗;有报道奥美拉唑联合蒲公英治疗 Hp 阳性胃炎 58 例,疗效与西药三联疗法并无差异。

浙贝母为百合科植物浙贝母的鳞茎。味苦,性寒,归肺、心经。功效:清热化痰,散结消痈。主治风热、痰热咳嗽,瘰疬,瘿瘤,乳痈疮毒,肺痈。《本草正》谓其"解热毒,杀诸虫"。用法用量:煎服,3～10 g。化学成分:含浙贝母碱、去氢浙贝母碱、浙贝宁、浙贝酮、贝母醇等。药理作用:扩张支气管作用,镇咳作用,镇静作用,镇痛作用。

两者合用,可增强制酸止痛、保护胃黏膜之功,对于治疗急慢性胃炎伴糜烂及胃、十二指肠溃疡者,均有较好疗效。

(三)治未病调养

研究认为 Hp 感染的治疗,不能囿于"根除"及"见菌治菌"的论治思路,应该根据体质的可调性,辨证辨病辨体结合论治,发挥中医药特色,提高疗效。按如下方法指导饮食。

(1)气虚质:黄芪 15 g、党参 10 g、大枣 3 枚、甘草 5 g 代茶饮,配合茯苓山药粥。

(2)阳虚质:高良姜 10 g、干姜 5 g、肉桂 3 g、甘草 5 g 代茶饮,配合茯苓山药粥。

(3)阴虚质:麦冬 10 g、百合 10 g、石斛 10 g、甘草 5 g 代茶饮,配合茯苓山药粥。

(4)痰湿质:砂仁 5 g、化橘红 10 g、藿香 10 g、蒲公英 15 g 代茶饮,配合苡仁山药粥。

(5)湿热质:淡竹叶 10 g、菊花 10 g、蒲公英 15 g 代茶饮,配合苡仁赤小豆粥。

(6)血瘀质:三七 3 g、丹参 10 g、山楂 15 g、蒲公英 15 g 代茶饮,配合龙眼山药粥。

(7)气郁质:玫瑰花 10 g、化橘红 10 g、合欢花 10 g、蒲公英 15 g 代茶饮,配合佛手山药粥。

所选药物均出自中国卫生部药食两用名单,其中多数药物经研究证明具有抑菌、抗肿瘤等作用。

(四)典型病案

李某,女,44岁。

初诊(2010年3月份) 主诉:胃脘胀痛反复发作3年余,再发1周。患者3年来反复胃脘胀痛,病程中曾3次胃镜示"慢性浅表性胃炎伴糜烂",Hp(+++);病理检查示"慢性中度炎症伴轻度肠上皮化生"。曾服用多潘立酮、西沙比利、奥美拉唑等药,初始效果佳,后随复发次数增多,效果不显。此次因工作劳累诱发。刻下症见:胃脘胀闷隐痛,以胀为主,进食更甚,早饱,嗳气频,嗳气后觉舒,时恶心欲吐,口中异味,夜寐欠安。大便两日一行,舌体偏胖质偏红,苔薄黄腻,脉细滑。

中医诊断:胃痛(脾胃虚弱,湿热中阻)。西医诊断:慢性浅表性胃炎伴糜烂。

治法:补气健脾,消热化湿。处方:

党参15 g,茯苓15 g,炒白术10 g,炙甘草6 g,法半夏10 g,陈皮10 g,广木香10 g,砂仁6 g(后下),蒲公英15 g,白及10 g,黄连6 g,浙贝母10 g,枳壳15 g,谷芽、麦芽各20 g,田七粉3 g(冲服)。

7剂,文火煎服400 mL,分2次服,每日1剂。

嘱清淡饮食,加强功能锻炼。

二诊 7剂后,患者症状明显好转,胃脘隐痛消失,胀满减轻,纳食增加,舌质转淡,苔薄白,脉细。

守方继服14剂,脘腹胀满消失。停药1个月复查^{14}C呼气试验,Hp转为阴性。

[按]Hp相关性胃炎属中医学"胃痛""胃痞"范畴,临床所见脾胃虚弱、湿热中阻是主要发病因素。脾与胃相表里,脾主运化,胃主受纳,脾升胃降,燥湿相济,共同完成水谷的消化、吸收、敷布。脾胃运化功能失司则生湿,湿浊中阻,气机升降失常故胃胀胃痛;湿阻日久化热,故恶心欲吐,口中异味。湿邪既是慢性胃炎的发病因素,又是疾病发生后的病理产物,祛除湿邪在慢性胃炎的治疗中尤为重要。"治湿不治脾胃非其治也",张小萍治湿甚有心得,善用燥湿、化湿、利湿、祛风胜湿等法,在此案中就使用了健脾化湿及清热化湿等法,选用香砂六君子汤为主方,加用蒲公英、浙贝母、黄连清热燥湿杀虫;加用枳壳理气降气以消胀;加用谷芽、麦芽一升一降,相需为用,既能消食又能宽中,使脾胃气机顺畅;肠上皮化生则加三七粉,是张小萍多年的临证经验。

七、溃疡性结肠炎

(一)疾病评述

溃疡性结肠炎(UC)在国外较常见,国内发病率逐年上升。UC表现为多因素、多层次且病因未明的慢性非特异性肠道炎症,临床较为难治,且复发率极高。临床以腹痛、腹泻、黏液脓血便、里急后重感等症状为主要表现,其病因尚不完全明确,目前认为与遗传、免疫、感染和精神心理因素等有关。结肠镜检查并活检是 UC 诊断的主要依据,肠镜下可见病变呈连续性、弥漫性分布,黏膜充血、水肿、脆性增加,易出血及脓性分泌物附着等炎症表现,重者有多发性糜烂或溃疡,慢性者结肠袋变浅或消失,可伴有假息肉或黏膜桥形成等。UC 属中医"泄泻""痢疾""腹痛"等范畴,与《内经》"肠澼"、《难经》"大瘕泄"较相近。

　　研究多认为其发病与外感湿热、饮食不节、情志内伤、素体脾虚等有关。病机方面,本病为本虚标实,本虚为脾虚,标实为湿热、疫毒、寒湿侵犯肠腑。张小萍认为本病的病因主要与外感湿热、饮食不节、情志所伤、脾胃虚弱等因素有关,病机特点主要表现为"虚、毒、瘀、郁"四个方面,以脾胃虚弱为本,湿热瘀毒、肝郁气滞为标。

　　(二)脾胃气化论治思路

　　1. 脾胃气化学说论病机　张小萍提出的脾胃气化学说,是研究脾胃之气的运动变化的学说。该学说以脾胃气机的升降出入、脾胃纳化功能、脾胃燥湿平衡等为机制,阐述以脾胃为主导的人体代谢和物质转化规律的理论。从脾胃气化入手,恰好切中 UC 基本病机,在此可从三方面来阐明。

　　(1)脾胃纳化失常与 UC:UC 根本病机为脾胃虚弱,脾胃虚弱则日常摄入之水谷,无从运化,轻则清浊混下,发为泄泻,重则留滞为毒,久为肠澼。但为何会导致脾胃虚弱呢?这里要提到脾胃纳化功能。脾胃纳化是脾胃本脏之功能,其中胃主纳,脾主化。一方面,胃纳是脾化的前提,如果胃纳不开,则无化源,继而夫精微以荣,同时诸药亦罔投,所以在补脾胃之前要使胃纳正常,即"健脾必先开胃"。另一方面,脾化是胃纳的基础,如果脾不运化,则食积在胃,必会导致胃纳不开。由于外感湿热、饮食不节、情志内伤、素体脾虚等,影响脾胃纳化功能,使胃不能受纳腐熟水谷,脾不能化生精微,气血生化乏源,无以荣养脏腑,故成脾胃虚弱。

　　(2)脾胃燥湿失衡与 UC:从微观水平来看,UC 又称非特异性溃疡性结肠炎,其发病与免疫及感染直接相关,而其中肠道菌群失调是激发免疫损伤的重要因素。这里可以和脾胃燥湿平衡联系起来。脾喜燥而恶湿,胃喜润而恶燥。脾胃燥湿的平衡协调,在于中气的盛衰。正如《四圣心源》所云:"太阴性湿,阳明性燥,燥湿调停,在乎中气。中气旺,则辛金化气于湿土而肺不伤燥,戊土化气于燥金而胃不伤湿。中气衰,则阴阳不交而燥湿偏见。湿胜其燥,则饮少而食减,溺涩而便滑;燥胜其湿,则疾饥而善渴,水利而便坚。"此处明确指出燥湿平衡对肠道及粪质的影响。另外,中气有赖于水谷之气的充养,中气的盛衰,则取决于脾胃纳化功能。目前已有苦寒燥湿药物对肠道菌群影响的研究。所以燥湿平衡对于肠道菌群必定是有影响的,至于燥湿平衡与消化道酸碱平衡等的关系还有待研究。

　　(3)脾胃气机升降出入失常是 UC 的关键病机:按照脾胃升降理论,脾气主升,胃气主降,两者配合则清气上升,浊气下降,饮食水谷得以消化,精微物质得以敷布,糟粕废料得以排泄。如果脾胃升降失常,如脾气不升、胃气不降,则易产生泄泻、便秘这些疾病,泄泻日久发为肠澼。可是,前人对脾胃升降论述较多,而较少言及脾胃之气的出入,而张小萍则认为脾胃出入,对于论述 UC 的病机,较之脾胃升降更为重要。脾胃出入,包括食气化精和形能转化两方面。具体来说,谷气入于胃,经脾输布,产生出卫气、荣气,固护荣养全身,卫气、荣气即是脾胃出入之气。如李东垣提出:"元气、谷气、荣气、清气、卫气、生发诸阳上升之气,此六者,皆饮食入胃,谷气上行,胃气之异名,其实一也。"若荣气不能充养脾胃,卫气不能抵御外邪疫毒,则内有脾胃虚弱,外有湿热疫毒,搏结于肠腑,发为肠澼。是故升降出入失常为病机关键,正如《内经》所言"出入废则神机化灭,升降息则气立孤危。故非出入,则无以生长壮老已;非升降,则无以生长化收藏。是以升降出入,无器不有。"

2. **脾胃气化学说指导治疗** 目前对于 UC 的治疗,现代医学以药物治疗为主,主要包括免疫调节剂和肠道微生物制剂,免疫调节剂如美沙拉嗪、柳氮磺嘧啶等,对 UC 活动期有疗效好、见效快等特点,但也有疗程长、停药易复发、副作用大等短板。中医学以辨证论治,强调整体观念,主张综合防治,亦不排斥西药,不失为当下治疗 UC 的上佳之选。张小萍在长期治疗 UC 的临床过程中,认为治疗 UC 应谨守病机,从脾胃气化论治,恰能抓住病机。

(1) 调升降,清内邪:《临证指南医案》曰"脾宜升则健,胃宜降则和"。治脾胃,重在调升降,脾气不升,水谷精微不能输布,胃气不降,肠腑之邪无以排出。UC 以腹痛为主症,为何腹痛,"不通则痛"也。而通法虽言多,唯升降为要。如《医宗必读》:"如因于湿热者,去其湿热;因于积滞者,去其积滞……新感而实者,可以通因通用;久病而虚者,可以塞因塞用。"故对于 UC 新发或久病复发患者,张小萍多采用芍药汤为主方,加用六月霜、枳壳、谷芽、麦芽等,调升降,清内邪,每获良效。

(2) 理出入,抗外邪:张小萍认为言脾胃之出入,犹言卫外营内之功能。《灵枢·营卫生会》曰:"人受气于谷,谷入于胃,以传于肺,五脏六腑,皆以受气。其清者为营,浊者为卫,营在脉中,卫在脉外,营周不休,五十而复大会。"吴谦在《订正伤寒论》中亦云:"营卫二者,皆胃中后天之谷气所生……以是定位之体而言,则曰气血,以是流行之用而言,则曰营卫。"故理出入,则包含补气血和调气血两方面。UC 日久,脾胃日虚,气血益弱,必补气血以强营卫,方能抵御外邪。另外,刘河间提出"调气则后重自除,行血则便脓自愈",UC 为病,肠中多有邪滞,气血失于调畅,故调气血为治疗 UC 根本大法。故对于 UC 久病及缓解期患者,张小萍多选用参、苓、归、芪、草等补益气血,并用桂枝与白芍、生姜与大枣、白术与防风、怀山药与紫苏梗等药对来调整脾胃气机的出入,提高机体免疫功能,既治已病,又防未病。

(3) 顾纳化,复脾胃:顾纳化包括两方面的内容,一者为顾胃气,一者为健运脾胃。"人以胃气为本,而治痢尤要。"说明顾护胃气应贯穿治疗 UC 过程之始终。首先,UC 发作期用药多苦寒燥湿,极易伤及胃气;其次,UC为病多泻,泻则损正气,而顾护胃气,乃固后天之本,以充正气,正气存内,邪不可干;其三,UC暴起时,可能出现发热、呕吐、不能食等表现,即"噤口痢",此与胃气不足有关,所谓"留得一分胃气,留得一分生机",此时应顾护胃气。另一方面,UC日久体虚,脾胃亦无气血充养,胃受纳无权,脾健运失司,故出现腹胀食少、便溏夹少量黏液、乏力倦怠等症,此时应健运脾胃,恢复脾胃功能,直取病本。对于顾胃气,张小萍认为必用参、苓、草、姜、枣类方可,或六君子汤加味。健运脾胃,张小萍常以参苓白术散或七味白术散为主方,加以痛泻要方抑木扶土,枳壳、谷芽、麦芽等调节脾胃升降,恢复脾胃升降之机。

(4)兼燥湿,固肠腑:兼燥湿,意为在UC治疗过程中,应注意脾喜燥而恶湿、胃喜润而恶燥的特性,用药注重燥湿相济,坚固肠腑。一方面,发作期用药不可过用苦寒燥湿,缓解期用药不可过用收涩、补益之品,以防正虚邪恋、碍脾滞胃。另一方面,辛辣炙煿肥甘厚味之品,易化生湿热,困脾伤胃,影响脾胃燥湿平衡,同时时邪疫毒趁虚入侵脾胃,累及肠腑,致该病反复难愈。故张小萍认为不管活动期还是缓解期,除应保持饮食有节、注意饮食卫生外,还应用白及、黄连、三七、六月霜、谷芽、麦芽、苍术、神曲、生姜、大枣等药物进行治疗,既清热燥湿敛疮,又能和胃固肠,其中黄连、神曲二药,对于肠道菌群的平衡有较好的调节作用。六月霜一药,张海峰认为其具有清热燥湿解毒、凉血止血、止痛之功,常于方中加用该药治疗急慢性肠炎,尤其挟有黏液者更有奇效。此外,党参、茯苓、白术等对调节肠道菌群,增加益生菌数量有较好作用,对于UC的防治有重要价值。

(三)辨证论治

(1)大肠湿热证

证候:腹痛,腹泻,解黏液脓血便,里急后重感,肛门灼热感,小便短赤,口苦,舌红苔黄腻,脉滑数。

治法:清热化湿,调气行血。

方药:张氏溃结1号方。

组方:白芍15 g,赤芍15 g,黄芩10 g,黄连6 g,生大黄6 g(后下),当归10 g,木香6 g,槟榔10 g,白及15 g,三七粉3 g(冲服),六月霜15 g,肉桂3 g,炒枳壳15 g,炒麦芽30 g,炒谷芽30 g,炙甘草6 g。

加减:便血较重者,加地榆、槐花、仙鹤草;热重于湿,口渴喜冷饮者重用六月霜20～30 g,或加秦皮;大便次数多加神曲;湿热伤阴而见舌干口渴者加北沙参、石斛。

(2)脾虚湿热证

证候:解黏液便,或大便溏泄,伴脘腹胀闷,食少纳差。舌质淡红,舌体胖或有齿印,苔薄白或薄黄,脉细弱或濡缓。

治法:健脾益气,清热化湿。

方药:张氏溃结2号方。

组方：党参 15 g,炒白术 15 g,怀山药 15 g,茯苓 15 g,薏苡仁 30 g,炒扁豆 15 g,陈皮 10 g,砂仁 6 g(后下),桔梗 10 g,炙甘草 6 g,白及 15 g,黄连 6 g,六月霜 15 g,炒枳壳 15 g,炒谷芽 30 g,炒麦芽 30 g。

加减：湿重去黄连,加苍术、厚朴;热毒重去砂仁,加白头翁、黄柏;便血加三七粉、槐花。

(3) 肝郁脾虚证

证候：腹痛则泻,泻后痛减,大便稀烂或解黏液,伴胸胁胀闷,善太息,精神抑郁或烦躁易怒,食少腹胀。舌质淡红,苔薄白,脉细弦。

治法：泻肝健脾止泻。

方药：张氏溃结 3 号方。

组方：党参 15 g,炒白术 15 g,茯苓 15 g,炙甘草 6 g,藿香 10 g,木香 6 g,葛根 15 g,防风 10 g,陈皮 10 g,炒白芍 15 g,白及 15 g,黄连 6 g,六月霜 15 g,炒枳壳 15 g,炒麦芽 30 g,炒谷芽 30 g。

加减：腹胀加厚朴、大腹皮;湿重加佩兰;热重加白头翁、黄柏;便血加三七粉、槐花、仙鹤草。

(4) 脾肾阳虚证

证候：久泻不愈,大便清稀或完谷不化,或五更泄泻,伴食少神疲,完谷不化,少腹冷痛,四肢不温;舌质淡红,苔白,脉沉细。

治法：温补脾肾、温阳化湿。

方药：张氏溃结 4 号方。

组方：党参 15 g,炒白术 15 g,干姜 6 g,炙甘草 6 g,炒五味子 6 g,炒吴茱萸 6 g,补骨脂 15 g,肉豆蔻 15 g,当归 10 g,炒白芍 10 g,白及 15 g,黄连 3 g,六月霜 15 g,炒枳壳 15 g,炒谷芽 30 g,炒麦芽 30 g。

加减：中气下陷,加黄芪、升麻、柴胡;阳虚甚者加制附片、桂枝;小腹胀满,加乌药、小茴香;大便滑脱不禁,加赤石脂、诃子。

(四) 其他治法

1. **穴位敷贴**　贴敷穴位以神阙、中脘、上巨虚、天枢、足三里、命门、关元为主,可用四神丸等方制成膏药,选穴贴敷。

2. **耳豆压穴**　对于伴有焦虑症状的溃疡性结肠炎患者,耳豆压穴有较好的缓解作用。常用穴位有脾、大肠、交感、皮质下等穴位。

(五) 治未病调养

1. **用药特点**　UC 活动期以标实为主,湿热蕴肠为其主要病机,治疗宜"清"、宜"下",多以清热、燥湿、解毒、行气之法。缓解期以正虚邪恋为主,脾虚为其主要病机,治疗宜"补"为主,多用健脾化湿、行气调血之法。所用中药多药性平和,有些药物可药食两用,有健脾益气、消食和胃之功效；方中多加生姜、红枣入煎当药引，起到保护脾胃、缓和诸药的作用。

2. 服药宜忌

（1）服中药期间忌浓茶、咖啡、绿豆等。

（2）忌服用萝卜，特别是服用含有人参、党参等滋补类中药时，吃萝卜会影响药物的补益作用。

（3）禁服鱼虾等腥类发物。

（4）服中药煎剂及丸药时，忌生、冷、油腻。

（5）有消化系统疾病的患者无论是在服中药期间还是平时，都不宜服用牛奶、蜂蜜。

3. 生活起居调理　休息劳作应顺应四时的变化，古人讲究"日出而作，日落而息"，如《素问·四气调神大论篇》云："春三月，此谓发陈。天地俱生，万物以荣，夜卧早起……此春气之应，养生之道也……夏三月，此为蕃秀。天地气交，万物华实，夜卧早起……此夏气之应，养长之道也……秋三月，此谓容平。天气以急，地气以明，早卧早起……此秋气之应，养收之道也……冬三月，此谓闭藏。水冰地坼，无扰乎阳，早卧晚起……此冬气之应，养藏之道也。"冬天，万物蛰藏，阴藏于内，阳气晚来，此时应早卧晚起，以待日光之阳气来复；夏天则相反，夏季万物蕃秀，人体气机当顺应夏气，使其更加英华秀美、气机宣畅，此时宜夜卧早起，进行适度的晨练，中午小憩半小时，平时可练太极拳、气功、健美操等。

（1）日常护理

1）注意劳逸结合，不可过度劳累；暴发型疾病、慢病急性发作期和严重慢性病患者，应卧床休息。

2）注意衣着，保持冷暖相适；适当进行体育锻炼以增强体质。

3）平时要保持心情舒畅，避免精神刺激，解除各种精神压力。

（2）饮食调理

1）注意食品卫生，避免肠道感染诱发或加重本病。

2）供给足够的热量、蛋白质、无机盐和维生素，尽可能避免出现营养不良性低蛋白血症，以增强体质，利于病情缓解。一般应进食柔软、易消化、富有营养和足够热量的食物。

3）宜少量多餐，补充多种维生素。勿食生、冷、油腻、刺激性及多纤维素的食物，如辣椒、芥末等辛辣食物，白薯、萝卜、芹菜等多渣食物。疾病发作时，应忌食生蔬菜、水果及带刺激性的葱、姜、蒜等调味品，忌食大鱼大肉，尽量限制食物纤维，如韭菜、萝卜、芹菜等。

4）忌烟酒、牛奶和乳制品。

5）腹泻时不宜吃多油及油炸食品，烹调各种菜肴应尽量少油，并经常采用蒸、煮、焖、余、炖、水滑等方法；可饮用红茶、焦米粥汤等收敛饮料；宜少量多餐，增加营养。

在饮食调养过程中，患者及其家属应注意观察病情，注意哪些食物对患者效果好，哪些食物患者食后感到不适或有过敏反应，及时总结经验，不断摸索适合患者的饮食。在疾病发作期,若不能食用蔬菜、水果,应注意适量补充维生素制剂,以保证机体对维生素的需求。

4. 溃疡性结肠炎的食疗药膳

(1) 饮食治疗:腹泻期要注意补充营养,适当减少饮食中纤维素成分,以易消化、富含叶酸、铁、钙、镁、锌等微量元素的流质饮食为宜。避免牛奶及乳制品。严重者最初几日宜禁食,可用静脉高营养治疗,使肠道得到休息。

(2) 心理治疗:做好患者思想工作,尽量全身放松,精神过度紧张者,可用镇静剂如地西泮、艾司唑仑等。

(3) 食疗

1) 健脾止泻糕:鲜山药 250 g,赤小豆 150 g,芡实米 30 g,白扁豆 20 g,茯苓 20 g,乌梅 4 枚,果料及白糖适量。

制法:赤小豆研成豆沙加适量白糖;茯苓、白扁豆、芡实米共研成细末,加少量水蒸熟;鲜山药去皮蒸熟加入面粉,拌匀成泥状。在盘中一层鲜山药粉末泥,一层豆沙,6～7层,上层点缀适量果料,上锅再蒸。乌梅、白糖熬成浓汁,浇在蒸熟的糕上。

服法:每日皆可服用,分食之有健脾止泻之功。

2) 百合粥:芡实、百合各 60 g,粳米 200 g。

制法:上两味药放入粳米内,加水 1 000 mL 同煮成粥。

服法:每日 1 次,主治脾虚泄泻。

3) 紫苋菜粥:紫苋菜 100 g,白米 50 g,粳米 200 g。

制法:先用水煮苋菜,取汁去滓,用汁煮米成粥。

服法:晨起做早餐服之,每日 1 次。

4) 银花红糖茶:金银花 30 g,红糖适量,泡水饮用。

5) 石榴皮红糖茶:石榴皮 1～2 个,红糖适量,泡水饮用。

(六) 典型病案

案1 张佩宜治暑湿痢疾验案

朱君。

初诊(六月初五日) 暑湿内闭,心烦不宁,甚则欲坐卧泥地井中始快,脉不数,舌苔不黄,下痢日夜无度,病势险要,自不可待言,现在最要紧以期胸中烦速平方有转机也。处方如下(以下用药每次均为 1 剂):

炒竹茹 7 分,炒黑栀子 2 钱,瓜蒌皮 2 钱,佩兰叶 7 分,川郁金 1 钱,生枳壳 1 钱,云朴 8 分,薤白头 7 分,槐花炭 3 钱,生金银花、熟金银花各 3 钱,香连丸 1 钱。

二诊(初六晨) 痢下虽夹见粪,而烦闷未退,病势仍在险途,再以达暑开中,烦闷速解,方有转机也。

云朴 8 分,佩兰梗 7 分,瓜蒌皮 2 钱,槐花炭 3 钱,炒竹茹 7 分,炒黑栀子 2 钱,薤白头 2 钱,苦桔梗 5 分,生金银花、熟金银花各 3 钱,川郁金 1 钱,生枳壳 1 钱,玳玳花 8 分,香连丸1钱。

三诊(初六晚) 烦躁略平,冷汗过重,睡时仍有抽搐,且间有惊惕,有动风变,病势仍然凶险,即躁平神清方有望也。

云朴1钱,佩兰梗5分,玳玳花8分,蝉蜕7个,双钩藤3钱,浮小麦6钱,炒黑栀子2钱,僵蚕2钱,炒陈仓米8钱,金银器各1件。

四诊(初七晨) 人事见清,烦躁尚未全平,抽搐已止,再宽中清暑,望烦速平,人事不再昏聩,乃有望也。

云朴1钱,生金银花、熟金银花各3钱,蝉蜕1钱,川郁金8分,炒黑栀子3钱,僵蚕2钱,大腹皮2钱,双钩藤3钱,玳玳花8分,淡竹叶3钱,金橘叶4片。

五诊(初七晚) 烦躁已平大半,人事当清,舌苔转黄,里湿见透,望能思食痢减,不变生他症,方能缓缓调治。

云朴5分,炒黑栀子2钱,炒白芍3钱,陈仓米5钱,油当归1.5钱,玳玳花8分,双钩藤3钱,浮小麦5钱,焦山楂2钱,金石斛3钱,青蒿梗1.5钱,大腹皮1.5钱,香连丸1钱。

六诊(二八晨) 冷汗又渐少,此症渐有转机,望不变生他症乃吉。

云朴1.5钱,炒黑栀子2钱,炒白芍3钱,陈仓米1两,油当归2钱,槐花炭2钱,双钩藤3钱,荷梗5寸,泽泻1.5钱,金石斛3钱,香连丸1钱,生谷芽、熟谷芽各3钱,生金银花、熟金银花各2钱。

七诊(二九晨) 口味已开,惟下焦痢当未得大减,时有烦躁,冷汗仍不能全止,为可虑耳。

油当归1.5钱,双钩藤3钱,连翘衣1.5钱,生白芍3钱,生谷芽、熟谷芽各3钱,槐花炭1.5钱,泽泻1.5钱,生金银花3钱,金银花炭4钱,地榆炭1.5钱,荷梗5寸,陈仓米6钱,浮小麦3钱,香连丸1.5钱。

八诊(三十日晨) 痢下又见减,望步步应手,不生枝节乃妙。

油当归3钱,地榆炭2钱,陈仓米6钱,双钩藤3钱,连翘衣1.5钱,生白芍3钱,槐花炭1.5钱,牡丹皮炭1.5钱,生谷芽、熟谷芽各3钱,浮小麦3钱,六一散1.5钱,生金银花3钱,金银花炭4钱,茯神3钱,香连丸1.5钱。

九诊(七月初一) 痢下渐转粪矣,惟小解仍不长,汗仍不止,宜注意耳。

油当归3钱,地榆炭2钱,槐花炭2钱,陈仓米6钱,牡丹皮炭1.5钱,生白芍3钱,浮小麦3钱,生金银花3钱,金银花炭4钱,生谷芽、熟谷芽各3钱,炒栀子1.5钱。

十诊(七月初二) 再宗前法,以期下痢速愈,望谨慎风寒,勿受外感为要。

油当归2钱,泽泻1.5钱,生栀子1.5钱,生白芍3钱,槐花1.5钱,地榆1.5钱,陈仓米6钱,生谷芽、熟谷芽各3钱,金银花炭4钱,生金银花3钱,香连丸1.5钱。

十一诊(七月初三) 痢已转黄,肛门痛去大半。

生谷芽、熟谷芽各3钱,土炒当归2钱,陈仓米6钱,生栀子1.5钱,土炒白芍3钱,金银花炭 3 钱,泽泻 1.5 钱,生金银花 2 钱,香连丸 5 分。

十二诊(七月初四) 肛门痛除,寐欠安。

生谷芽、熟谷芽各 3 钱,土炒当归 2 钱,生栀子 1.5 钱,土炒白芍 3 钱,金银花炭 3 钱,生金银花 2 钱,泽泻 1.5 钱,茯神 3 钱,浮小麦 1 两,陈仓米 1 两,夜交藤 1.5 钱。

十三诊(七月初五) 泻减,口味亦开。

土炒北沙参 2 钱,连翘衣 1.5 钱,柏子仁 1 钱,陈仓米 6 钱,茯神 3 钱,泽泻 1.5 钱,生谷芽、熟谷芽各 3 钱,赤茯苓 1.5 钱,生白芍 3 钱,钩藤 2 钱,浮小麦 1 两。

十四诊(七月初六) 转水泻,自是好事,惟微受外感。

连翘 1.5 钱,生谷芽、熟谷芽各 3 钱,赤茯苓 1.5 钱,柏子仁 1 钱,生白芍 3 钱,炒栀子 2 钱,陈仓米 6 钱,茯神 3 钱,泽泻 1.5 钱,钩藤 2 钱。

外治方:

牡蛎 1 两,煅龙骨粉 1 两,米粉 1 两。

绢袋装,扑有汗处。

十五诊(七月十一) 恙已愈,惟余腰痛,宜和络安神为治。

丝瓜络 3 钱,茯神 3 钱,生谷芽、熟谷芽各 3 钱,桑寄生 3 钱,连翘衣 1.5 钱,橘络 1.5 钱,杜仲 3 钱,炒白芍 3 钱。

[按]《温病条辨·中焦篇》第八十六条说:"湿温内蕴,夹杂饮食停滞,气不得运,血不得行,遂成滞下,俗名痢疾,古称重证,以其深入脏腑也。"本案暑湿内闭,病邪直中,上犯蒙蔽清窍,下则伤及中焦脾胃,致下痢无度。急当清暑化湿,兼顾护三焦,故以炒竹茹、炒黑栀子、瓜蒌皮、佩兰叶、川郁金、生枳壳、厚朴等清暑化湿、宣通气机,槐花炭、金银花、香连丸清热燥湿以止泻痢。后暑湿之邪渐去,则酌加陈仓米、石斛等养阴益胃之品,兼用白芍、当归等理血之药。

案 2 溃疡性结肠炎案

王某,女,39 岁。

初诊(2012 年 6 月) 主诉:反复脓血便 2 年,再发 1 周。

患者 2 年前出现脓血便,在某大学第一附属医院肠镜检查示溃疡性结肠炎,服用美沙拉嗪缓释颗粒剂(艾迪莎)后症状缓解,但停药即复发。1 周前症状复作。刻下现症:腹痛,解脓血便,日 3~5 行,伴里急后重、肛门灼热感,口干苦,纳食差,心烦少寐,舌质红苔黄腻,脉滑数。

中医诊断:肠澼(肠道湿热)。西医诊断:溃疡性结肠炎。

治法:清热解毒止痢,调气行血。处方:

赤芍、白芍、白及、六月霜、枳壳各 15 g,槟榔、黄芩各 10 g,大黄、黄连、当归、炙甘草各 6 g,肉桂 2 g,谷芽、麦芽各 20 g。

每日 1 剂,水煎服。另每日冲服三七粉 3 g。

二诊 服药7剂后,诸症减轻,继服前药1个月。

三诊 继服前药1个月后,大便日1~3行,尚成形,无脓血,无里急后重,纳食正常,但精神差、畏寒喜暖,稍有不慎则泻,偶有腹痛,舌质暗苔薄白微腻,脉细滑。辨证为脾虚夹湿,遂调整处方以七味白术散加减健脾益气,化湿助运。

处方:党参、葛根、藿香、六月霜、枳壳、白及、炒白芍、茯苓、合欢皮各15g,炒白术、防风、陈皮、神曲各10g,炙甘草、木香、黄连6g,谷芽、麦芽各20g。

每日1剂,水煎服,另每日冲服三七粉3g。

四诊 服药7剂后,诉精神较前改善,寐可,腹痛缓解,近1周未泻,大便日1~2行,成形。继服上药28剂。

五诊 诸症皆除。随访1年未见复发。

[按] UC为临床常见疑难病,病因复杂,病情反复难愈,张小萍运用脾胃气化学说理论指导UC的诊疗,严守病机,调升降、理出入、顾纳化、兼燥湿,注重脾胃气机的平衡,取得较好效果。

八、慢性肝炎

(一)疾病评述

慢性肝炎是指由不同病因引起的,病程至少持续超过6个月的肝脏坏死和炎症,如感染肝炎病毒(乙型肝炎病毒、丙型肝炎病毒)、长期饮酒、服用肝毒性药物等。临床上可有相应的症状、体征和肝生化检查异常,也可以无明显临床症状,仅有肝组织的坏死和炎症。常见乏力、纳差、恶心欲吐、肝肿大及肝功能损害等临床表现。病程呈波动性或持续进行性,如不进行适当的治疗,部分患者可进展为肝硬化。慢性乙型病毒性肝炎是指由乙型肝炎病毒引起的,病情至少在6个月以上,连续性或复发性肝病,是临床常见的传染病。

慢性肝炎是临床常见病、多发病,中医学无慢性肝炎之名,依据其临床症状的不同,属于中医"胁痛""黄疸""积聚""肝着"等病范畴。中医认为慢性肝炎为湿热疫毒之邪内侵,当人体正气不足无力抗邪时,常因外感、情志、饮食、劳倦而诱发本病。病机特点是湿热疫毒隐伏血分,引发湿热蕴结证。因肝主疏泄喜条达,情志不畅即引发肝郁气滞;肝病传脾、湿疫伤脾,则导致肝郁脾虚;肝肾同源、热毒伤阴、郁久化火伤阴皆可导致肝肾阴虚;肝体阴用阳,久病阴损及阳而克脾伤肾则见脾肾阳虚;气血失调,久病致瘀,入络则见瘀血阻络。本病的病位主要在肝,常多涉及脾、肾两脏及胆、胃、三焦等腑。病性属本虚标实,虚实夹杂。由于本病的病因、病机、病位、病性复杂多变,病情交错难愈,故应辨明湿、热、瘀、毒之邪实与肝、脾、肾之正虚两者之间的关系。由于慢性乙型肝炎可以迁延数年甚或数十年,治疗时应注意以人为本、扶正祛邪,调整阴阳、气血、脏腑功能。

(二)脾胃气化学说论治思路

张佩宜认为慢性肝炎的主要病因是正气亏虚,而正气虚主要体现在肝、脾、肾脏。正气不足，难以抵御病邪则易发病。患病之初病邪在肝，肝体阴而用阳，主藏血调血，邪毒外侵肝脏，阴血暗耗，肝阴血不足，肝体失养则患病。若脾气本虚，或因邪郁日久伤脾，或因治疗急性肝炎过程中过用寒凉之品伤及中焦脾土，均可导致脾气亏虚，脾虚不运。若再感疫毒，邪阻中焦，则致湿浊内生，郁久化热，湿热灼阴，致阳损及阴，最终导致肝之阴血不足，发为此病。肝藏血，肾藏精，肝肾同源，精血互生。若肝之阴血不足，血不化精，则可导致肾精亏虚，从而形成肝肾亏虚不足之证。临床治疗疾病时，要辨证分析虚在何脏，再予滋肝血、补脾气、益肾精等治法并遣方用药。先生临床还常强调，对于慢性肝炎患者而言，单纯实证者少之又少，尤其疾病后期，正虚之症亦是常常可见，故补益正气要时时兼顾。

张海峰认为在治疗时，要注意正确运用疏肝理气法（药），如果滥用，不仅损伤肝肾之阴，也耗伤脾肾之阳，从而使肝痛加重。正如叶天士说："肝为刚脏，非柔润不能调和，养肝之体，即可柔肝之用。"王旭高说："疏之更甚者，当养阴柔肝。"可见古代医家对于滥用疏肝行气法（药）所导致病情加重的经验教训也是深刻的。张海峰认为活血化瘀药运用亦要注意，一般新邪宜急散，久癥宜缓攻，正邪兼顾。肝痛，适当选用活血化瘀药，可加速临床疗效。

张小萍经过多年的理论知识及临床实践的积淀，提出慢性肝炎病位在肝胆脾胃，病机有肝胆湿热、肝肾阴虚、肝郁脾虚等多种，其中肝郁脾虚尤为关键，并贯穿疾病的始终。肝主疏泄，喜条达而恶抑郁，肝通过调节全身气机，促进脾升胃降；脾主运化，为气血生化之源，不论在生理还是病理方面，脾胃的关系都非常密切；中医五行生克方面，肝属木，木克土，肝病最易传脾，而形成木郁乘土、肝郁脾虚的病机，故慢性肝炎患者临床常见腹胀、纳差等症。对此，张小萍认为疏肝解郁、益气健脾是慢性肝炎的治疗大法。

1. 健脾胃以助运化　慢性肝炎的病因有正虚不足、感受邪毒、情志不畅、饮食不节、失治误治等，其病机可归纳为虚、郁、湿、热、瘀、毒六字。正气不足，邪气易侵，疾病可迁延肝脾肾脏：肝气郁结失疏，则病症由生；湿热内阻，既是获病之因，又是患病之果；瘀血内生，更是伴随疾病全程；疫毒之邪凝滞，导致疾病后期病势缠绵，变症丛生。临证治肝，尤重实脾。肝脾两脏，在生理上相互依存，在病理上互相影响，"肝病实脾"之说由来已久。张小萍临床中强调治疗肝病不可"见肝只知治肝"，要重视他脏之变疾，尤其以调养脾胃为要，重视"实脾"之法，才能取得良效。其对"实脾"法有自己独特的认识和见解。她认为，无论慢性肝炎初期、中期还是后期，都存在着病邪内侵、脏腑受损的或虚或实，或虚实互见等错综复杂局面，故治疗肝病当"通"为法。这里所讲的"通"，不单纯指攻下之法，凡是辨证求因，给了出路者，皆为"通"。解表、发汗、通利小便谓之通，补益正气、理气消滞、活血通络、滋补阴血、温补阳气、清热利湿、化湿利水、驱寒破阻、破血逐瘀等均为通法之活用。

机体生命活动的持续和气血津液的生化，均有赖于脾胃所运化的水谷精微，故脾胃为气血生化之源，后天之本，其在培补元气、提高机体正气方面作用不容忽视。正因为调治脾胃在肝胆病治疗中具有重要作用，所以张小萍特别推崇李东垣的《脾胃论》。书中有云：

"脾胃之气既伤,而元气亦不能充,而诸病之所由生也。""元气之充足,皆由脾胃之气无所伤,而后能滋养元气。"张小萍在多年的临床实践中总结出,如若脾胃强健,正气充足,机体则不易感患肝疾,即使患病也易于向愈。故张小萍临床中治疗慢性肝病过程中始终不忘健脾理肝、调理脾胃之功能。另外,张小萍也强调,通过实脾法调补脾胃,使患者脾胃强健,气血生化有源,机体得以充养,才能提高人体抗病驱邪的能力,方可为治疗慢性肝病提供必要的基本条件。

2. 疏肝以调气机　肝属春木,性喜舒畅条达而恶抑郁,其主要的生理功能是主疏泄和藏血。肝之藏血功能有两方面,一方面为储藏血液,一方面为调节血量。肝脉通利,肝血充沛,则营血能藏能调,机体各脏腑得以濡养,则各组织功能均可发挥其正常作用,从而维持机体的正常运行。故《素问·五脏生成篇》有云:"肝受血而能视,足受血而能步,掌受血而能握,指受血而能摄。"但如若木失其疏泄之功,则气机疏散不利,气行郁滞不通,气机不畅,则会出现肝气郁结诸症,临床常可见胸胁、少腹胀痛不舒等症状。气机郁滞不通,血液的运行亦受阻,则可形成血瘀,从而出现胸胁刺痛等瘀积之症。气行不利,也可导致水液的输布代谢障碍,或聚而为痰,或停而为水,所以慢性肝炎后期常可出现腹胀腹水之症。故临床治疗中,张小萍很重视疏肝解郁,即便郁象不甚,仅有喜叹息等细微之变,亦常常加入柴胡、郁金等解郁之品,利肝气舒畅而疏泄有度。

中医学认为,肝主疏泄,脾司运化,肝以舒畅调达为顺,脾胃以和降有序为要。作为一身升降之枢纽,脾胃的升降与肝主疏泄有密切关系。肝之功能正常,则脾胃升降正常,生化无碍;若肝气郁结,横乘脾胃,则见肝脾不调、肝郁脾虚及肝脾两虚等证。反之脾病亦可影响于肝。故古人早就有"肝病实脾"之意。《难经》有"见肝之病,则知肝当传之于脾,故先实其脾气,无令受肝之邪"。之后《金匮要略·脏腑经络先后病脉证》更加明确提出:"夫治未病者,见肝之病,知肝传脾,当先实脾。"

3. 实脾以扶正　张小萍认为,慢性肝病的发生发展与机体的正气强弱关系较为密切,正气强盛,则"不受邪"或"不易受邪",即便受邪,也"受邪亦浅"。反之,如若人体正气亏虚不足,则容易感染邪毒而致病。张小萍通过多年临床实践,对"实脾"法有自己独特的认识和见解,总结了"脾之法"。

首先,疾病初期,因肝脾五行生克的关系,木克土,肝气过盛或脾气不足均会导致肝木克伐脾土,治疗时"当先实其脾气,勿令受肝之邪",这与前人"实脾法"相合,也是中医"治未病"思想的体现。此时,病浅尚未及脾胃,治疗应以疏肝泻肝为主,可稍配健脾之品以使脾气不失,肝木勿乘,脾胃升降有序,肝之疏泄有度,从而利于疾病向愈。临床中张小萍常选用柴胡、郁金、川楝子、延胡索、龙胆草等疏肝泄肝,加入少量党参、黄芪、山药之类益气扶正健脾之品顾护脾胃之气,通过重点疏肝泻肝、酌配健脾扶正之药以实现"实脾"。

其次,随着疾病的发展,肝病日久势必伤及脾土,脾虚运化无力,生化乏源,机体失养,变症丛生,终致肝脾同病。肝以邪实为主,脾以正虚为要,治疗的关键当是疏肝调肝,配合健脾补虚。临床中张小萍常用柴胡疏肝散、逍遥散之类调肝疏肝,配合四君子汤、归脾汤之类方剂健补脾气。

再者,还有一类患者,是其脾脏自身有病,而后合并肝病。脾有疾,或为先天不足,或为后天失养,或为他脏所累,表现在外,或为脾气不足,或为脾阳亏虚,或为脾阴亏损等。此时,"见肝治肝"必难奏效,当先"治脾",或"肝脾同治"。对此,临床中张小萍常以"疗脾"为先,针对不同病因,选用健脾益气、温补脾阳、滋补脾阴之药先"实脾",待脾气渐复、脾运得健之时再着手治肝。这里的"实脾",张小萍将其总结为"先疗脾后治肝"。临床中遇到脾病不甚时也常常选用肝脾同治之法,往往会取得较好疗效。

（三）辨证论治

（1）湿热蕴结证

证候:身目黄染,黄色鲜明;口干苦或口臭;脘闷,胸胁胀;或纳呆,或腹胀;恶心或呕吐;大便秘结或黏滞不畅;小便黄赤。舌苔黄腻,脉弦滑或滑数。

治法:清热利湿解毒。

方药:茵陈蒿汤加味。

组方:茵陈 30 g,栀子 10 g,大黄 6 g(后下),滑石 15 g,黄芩 10 g,虎杖 15 g,板蓝根 15 g,郁金 15 g,垂盆草 15 g,鸡骨草 15 g,绞股蓝 10 g,甘草 6 g。

（2）肝郁气滞证

证候:两胁胀痛,善太息;胸闷,腹胀,嗳气稍舒,情志抑郁,乳房胀痛或结块。舌质淡红,苔薄白或薄黄,脉弦。

治法:疏肝理气,解郁清热。

方药:柴胡疏肝散加减。

组方:北柴胡 10 g,香附 10 g,枳壳 10 g,陈皮 10 g,白芍 15 g,紫苏梗 10 g,八月札 10 g,川芎 10 g,丹参 15 g,茵陈 15 g,垂盆草 15 g,绞股蓝 10 g,炙甘草 6 g。

（3）肝郁脾虚证

证候:胁肋胀痛,嗳气,情绪抑郁,乳房胀痛或结块;口淡乏味,纳差或食后胃脘胀满;倦怠乏力;便溏不爽。舌质淡红,苔薄白或薄黄,脉弦缓。

治法:疏肝健脾,清热解郁。

方药:柴芍六君子汤加减。

组方:北柴胡 10 g,白芍 10 g,党参 15 g,白术 15 g,茯苓 15 g,陈皮 10 g,薄荷 10 g,金钱草 15 g,茵陈 15 g,垂盆草 15 g,炒枳壳 10 g,麦芽 30 g,丹参 15 g,炙甘草 6 g。

（4）肝肾阴虚证

证候:胁肋隐痛,劳累加重;头晕耳鸣;腰痛或腰酸腿软;五心烦热;寐艰多梦。口干咽燥;时有低热。舌红少苔,脉细或细数。

治法：滋补肝肾。

方药：一贯煎加减。

组方：沙参 15 g，麦冬 15 g，生地 30 g，枸杞子 15 g，当归 15 g，白芍 15 g，女贞子 15 g，丹参 15 g，郁金 15 g，垂盆草 15 g，炒枳壳 10 g，麦芽 30 g，炙甘草 6 g。

（5）脾肾阳虚证

证候：食少便溏或五更泻，腰痛或腰酸腿软，形寒肢冷，下肢水肿，面色㿠白，性欲减退，小便清长或夜尿频数。舌胖质淡，苔润，脉沉细或迟。

治法：温补脾肾。

方药：附子理中汤加味。

组方：党参 15 g，白术 15 g，制附子 6 g(先煎)，桂枝 10 g，干姜 6 g，菟丝子 15 g，肉苁蓉 10 g，丹参 15 g，郁金 15 g，垂盆草 15 g，炙甘草 6 g。

（6）瘀血阻络证

证候：胁肋久痛，胁痛如刺，痛处不移；朱砂掌，或蜘蛛痣，或毛细血管扩张；胁下积块，面色晦暗、唇黑；出血倾向，齿衄、鼻衄。舌质紫暗，或有瘀斑瘀点，或舌下脉络增粗、迂曲，脉细涩。

治法：清热疏肝，活血化瘀。

方药：膈下逐瘀汤加减。

组方：当归 15 g，桃仁 10 g，红花 6 g，川芎 10 g，赤芍 15 g，丹参 15 g，郁金 15 g，鳖甲 15 g(先煎)，炒白术 15 g，枸杞 15 g，茯苓 15 g，黄芪 30 g，垂盆草 15 g，炙甘草 6 g。

（四）慢性肝炎中医外治法

1. 针灸　针灸治疗可调整阴阳、扶正补虚、祛邪泻实，疏通经络、调和气血。根据现代研究，针灸具有调整各系统生理功能和调节增强自身免疫功能等作用。

2. 刮痧　经络全息刮痧法的核心理论为经络学说，该学说认为经络为运行全身气血、联络脏腑肢节、沟通上下内外的通道，各种疾病的发生均与体内经脉不畅所致脏腑功能失调有关，脏腑的病变亦体现于其所对应的经络及腧穴上。

3. 穴位贴敷法　中药穴位贴敷疗法主要是将具有疏肝健脾、补肝肾、清热解毒、活血散结、利水消肿、渗透皮肤等作用的药物外敷于体表相应的穴位。一方面通过间接作用，即药物对机体特定部位的刺激，调整阴阳平衡，以改善和增强机体的免疫力，从而达到降低发病率和缓解症状的目的。另一方面，即药物的直接作用，药物敷贴于相应穴位之后，通过渗透作用，透过皮肤进入血液循环，到达脏腑经气失调的病所，降酶退黄。

4. 穴位注射法　穴位是人体经络脏腑之气聚集和出入体表的部位，是脏腑气血汇集之处，药物注射于相应的穴位后可通过经络的传导作用到达脏腑经气失调的病所，以达到治疗疾病的目的。

5. 灌肠　中医学认为，慢性乙型病毒性肝炎的发病机制多为湿毒内侵，湿热中阻，后期毒瘀胶结,虚实夹杂。临床上中药灌肠方的选择大多从清热解毒、利湿健脾、疏肝行气、活血祛瘀等治疗方法立方选药。

6. 艾灸疗法 艾灸是传统医学中最古老的医疗方法之一,流传广、疗效较好,被广泛记载于中医药古籍中。主要以艾绒为载体,点燃后通过熏熨和烧灼体表病灶或特定腧穴,借助艾条本身的温通以及热力的刺激以达到温经通络、深入脏腑、调气活血、防治疾病的目的。

(五) 治未病调养

1. 慢性肝炎用药宜忌

(1) 宜:含有丰富的多种维生素矿物质成分的药品,如蜂胶、螺旋藻、虫草制剂等,对改善肝脏营养,提高免疫功能多有帮助。

(2) 忌:慢性肝炎患者,病程始终,均有湿邪为伴,尤其疾病之初,湿热之症明显。张小萍强调,治疗过程中,应辨证论治,清热利湿无误,但要切记不可过用苦寒之品。如若过用,则易损伤脾胃,阻遏气机。湿与寒结,凝滞于中,疾病更加缠绵难愈。临床中,张小萍认为使用黄柏、龙胆草等苦寒药物时要避免过量过久,以免脾胃大伤。在治疗慢性肝炎后期肝硬化腹水阶段,张小萍常常会选用攻下逐水药物,如大戟、芫花、甘遂之属,此类药物毒性较强,难免有伤肝之嫌,需中病即止。正如《素问·五常政大论篇》中指出:"大毒治病,十去其六;常毒治病,十去其七;小毒治病,十去其八;无毒治病,十去其九;谷肉果菜,食养尽之。"此外,临床用药应据病情辨证而选,不可盲目轻投大补、大泄之药以免造成虚虚实实、复杂难愈局面的发生。

2. 慢性肝炎饮食宜忌

(1) 饮食要新鲜多样化,摄取高蛋白、高维生素、低脂肪、低盐、适量的碳水化合物的食物。

(2) 少食多餐,不可过饱,每餐以 7~8 分饱为宜。

(3) 饮食清淡易消化。

(4) 忌大量饮酒。急性肝炎潜伏期的患者,由于大量饮酒,可突发急性肝功能衰竭;慢性肝炎患者一次大量饮酒可引起慢性肝炎活动,激发黄疸。尽管啤酒中乙醇含量仅为 4%~12%,但其 90% 以上要经肝脏代谢、解毒。乙醇和乙酸代谢生成的醛,对肝细胞具有直接毒性,同时也影响肝脏对蛋白质、糖原、脂质、胆红素、激素、药物等代谢及解毒功能。长期嗜酒者,乙醇、乙醛的毒性常影响肝脏,导致严重肝损伤和酒精性肝硬化,并可使肝细胞发生变性、坏死。

恢复期肝炎、慢性肝炎等患者,肝功能已有损伤,肝脏完全恢复正常还需半年以上的时间。啤酒可降低乙醇代谢酶类活性及肝脏解毒功能。因此,即使少量饮酒,也会使本来就有实质损伤的肝脏再次受到打击,从而导致疾病的复发加重。所以,对于肝病患者,禁酒是自我疗养的基本要求。即使肝功能恢复正常的人,在半年以内对于啤酒也应少饮或不饮为宜。

（5）忌暴饮暴食。肝脏是人体重要的代谢和解毒器官,饮食过量往往会造成消化不良,加重肝脏的负担。长期饱餐加上习惯性便秘的肝病患者,更易诱发早期肝硬化。因为过剩的食物变成粪便后,在肠道中滞留时间延长,有害物质产生较多而又未及时排泄,被大肠重吸收,长期如此会超过肝脏的解毒能力,促使肝脏病变。过剩的毒物还可透过血脑屏障,损害中枢神经系统,当肝功能不良时,便成为促发肝性昏迷、肝脑综合征的重要的诱因。

（6）少吃油腻煎炸食品。食用油腻煎炸等高脂肪食物,会降低消化功能,过剩的脂肪沉积于肝脏,则形成脂肪肝,进而导致肝功能异常。并且煎炸断裂的脂肪链可能产生致癌的化学物质,导致肝硬化。

（7）不宜大量吃糖。过多葡萄糖在体内可转变为磷酸丙糖,并在肝内合成低密度脂类物质,它可使血流减慢及血黏度增加,使心、脑、肝及肾对氧的利用减少而造成器质性病变。

另外,肝炎患者由于休息较多,体力活动减少,补充营养过剩,体内脂肪沉积,身体发胖,若再大量补充糖类营养,则更加促使体内脂肪类物质增多,甚至引起高血脂和脂肪肝,使原有肝病加重。所以肝炎患者,不管是早期、慢性期或恢复期都不宜大量吃糖。

3. 慢性肝炎代表食疗方

（1）枸杞子 30 g,粳米 50 g,红糖适量,加水煮粥,每日 2～3 次。有促进肝细胞再生、保肝和降酶作用。

（2）鲜芹菜 100～150 g,萝卜 100 g,鲜车前草 30 g。蜂蜜适量。3 味捣烂取汁,加蜂蜜炖沸后温服,每日 1 次。

（3）芹菜、苦瓜、黄瓜、青椒、青苹果,蜂蜜适量,榨汁饮用。有清热平肝健胃、清热解毒、养肝滋阴作用。

（4）枸杞子 15～30 g,大枣 6～8 枚,鸡蛋 2 个。将 3 物同煮,待蛋熟后去壳,再煮10～15 min 即可,吃蛋饮汤,每次 1 个,每日 2 次。有补肾养肝作用。

（5）冬瓜 80 g,鸡骨草 30 g,鸡蛋 2 个,栀子 30 g。将 4 味加水 1000 mL,同煮去药渣。吃蛋饮汤,5～7 日为 1 个疗程。有益气养血、清热解毒、降酶作用。

（6）大枣 50 g,赤小豆 500 g,活鲤鱼 500 g。将 3 物洗净,共入锅加水煮至烂熟,分次服用,每日 1 次,宜用于肝硬化腹水者。慢性肝炎需要"三分治,七分养"。在治疗上不宜过分依赖药物,加重肝脏负担,食疗护理也是治疗不可忽视的。

4. 慢性肝炎分型食疗方

（1）肝胆湿热型:发热口苦,目黄身黄,小便黄,胁痛腹胀,恶心呕吐,舌红苔黄腻,脉滑数。

1）茵陈粥:茵陈 30 g,粳米 100 g,白糖 25 g。茵陈水煎取汁,加粳米煮粥,将成时加白糖,再煮一沸即可,每日分 2～3 次服。

2）萝卜冬瓜汤:冬瓜、萝卜各 250 g,洗净切片,先炒萝卜片至 8 分熟时盛起,再入冬瓜共炖。

（2）肝郁气滞型:右胁疼痛,或肝区窜痛,倦怠无力,或有轻微腹胀,食欲不振或恶心,大便正常或干结,面色正常或发灰。脉象弦滑,舌质正常或偏红,舌苔薄白或稍腻微黄。

1）鲜芹菜 100～150 g,萝卜 100 g,鲜车前草 30 g,蜂蜜适量。将芹菜、萝卜、车前草洗净,捣烂取汁,加蜂蜜炖沸后温服。每日 1 次,疗程不限。

2）五味子 9 g,红枣 10 枚,金橘 30 g,冰糖适量。加水同炖,去渣饮水。每日 1 次,分两次服,连服 10～15 日。

（3）肝郁脾虚型:疲乏,纳差,厌油,腹胀,胁痛,肝大,舌淡红或偏红,苔薄白或滑腻,脉弦滑或弦细。

1）大枣 8 枚,山药 100 g。加水煎煮后,食用。每日 1 次,连服 10～15 日。

2）赤小豆 200 g,花生仁 50 g,大蒜 100 g。混合加水,煮至烂熟。空腹温服,分 2 日服完,连服 20～30 日。

（4）气滞血瘀型:面色晦暗,唇色紫暗,两胁胀痛,位置固定,乏力,纳差,肝脾肿大,肝掌,蜘蛛痣,鼻衄,牙龈出血。舌暗红,边有瘀点或瘀斑,苔白或腻,脉涩细而弦。

山楂 15 g,蜂蜜适量。山楂煎水,用蜂蜜冲服。每日 1 剂,连服 7～10 日。

（5）肝肾阴虚型:头晕目胀,耳鸣,口苦而干,失眠多梦,五心烦热,腰酸腿软,右胁或两胁胀痛,大便干结,小便赤短。舌红,苔少或无苔,脉弦细数。

1）何首乌 20 g,大枣 10 枚,鸡蛋两个。加水适量同煮,蛋熟去壳后再煮,将水煎至 1 碗,去药渣,调味,饮汤食蛋。每日 1 次,连服 15～20 日。

2）枸杞子 20 g,大枣 8 枚,鸡蛋两个。共煮汤,蛋熟去壳后再煮片刻,调味,饮汤食蛋。每日或隔日 1 次,连服 20～30 日。

5.慢性肝炎生活调养 起居规律、劳逸有度也是有利于肝病的治疗与恢复的重要方面。睡眠充足,起居合理,气血如常,肝血得充,肝体得养,肝病则易于康复。劳逸有度,可促使人体气血通畅,增进食欲,增强体力,亦能促进病体的恢复。临证时,张小萍常常嘱咐患者要起居规律,养成良好的作息时间,同时要动静结合,劳逸适度,积极依自身状况适度参加体育运动。

（六）典型病案

刘某,女,56 岁。

初诊(2017 年 11 月 20 日) 主诉:右胁隐隐作痛 3 年余,加重 1 周。患者患慢性肝炎 3 年余,平时偶觉右胁隐痛不适。近 1 周来,劳累后自觉胁痛略有加重,并出现头晕寐差,逐渐明显,今至张小萍处求治。查体:肝脾肋下未触及。肝功能示:谷丙转氨酶(ALT)80 U/L,谷草转氨酶(AST)72 U/L;腹部彩超提示:肝脏回声稍增强,余未见明显异常。刻下症见：右胁肝区隐痛不适，头晕，偶有耳鸣，平素脾气暴躁，情绪易激动，神疲乏力，纳食欠佳，寐而易醒，爪甲不荣，面色少华，大便稀溏，日行 2～3 次，小便基本正常，舌质淡，边有齿印，苔薄白，脉弦细。

中医诊断：胁痛（肝郁脾虚证）。西医诊断：慢性肝炎。

治法：养血柔肝，益气健脾。处方：柴芍六君汤加减。

柴胡 10 g，白芍 15 g，法半夏 10 g，陈皮 10 g，党参 15 g，茯苓 15 g，炒白术 10 g，神曲 15 g，合欢皮 15 g，垂盆草 15 g，炒枳壳 15 g，炙甘草 6 g，炒谷芽、炒麦芽各 20 g，三七粉 3 g（合药冲服），生姜 2 片，大枣 3 枚。

水煎服，每日 1 剂，早晚分服。

二诊 患者服药 14 剂后，胁痛减轻，头晕耳鸣有所改善，精神好转，纳寐增，大便每日 1 解，基本成形。

效不更方，继续服上方加减调治 2 月余，诸症明显改善，继续调养半年左右，诸症消失，复查氨基转移酶正常范围内，腹部彩超未见明显异常，随访半年，病未复发。

[按] 该患者患病日久，暗耗气血，又肝病传脾，脾失健运，影响气血生化，导致气血不足，机体失养，故出现头晕耳鸣、寐而易醒、面色少华等一系列虚证。肝血不足，肝络失养，不荣则痛，故可见胁痛；爪甲为肝之外体，失于肝血濡润，故见爪甲不荣等征。辨其病本，当为气血亏虚、机体失养，其治当以健脾益气扶正、养血柔肝而施。张小萍常说，肝喜舒畅调达，以通达为顺，故治肝之法，以"通"为要。"通"不单单限于实证，虚证亦常用之。此处益气养血补益之法，实为通法在虚证运用之典范。

九、非酒精性脂肪肝

（一）疾病评述

非酒精性脂肪肝是一种综合性代谢性疾病，除外长期大量乙醇摄入的多种原因均可引起，以脂质在肝细胞内氧化、吸收、转化等过程发生异常，最终出现一系列由于脂质在肝细胞内过度蓄积引起的病理综合征。通常无显著症状，部分患者可能会出现非特异症状，如全身乏力、腹部胀满、肝区隐痛、右上腹不适或胀满感、食欲减退以及其他消化道症状。非酒精性脂肪肝在我国的患病率为 25％～30％，并且有逐年上升的趋势，不仅影响肝功能，还会提升糖尿病、慢性肾病、心血管病的发生概率，影响日常工作与生活。发病机制通常与脂质代谢异常、氧化与线粒体功能异常、肠道菌群代谢失常、细胞因子与炎症等有关。目前西药并没有理想的针对性药物，大多是对症治疗、改善胰岛素抵抗或者护肝的药物，疗效差且容易反复。

在历代中医古籍中并没有明确记载"脂肪肝"的病名，因其临床表现多样，不够典型，部分患者表现为纳差、脘腹胀满、嗳气等脾胃系症状，故医家将其归入"痞满"范畴进行论治。另外，一些患者表现为胁肋或胁腹部不适，以右侧或胀或痛为主，伴有不同程度的乏力、食少等，因此常被归入"胁痛""肝胀"等进行施治。从病机角度着手，该病的发生发展与"痰""瘀""湿"等病理产物的联系尤为密切,同时气机阻滞是关键,气滞则水液的代谢发生障碍出现痰湿壅盛、血液运行失常易导致瘀血阻滞,日久成积,故将其归入"痰证""积证""积聚""痰浊""肥气""瘀证"等范畴进行论治。

其病因多为饮食不节、起居无常、情志失调、久病体虚,引起肝失疏泄,脾失健运,湿邪内生,痰蚀内蕴,肾精亏损,痰浊不化等导致肝、脾、肾三脏功能失调,湿热痰瘀互结于肝而致。此外体质因素对此病的发生也有重要影响,肥胖者形盛气虚,素体阳虚、痰湿,是引起脂肪肝的主要病理体质。《丹溪心法》中记载:"凡肥人多痰乃气虚也。"痰浊中阻,脾失健运,痰湿内蕴,肝失疏泄,气滞血瘀,脏腑气化功能失常,导致代谢产物痰浊、瘀血贮积,肝之脉络不和,而成本病。

（二）脾胃气化论治思路

脾胃者,仓廪之本,营之居也,名曰器,能化糟粕、转味而入出者也。脾主升清,胃主降浊,脾胃健运则水谷精微可得正常运化及输布。若有饮食不节,劳逸失常,忧思伤脾,或病后正气虚弱,或肝脏失养,气机不畅影响脾之健运,均可使脾胃受伤,脾失健运,水谷精微不归正化,精微反为糟粕,生湿化痰,发为本病。《证治准绳》中曰:"脾虚不分清浊,停留津液而痰生。"《古今医鉴》云"胁痛或痰积流注于血,与血相搏留为病",认为脂肪肝属于积聚与瘀痰范畴,但其本在于脾。

因脾主运化,胃主受纳,"饮食自倍,肠胃乃伤";脾主肉,久坐伤肉;脾在志为思,"思伤脾""劳则气耗";脾主四肢,"人动则血布四肢,人卧则血归于肝"。脾失健运,水反为湿,谷反为滞,水谷之精微化为痰饮,阻滞于肝,气机不畅,气滞血瘀,痰瘀互结而成脂肪肝。

张小萍认为脂肪肝的病机主要为过食辛辣肥甘厚味,痰湿内生,痰浊中阻导致肝失疏泄,脾失健运,湿浊或痰浊内蕴,瘀血阻滞而形成痰瘀互结,痹阻肝脏脉络而形成脂肪肝,病变主要在肝,与胆、脾、胃、肾等脏腑密切相关。脾虚肝郁是脂肪肝发生、发展的基本病理机制,痰瘀互结贯穿始终。因此,张小萍尤其重视肝脾的调节,调肝重在调理气机,治脾则不能单纯补益,更应注重对脾胃气机的调节。肝主疏泄,调畅气机,而脾胃居于中焦,是人体气机升降的枢纽。脾胃气机平衡依赖肝之疏泄功能,如唐容川说:"木之主疏泄,食气入胃,全赖肝木之气以疏泄之,而水谷乃化。"而肝气生发、肝木条达则赖于脾胃气血之滋养,如《内经》曰:"非出入,则无以生长壮老已;非升降,则无以生长化收藏。"肝气调达,则可促进脾胃气机升降正常运行;脾胃气机升降正常,则可使得肝气调达舒畅。二者之间气机相互协调,共同维持脏腑生理活动的正常运转。

张小萍认为脂肪肝的中医病因病机为饮食不节,过食肥甘厚味,超过脾胃所承受的运载能力,中焦脾胃运化失职,膏脂过剩,饮食停积,导致"土壅",日久可致痰、浊、湿、热等邪气内生,反过来加重脾胃的损伤。脾胃运化不健,影响肝气的疏泄,进而产生"木郁",肝郁气滞,气血失调,则出现血瘀。食、痰、浊、湿、热、瘀诸积,积聚于肝脏发为本病。治当健脾理气化瘀,消脂降浊。临床常采用张氏消脂保和汤加减治之。本方由保和丸化裁而成:

方中山楂善消肉食油腻之积、神曲善消酒食陈腐之积、莱菔子长于消谷面之积，三药合用，佐配谷芽、麦芽，共消食物之积，食积既消，"土壅"则疏，则膏脂得消，浊气得降；法半夏、陈皮健脾燥湿化痰；枳壳配陈皮理气助运；炒白术、茯苓健脾化湿；连翘清热散结。《本草备要》：荷叶"轻宣、升阳、散瘀"，能"裨助脾胃而升发阳气"，能"散瘀血，留好血"；丹参"生血、祛瘀"，能"破宿血，生新血"。方中荷叶、丹参配三七活血化瘀，祛瘀生新，通利血脉。诸药配伍，共奏健脾理气化瘀，消脂降浊之效。本方适用于由土壅木郁，食积痰瘀内结所致脂肪肝属中轻度患者。

（三）辨证论治

（1）湿浊内停证

证候：右胁肋胀满，形体肥胖，周身困重，倦怠，胸脘痞闷，头晕，恶心。舌淡红，苔白腻，脉弦滑。

治法：祛湿化浊。

方药：胃苓汤。

组方：苍术10 g，陈皮10 g，厚朴10 g，泽泻15 g，猪苓15 g，茯苓15 g，炒白术15 g，桂枝10 g，炙甘草6 g，丹参15 g，荷叶20 g，焦山楂30 g，神曲10 g。

加减：形体肥胖、周身困重等湿浊明显者，加藿香、佩兰。

（2）肝郁脾虚证

证候：右胁肋胀满或走窜作痛，每因烦恼郁怒诱发；腹胀，便溏，腹痛欲泻，乏力，胸闷，善太息。舌淡边有齿痕，苔薄白或腻；脉弦或弦细。

治法：疏肝健脾。

方药：逍遥散加减。

组方：当归10 g，炒白芍10 g，柴胡10 g，茯苓15 g，炒白术15 g，炙甘草6 g，生姜5 g，薄荷10 g（后下），丹参15 g，荷叶20 g，焦山楂30 g，神曲10 g。

加减：腹胀明显者，加枳壳、莱菔子；乏力气短者加黄芪、党参。

（3）湿热蕴结证

证候：右胁肋胀痛，恶心，呕吐，胸脘痞满，周身困重，纳呆。舌质红，苔黄腻；脉濡数或滑数。

治法：清热化湿。

方药：三仁汤加减。

组方：苦杏仁10 g，滑石15 g（包煎），通草6 g，白豆蔻10 g（后下），竹叶10 g，厚朴10 g，薏苡仁15 g，法半夏10 g，茯苓15 g，炒白术15 g，丹参15 g，荷叶20 g，焦山楂30 g，神曲10 g。

（4）痰瘀互结证

证候：右胁下痞块或右胁肋刺痛，纳呆，胸脘痞闷，面色晦暗。舌淡暗有瘀斑，苔腻；

脉弦滑或涩。

治法：活血化瘀，祛痰散结。

方药：膈下逐瘀汤加减。

组方：桃仁 10 g，赤芍 15 g，乌药 10 g，延胡索 10 g，炙甘草 6 g，川芎 10 g，当归 10 g，枳壳 10 g，香附 10 g，陈皮 10 g，法半夏 10 g，茯苓 15 g，丹参 15 g，荷叶 20 g，焦山楂 30 g，神曲 10 g。

（5）脾虚食滞证

证候：胁肋疼痛，脘腹胀满，神疲乏力，口黏不渴，大便秽臭溏泄不爽。舌质淡红或暗红，苔厚腻，脉弦滑。

治法：健脾消滞。

方药：张氏丹荷保和丸加减。

组方：丹参 15 g，干荷叶 20 g，法半夏 10 g，陈皮 10 g，焦山楂 30 g，神曲 15 g，连翘 10 g，茯苓 15 g，莱菔子 15 g，炒白术 10 g，炒谷芽 20 g，炒麦芽 20 g，炒枳壳 15 g，三七粉 3 g（冲服）。

（四）其他治法

1. 针刺治疗　① 一般取穴丰隆、足三里、太冲、肝俞、三阴交等。同时，根据辨证加减每次取 6～7 个穴位，留针 30 min，其间行针 1 次，15 次为 1 个疗程。② 耳针：取肾、肝、脾、内分泌、三焦、皮质下，男针左耳，女针右耳。隔日 1 次，10 次为 1 个疗程。

2. 穴位敷贴法　穴位敷贴治疗贴规格为 5.5 cm×3.5 cm，贴敷于肝俞、三阴交、期门等穴位，48 h 更换 1 次贴膏，4 周为 1 个疗程。

3. 按摩治疗　以和解肝脾为目的，要求手法柔和深透，平补平泻。① 掌揉全腹，顺时针、逆时针各 12 次。点按天枢、大横 0.5 min。② 分推肋弓 5～10 遍，提拿肋缘 3～5 遍，点按章门、期门 0.5 min。③ 掌揉关元，并提拿腹肌，点按五枢、维道 0.5 min。④ 团摩脐周，掌心振颤抖，透热为度。⑤ 直推双侧胁肋部 5～10 遍，点按丰隆、公孙、三阴交 0.5 min。⑥ 点按肝俞、脾俞、三焦俞，横擦腰骶 0.5 min。

以上治疗每次 30 min，隔日 1 次，10 次为 1 个疗程。

（五）治未病调养

由于肥胖、糖尿病、高脂血症等存在遗传倾向，从而使非酒精性脂肪肝有着家族聚集性，在非酒精性脂肪肝的家族中饮食习惯、生活及运动习惯等因素起着重要的作用。防治非酒精性脂肪肝中，调养精神、适当饮食、合理运动及先安未受邪之地，防已病传变思想，有着重要的意义。非酒精性脂肪肝无过量饮酒史，是常因代谢紊乱导致的一种肝病综合征。减肥，降血糖，科学饮食，适量运动是预防此病的关键。

自我干预

（1）饮食干预：控制总能量摄入、限制脂肪和食盐摄入量、控制高能量食物的摄入，不吃甜食、忌煎炸食品及其他高热量食品、禁烟酒、忌暴饮暴食等。

（2）运动干预：根据个人情况选择运动方式适当运动。

（3）情志干预：调节情志，宜恬淡虚无、志闲而少欲，避免忧思、恼怒，使精神内守、情志条达。

（六）典型病案

章某，男，45 岁。

初诊（2014 年 7 月 6 日） 主诉：右胁下胀痛 1 个月。患者既往有脂肪肝病史 7 年，形体偏胖。行腹部彩超提示轻度脂肪肝；肝功能检查提示：ALT 65 U/L，AST 48 U/L。肝炎系列正常。刻下症见：右胁下胀痛，食欲不振，睡眠欠佳，舌质暗红，苔白稍腻，脉细弦。

中医诊断：肝癖病（木郁土壅，食积痰瘀内结）。西医诊断：脂肪肝（轻度）。

治法：健脾理气化瘀，消脂降浊。处方：

焦山楂 30 g，神曲 10 g，连翘 10 g，茯苓 10 g，法半夏 10 g，陈皮 10 g，莱菔子 15 g，炒白术 10 g，丹参 15 g，干荷叶 20 g，谷芽、麦芽各 20 g，枳壳 15 g。三七粉 3 g（冲服），垂盆草 20 g，合欢皮 15 g。

14 剂后，患者右胁下胀痛、睡眠欠佳症状改善，纳可。继服 14 剂，诸证基本消失。复查肝功能提示：ALT 36 U/L，AST 30 U/L。嘱患者加强锻炼，低脂饮食，上方去垂盆草、合欢皮，继服 8 周。后复查腹部彩超提示：肝、胆、脾、胰未见明显异常；复查肝功能提示 ALT 25 U/L，AST 32 U/L。

十、慢性胆囊炎

（一）疾病评述

慢性胆囊炎系胆囊炎慢性炎症性病变，大多为慢性胆石性胆囊炎，少数为慢性非胆石性胆囊炎。慢性胆石性胆囊炎的病因和发病机制主要有两方面：① 胆囊结石：因结石反复刺激胆囊壁及胆囊管，导致胆囊黏膜损伤及胆囊管梗阻，胆囊壁炎性反复出现，甚至形成瘢痕，引发胆囊功能障碍。② 细菌感染：正常胆汁一般情况下是无菌的，当结石嵌顿、梗阻在胆囊或胆管时，则肠道细菌逆行至胆道而出现感染。慢性非胆石性胆囊炎的病因和发病机制分为胆囊动力学异常、胆囊缺血及病毒、寄生虫感染等因素。临床表现常见右上腹胀痛，伴嗳气、饱胀、恶心等消化不良症状。许多慢性胆囊炎患者一般预后良好，但也有不少患者反复出现右上腹疼痛等临床表现，不处理或处理不当的话，容易出现慢性胆囊炎急性发作伴急性腹膜炎，或出现胆源性胰腺炎、功能性肝脏综合征、结石性肠梗阻等并发症；甚至出现胆囊穿孔、重症急性胰腺炎等急腹症；少数日久可致癌变。

根据本病临床特点，可归属中医"胆胀""胁痛"等病范畴。其病因病机，历代医家均有不同的阐述。《灵枢·胀论》云："胆胀者，胁下痛胀，口苦，善太息。"《灵枢·经脉》云："胆足少阳之脉……是动则病口苦，善太息，心胁痛，不能转侧。"文中虽然未明确指出胆胀的病机，但从"胁下痛胀""心胁痛,不能转侧""口苦,善太息"等症状不难推断出该病的病机是肝郁气滞。《症因脉治·内伤腹胀·六腑腹胀》云:"肝胆主木,最喜条达,不得疏通,胆胀乃成。"则明确提出了肝失条达、肝郁气滞是胆胀病的主要病理因素。《素问·缪刺论篇》曰:"邪客于足少阳之络,令人胁痛不得息。"《素问·举痛论篇》曰:"寒气客于厥阴之脉……则血泣脉急,故胁肋与少腹相隐痛矣。"《诸病源候论》曰:"邪气乘于胸胁,故伤其经脉,邪气之与正气交击,故令胸胁相引而急痛也。"《明医指掌》曰:"湿热盛而两胁痛。"皆说明邪犯少阳,少阳经气不舒,肝失疏泄,肝郁气滞是导致胁痛的致病因素。《内经》中云:"邪在肝,则两胁中痛……恶血在内。"《杂病源流犀烛》中云:"由恶血停留肝,居于胁下,以致胁肋疼痛,按之痛亦甚。"均说明瘀血内阻也能引起胁痛。《金匮要略》曰:"谷气者,胁下痛,按之则愈,复发为谷气。"《针灸甲乙经》曰:"腹中肠鸣盈盈然,食不化,胁痛不得卧……胸胁满。"《诸病源候论》曰:"夫酒癖者,因大饮酒后,渴而引饮无度,酒与饮俱不散,停滞在于胁肋下,结聚成癖,时时而痛,因即呼为酒癖。其状,胁下弦急而痛。"均提示饮食不节亦可导致胁痛。

（二）脾胃气化论治思路

基于上述理论,张小萍认为慢性胆囊炎多因情志所伤、外邪内侵、饮食不节等致病因素导致肝胆疏泄不畅、脾胃运化失利,而致气滞、血瘀、痰湿等邪气内生,阻碍肝胆疏泄功能,导致少阳经气不舒,不通则痛,而发生胁痛及胆胀;湿热蕴结胆腑,煎熬胆汁,聚而成石发为胆胀。胆为"中清之腑",以"通降下行"为顺。治当清热利湿,活血通络,利胆消胀。临床常采用张氏利胆消胀汤加减治之。在本方中以金钱草、郁金、鸡内金、海金沙合四逆散及金铃子散加减。方中"四金"合用,功能清热利湿,利胆消胀;取四逆散以疏肝理脾,助鸡内金利胆消胀;用金铃子散行气疏肝、活血止痛,助郁金行气化瘀以活血通络。

（三）辨证论治

（1）肝气郁滞证

证候:右上腹右胁下或胃脘不适或隐痛,痛连肩背,嗳气频作,腹部胀满,烦躁,食少,纳呆,苔薄脉弦。

治法:疏肝理气。

方药:柴胡疏肝散加减。

组方:柴胡、枳壳各 15 g,香附、川芎、马鞭草各 15 g,金钱草 30 g,郁金 15 g,白芍 15 g,甘草 10 g,青皮、陈皮各 10 g,鸡内金 10 g。

（2）气滞血瘀证

证候:右上腹,胁下或胃脘部疼痛,痛有定处,痛如针刺或刀割拒按,食少,纳差,嗳气,面色晦暗,有瘀斑,脉细涩。

治法:疏肝理气,活血化瘀。

方药:血府逐瘀汤加减。

组方:柴胡、枳壳、木香各 10 g,桃仁、红花、当归、川芎、怀牛膝各 10 g,延胡索 15 g、丹参 15 g、马鞭草 15 g。

（3）肝胆湿热证

证候：右上腹胁下或胃脘胀闷，甚至疼痛，四肢倦怠，厌油腻，纳少，便溏，小便黄赤。舌质红，苔黄腻，脉弦数。

治法：清热利湿，疏肝理气。

方药：茵陈蒿汤加减。

组方：茵陈 30 g，大黄 6 g，栀子 10 g，金钱草、车前子各 30 g，黄连 6 g，枳壳、柴胡、郁金各 15 g，青皮、陈皮各 10 g，甘草 10 g。

（4）阴虚气滞证

证候：右胁下隐痛，其痛绵绵不休，口干咽燥，心中烦热，头晕目眩，舌红少苔，脉细弦而数。

治法：养阴柔肝理气。

方药：一贯煎加减。

组方：生地 20 g，枸杞子、沙参、麦冬、当归、柴胡、枳壳各 10 g，川楝子 15 g，金钱草 30 g，白芍 15 g。

（四）治未病调养

慢性胆囊炎患者一般都存在情志不舒的情况，所以要告诫患者平素注意调节好自己的情绪，忌烦躁易怒，因胆石症多为湿热阻滞，故饮食宜清淡，忌油腻，忌暴饮暴食。注意饮食规律，尤其要重视早餐，长期不吃早餐容易形成胆结石。此外，也要严格控制体重，适当进行运动锻炼。平时可以服用以下食疗方：金钱草 80 g，金银花 60 g，山药 600 g，黄酒 20 mL。将金钱草与金银花用纱布包好，同山药一同加水浸没，武火烧开加黄酒，文火炖 1 h，取出药包。饮汤食山药，每次 1 碗，每日 2 次。过夜煮沸，3 日服完。

（五）典型病案

李某，男，65 岁。

初诊（2012 年 10 月 17 日） 主诉：反复右胁胀痛 3 年，再发半个月。患者既往有胆囊结石病史 3 年。行腹部彩超提示胆囊结石合并胆囊炎。刻下症见：右胁胀痛，放射至后背；伴脘腹胀满，口苦，小便黄，大便平；舌红，苔薄黄，脉细弦。

中医诊断：胆胀病（肝郁气滞、湿热瘀结胆腑）。西医诊断：胆囊结石并胆囊炎。

治法：清热利湿，活血通络，利胆消胀。处方：

金钱草 15 g，郁金 10 g，海金沙 10 g，鸡内金 10 g，炒枳实 10 g，炒白芍 15 g，柴胡 10 g，炙甘草 6 g，延胡索 10 g，川楝子 10 g，黄芩 10 g。

7 剂后，患者右胁胀痛，伴脘腹胀满，口苦症状缓解。继服 14 剂，诸症明显好转。

嘱患者注意饮食，上方去黄芩，继服 2 周，患者症状消失。

随访 3 个月未见复发。

参考文献

［1］张声生,许文君,陈贞,等.基于随证加减的疏肝健脾法治疗腹泻型肠易激综合征近期和中期疗效评价[J].首都医科大学学报,2009,30(4):436-440.

［2］苏冬梅,张声生,刘建平,等.中医药治疗腹泻型肠易激综合征的系统评价研究[J].中华中医药杂志,2009,24(4):532-535.

［3］王茂泓,高生,张小萍.张小萍脾胃气化学术思想探讨[J].江西中医药,2010,41(9):27-29.

［4］庄李磊,胡团敏.炎症免疫与肠易激综合征关系的研究进展[J].世界华人消化杂志,2013,21(20):1950-1954.

［5］陈俊杰,杨长青,魏子白.内脏高敏感在肠易激综合征中的研究进展[J].国际消化病杂志,2017,37(5):274-277.

［6］许晓娟,刘亮,姚树坤,等.腹泻型肠易激综合征患者内脏敏感性、肠屏障功能及自主神经功能的评价[J].中南大学学报(医学版),2017,42(5):522-528.

［7］张声生,魏玮,杨俭勤.肠易激综合征中医诊疗专家共识意见(2017)[J].中医杂志,2017,58(18):1614-1620.

［8］张雅静.张小萍从肝脾论治肠易激综合征经验[J].安徽中医学院学报,2001(4):36-37.

［9］张立平.从升降出入论"营卫不和"的两类病证及其治法[J].中华中医药杂志,2014,29(10):3069-3071.

［10］何凌,李龙华.张小萍教授从脾胃气化论治溃疡性结肠炎[J].南京中医药大学学报,2015,31(5):480-482.

［11］马玉景,刘建平,孙中强,等.从"治中焦如衡"探讨经方在脾胃病中的论治[J].中国中西医结合消化杂志,2019,27(8):641-642.

［12］冯文林,伍海涛.肠易激综合征发病中结肠组织水通道蛋白表达与"大肠燥化"作用的相关性[J].吉林中医药,2018,38(3):256-258.

［13］邓振华,常江.肠易激综合征的治疗进展[J].世界华人消化杂志,2016,24(19):3009-3017.

［14］朱振红,郭朋,唐旭东,等.肠易激综合征从肝论治探讨[J].中医杂志,2014,55(23):2061-2062.

［15］宋佳,高晓霞,田俊生,等.中药药对配伍机制的现代研究[J].中草药,2017,48(21):4367-4374.

［16］张静雅,曹煌,龚苏晓,等.中药甘味的药性表达及在临证配伍中的应用[J].中草药,2016,47(4):533-539.

第二节　其他系统疾病

一、上呼吸道感染

(一)疾病评述

上呼吸道是外鼻孔至环状软骨下缘包括鼻腔、咽或喉部炎症的概称。上呼吸道感染主要病原体是病毒,少数是细菌。发病不分年龄、性别、职业和地区,免疫功能低下易感。

少数患者可并发急性鼻窦炎、中耳炎、气管-支气管炎。以咽炎为主要表现的上呼吸道感染，部分患者可继发溶血性链球菌引起的风湿热、肾小球肾炎等。

上呼吸道感染，中医属"感冒病""咳嗽病"范畴，其病因与感受风、寒、暑、湿、燥、火六淫之邪相关，其中以风邪为主导，多夹杂寒、暑、湿、燥之邪。其中冬季多属风寒，春季多属风热，夏季多挟暑湿，秋季多兼燥气，梅雨季节多挟湿邪。《万病回春·伤寒附伤风》曰："四时感冒风寒者，宜解表也。"另外，时行感冒乃非时之气挟疫毒伤人，《诸病源候论》曰："因岁气不和，温凉失节，人感乖戾之气而生病者，多相染易。"再者身体虚弱，正气不足，不耐寒热，容易感受外邪而发病。《证治汇补》曰："有平昔元气虚弱，表疏腠松，略有不慎即显风症者，此表里两因之虚证也。"从病机角度来讲，可分为两类：一类为外感六淫之邪为患，侵袭人体肌表，以致肺卫不宣，腠理不固，营卫失和，正邪相争则恶寒、发热、头痛，肺失宣降则鼻塞、流鼻涕、咽痛；一类为正气不足，肌肉腠理亏虚，卫表不固，极易为外邪所侵袭而为体虚感冒。

（二）脾胃气化论治思路

上呼吸道感染，中医属"感冒病""咳嗽病"范畴，其病因与感受外邪相关。在治疗上多予疏散外邪为主，而外感疾病的过程实质上是正邪交争的过程，正气充足则抗邪有力，有利于疾病的向愈。因此，保护正气是治疗外感病证的关键环节之一。而脾胃的健运则是正气充足的保证。张小萍认为，脾胃为人身正气之本，气血生化之源。脾胃强健，正气充足，则卫气充足而抗邪有力。故治疗外感疾病必须重视脾胃。治疗法则上有两点。

（1）胃气强则卫外固：张仲景治外感疾病，在《伤寒论》中列太阳、阳明、少阳、太阴、少阴、厥阴六经篇，立113方，在各篇中都贯穿着养胃气、存津液的学术思想。许多治疗外感病的经方都兼顾胃气，如麻黄汤中用甘草，桂枝汤中用甘草、生姜、大枣，由此可见一斑。李东垣在《脾胃论·脾胃盛衰论》中曰："脾胃之气伤则中气不足，中气不足则六腑阳气皆绝于外，故营卫失守，诸病生焉。"说明了脾胃之气与中气和卫气的关系。张小萍认为，防治外感病需助胃气，胃为卫之本，卫气来源于中焦，胃气强者卫气始固。故治疗感冒等病，在辨证方中必加生姜、大枣，对于老年感冒或体虚者多从气虚感冒立法，常用参苏饮甚则以补中益气汤加紫苏叶、防风为主方进行治疗。

（2）健脾气以杜痰源：脾属土，肺属金，土生金，脾气运化，化气以充肺，土不生金，脾气不足则肺气虚少，宗气不足。张小萍认为，脾胃与肺是相生关系，肺主气而司呼吸，但肺所主之气来源于脾。故肺气不足大多与脾相关，脾胃虚者卫气不足，易于感受外邪而致各种肺系病症如感冒、咳嗽、哮病、喘病、肺痨等。另外，"脾为生痰之源，肺为贮痰之器"，肺系疾病的主要病理产物"痰"的产生，也和脾胃密切相关。脾失健运，水液不化，聚湿成痰成饮，影响及肺，肺失宣降而痰嗽喘咳。李东垣亦有"脾胃一虚，肺气先绝"之论。故临床上张小萍常常使用"培土生金"法，临床上对于咳、喘等肺系疾病，初起外感者常投香苏散；虚人外感常投参苏饮。待咳喘稍平后，常以"补土生金"为善后之法。常用六君子汤与参苓白术汤二方,对一般肺脾气虚、痰湿内蕴之征,最为稳妥。

（三）辨证论治

1. 感冒　感冒是感受触冒风邪或时行病毒,引起肺卫功能失调,出现鼻塞、流涕、喷嚏、头痛、恶寒、发热、全身不适等主要临床表现的一种外感疾病。感冒又有伤风、冒风、伤寒、冒寒、重伤风等名称。

（1）风寒感冒证

证候：恶寒重,发热轻,无汗,头痛,肢节酸疼,鼻塞声重,时流清涕,喉痒,咳嗽,痰吐稀薄色白,舌苔薄白,脉浮或浮紧。

治法：辛温解表,宣肺散寒。

方药：荆防败毒散化裁。

组方：荆芥 6 g,防风 6 g,茯苓 15 g,独活 6 g,柴胡 12 g,前胡 9 g,川芎 10 g,枳壳 15 g,羌活 6 g,法半夏 10 g,桔梗 10 g,甘草 6 g。

（2）风热感冒证

证候：发热,微恶风寒,或有汗,鼻塞喷嚏,流稠涕,头痛,咽喉疼痛,咳嗽痰稠,舌苔薄黄,脉浮数。

治法：辛凉解表,宣肺清热。

方药：银翘散。

组方：金银花 15 g,连翘 15 g,竹叶 10 g,荆芥 10 g,牛蒡子 10 g,淡豆豉 10 g,薄荷 10 g(后下),桔梗 10 g,芦根 15 g,鱼腥草 20 g,甘草 6 g。

（3）暑湿感冒证

证候：发生于夏季,面垢身热汗出,但汗出不畅,身热不扬,身重倦怠,头昏重痛,或有鼻塞流涕,咳嗽痰黄,胸闷欲呕,小便短赤,舌苔黄腻,脉濡数。

治法：清暑祛湿解表。

方药：藿香正气散。

组方：藿香 10 g,大腹皮 15 g,白芷 10 g,紫苏 10 g,茯苓 20 g,法半夏 10 g,苍术 15 g,陈皮 12 g,厚朴 10 g,白豆蔻 10 g(后下),炙甘草 6 g。

（4）气虚感冒证

证候：素体气虚者易反复感冒,感冒则恶寒较重,或发热,热势不高,鼻塞流涕,头痛,汗出,倦怠乏力,气短,咳嗽咯痰无力,舌质淡苔薄白,脉浮无力。

治法：益气解表。

方药：参苏饮加减。

组方：党参 15 g,紫苏叶 10 g,柴胡 10 g,葛根 10 g,茯苓 15 g,法半夏 10 g,陈皮 10 g,桔梗 10 g,前胡 10 g,木香 6 g,枳壳 15 g,谷芽 20 g,麦芽 20 g,生姜 2 片,大枣 3 个,生甘草 6 g。

2. 咳嗽　　咳嗽是指外感或内伤等因素,导致肺失宣肃,肺气上逆,冲击气道,发出咳声或伴咯痰为临床特征的一种病证。历代将有声无痰称为咳,有痰无声称为嗽,有痰有声谓之咳嗽。临床上多为痰声并见,很难截然分开,故以咳嗽并称。

(1)风寒袭肺证

证候:咳声重浊,气急,喉痒,咯痰稀薄色白,常伴鼻塞,流清涕,头痛,肢体酸楚,恶寒发热,无汗等表寒证,舌苔薄白,脉浮或浮紧。

治法:疏风散寒,宣肺止咳。

方药:荆防败毒散化裁。

组方:荆芥10 g,防风10 g,茯苓15 g,独活6 g,柴胡12 g,前胡9 g,川芎10 g,枳壳15 g,羌活6 g,法半夏15 g,桔梗10 g,甘草6 g。

(2)风热犯肺证

证候:咳嗽咳痰不爽,痰黄或稠黏,喉燥咽痛,常伴恶风身热,头痛肢楚,鼻流黄涕,口渴等表热证,舌苔薄黄,脉浮数或浮滑。

治法:疏风清热,宣肺止咳。

方药:桑菊饮。

组方:桑叶10 g,菊花10 g,桔梗10 g,连翘15 g,杏仁10 g,芦根10 g,薄荷6 g(后下),甘草3 g。

(3)风燥伤肺证

证候:喉痒干咳,无痰或痰少而粘连成丝,咳痰不爽,或痰中带有血丝,咽喉干痛,唇鼻干燥,口干,常伴鼻塞,头痛,微寒,身热等表证,舌质红干而少津,苔薄白或薄黄,脉浮。

治法:疏风清肺,润燥止咳。

方药:桑杏汤化裁。

组方:桑叶10 g,杏仁10 g,沙参10 g,浙贝母10 g,淡豆豉10 g,炒栀子10 g,薄荷6 g,玉竹10 g,生地10 g,款冬花10 g,百部10 g,甘草6 g。

(4)痰浊蕴肺证

证候:咳嗽反复发作,尤以晨起咳甚,咳声重浊,痰多,痰黏腻或稠厚成块,色白或带灰色,胸闷气憋,痰出则咳缓、憋闷减轻,舌苔白腻,脉濡滑。

治法:燥湿化痰,理气止咳。

方药:二陈汤合三子养亲汤。

组方:紫苏子10 g,白芥子15 g,炒莱菔子20 g,法半夏10 g,陈皮10 g,茯苓15 g,桔梗10 g,厚朴10 g,炙甘草6 g,谷芽20 g,麦芽20 g,生姜2片,大枣3枚。

(5)湿热郁肺证

证候:慢性干咳或晨咳,少许黏痰,伴胸闷和气道作痒,呼吸不畅,咯出黏痰则舒;晨起口黏腻,胃纳欠佳,喜热恶冷,大便软或不爽。舌质红,舌苔黄白相兼厚腻,脉濡滑。

治法：清化湿热，宣畅肺气。

方药：麻黄连翘赤小豆汤加减。

组方：麻黄 6 g，杏仁 10 g，桑白皮 15 g，赤小豆 15 g，连翘 15 g，苍术 10 g，厚朴 10 g，法半夏 10 g，枇杷叶 15 g，枳壳 10 g，谷芽 20 g，麦芽 20 g。

（6）肝火犯肺证

证候：上气咳逆阵作，咳时面赤，常感痰滞咽喉，咯之难出，量少质黏，或痰如絮状，咳引胸胁胀痛，咽干口苦。症状可随情绪波动而增减。舌红或舌边尖红，舌苔薄黄少津，脉弦数。

治法：清肝泻火，化痰止咳。

方药：四逆散合黄芩泻白散。

组方：柴胡 10 g，炒白芍 10 g，枳壳 10 g，甘草 10 g，桔梗 10 g，黄芩 10 g，桑白皮 15 g，地骨皮 10 g，炒栀子 10 g，牡丹皮 10 g，瓜蒌皮 10 g，浙贝母 10 g，麦冬 10 g。

（7）肺阴亏耗证

证候：干咳，咳声短促，痰少黏白，或痰中带血丝，或声音逐渐嘶哑，口干咽燥，常伴有午后潮热，手足心热，夜寐盗汗，口干，舌质红少苔，或舌上少津，脉细数。

治法：滋阴润肺，化痰止咳。

方药：沙参麦冬汤。

组方：南沙参 15 g，北沙参 15 g，麦冬 10 g，玉竹 10 g，天花粉 15 g，桑叶 10 g，白扁豆 15 g，谷芽 20 g，麦芽 20 g，甘草 6 g。

（四）治未病调养

1. 感冒

（1）预后：风寒感冒，寒热不退，邪气可化热而见口干欲饮，痰转黄稠，咽痛等症状。反复感冒，引起正气耗散，可由实转虚；或在素体亏虚的基础上反复感邪，以致正气愈亏，而成本虚标实之证。

一般而言，感冒属轻浅之疾，预后大多良好，只要能及时而恰当地诊治，很快即可痊愈。但对老年、婴幼、体弱患者及时行感冒之重症，必须予以重视，详察正不胜邪之象，并及时调治，防止发生传变。若感冒失治、误治，邪气不能及时祛除，还会诱发痹病、肾风水肿、胸痹心痛等其他疾病而使病情恶化甚至出现严重的后果。

（2）生活指导：加强体育锻炼，增强机体适应气候变化的调节能力，在气候变化时适时增减衣服，注意防寒保暖，慎防接触感冒患者以免时邪入侵等，对感冒的预防有重要作用。尤其是时行感冒的流行季节，预防服药一般可使感冒的发病率大为降低。主要药物有贯众、大青叶、板蓝根、鸭跖草、藿香、佩兰、薄荷、荆芥等。不过随着季节的变化，预防感冒的药物亦有所区别。如冬春季用贯众、紫苏、荆芥；夏季用藿香、佩兰、薄荷；时邪毒盛，流行广泛用板蓝根、大青叶、菊花、金银花等。常用食品如葱、大蒜、食醋亦有预防作用。

感冒患者应适当休息,多饮水,饮食以素食流质为宜,慎食油腻难消化之物。卧室空气应流通,但不可直接吹风。药物煎煮时间宜短,取其气全以保留芳香挥发有效物质,无汗者宜服药后进热粥或覆被以促汗解表,汗后及时换干燥洁净衣服免再次受邪。

2. 咳嗽 咳嗽临床上较为常见,一般多发生于季节更替、天气变化明显之时,故对咳嗽的预防,应在气候变化时及时增减衣服,保持空气流通,避免受凉,戒烟,注意饮食清淡,体质过敏者忌食发物。外感咳嗽易治,内伤咳嗽病情缠绵,较难治,但外感咳嗽如果得不到有效治疗,或反复受邪,易转为内伤咳嗽;内伤咳嗽除了咳嗽时的治疗外,平时也需注意预防,可以采取冬病夏治、穴位敷贴的治疗(用白芥子、甘遂、细辛按比例打粉,生姜汁调成糊状,贴于大椎、天突、肺俞、脾俞等穴),利用三伏天天气炎热,阳气充足的外界环境,祛邪外出。再配合中药扶正,补益肺脾肾提高机体正气,增强卫外功能,防止外邪侵袭。

(五)典型病案

案1 马某,女,73岁。

初诊(2018年10月20日) 主诉:恶寒发热1周余,全身无力,鼻塞,流清涕,晨起稍咳嗽,咳少许白色稀,平素天气变化或受凉易感冒,纳食欠佳,夜寐一般,二便正常,舌质淡,舌苔薄白,脉浮无力。

中医诊断:感冒(气虚感冒)。西医诊断:急性上呼吸道感染。

治法:益气解表。处方:参苏饮加味。

紫苏叶10 g,党参10 g,前胡10 g,法半夏10 g,陈皮10 g,炙甘草6 g,茯苓15 g,桔梗10 g,葛根10 g,枳壳15 g,谷芽20 g,麦芽20 g,生姜2片,大枣3枚。

7剂。水煎服,每日1剂,每剂煎药汁400 mL,中午及晚餐后各服200 mL。

二诊(2018年10月26日) 药后诸症减轻,无发热恶寒,无咳嗽咯痰,纳食量增多,睡眠一般,大便正常,每日1次,小便平。舌质淡,苔白,脉弱。

予中成药玉屏风颗粒益气固表。

[按]该例患者为老年女性,气虚卫表不固,故平素易受风寒之邪侵袭,稍有不慎或天气变化即易感冒。方中党参、茯苓、甘草补益肺脾之气,扶正祛邪;紫苏叶、葛根疏风解表;前胡、桔梗、枳壳、半夏、陈皮宣肺理气,化痰止咳。二诊感冒症状基本缓解,予玉屏风颗粒益气固表,扶助人体正气,以防外邪反复侵袭。

案2 李某,男,62岁。

初诊(2018年12月3日) 主诉:反复咳嗽6月余。晨起咳嗽明显,咳声重浊,痰多,痰黏腻,色白,伴少许黄痰,胸闷。精神软,纳食欠佳,夜寐一般,腹胀,大便偏稀,舌质淡,舌苔白腻,脉滑。

中医诊断:咳嗽病(痰湿蕴肺证)。西医诊断:慢性咳嗽。

治法:燥湿化痰,理气止咳。处方:二陈汤合三子养亲汤加味。

紫苏子10 g,莱菔子10 g,白芥子10 g,法半夏10 g,陈皮10 g,炙甘草6 g,茯苓15 g,

鱼腥草 15 g,浙贝母 10 g,枳壳 15 g,谷芽、麦芽各 20 g,生姜 2 片,大枣 3 枚。

7 剂。水煎服,每日 1 剂,每剂煎药汁 400 mL,中午及晚餐后各服 200 mL。

二诊(2018 年 12 月 9 日)　药后诸症减轻,无明显胸闷,晨起稍有咳嗽,痰白,量减少,纳食量增多,睡眠一般,大便正常,每日 1 次,小便平。舌质淡,苔白,脉滑。

守上方再进 7 剂。

[按] 该例患者痰湿蕴肺,肺失宣降,故出现咳嗽痰多,痰湿中阻,脾为湿困,故纳食减少,腹胀,大便偏稀。方中紫苏子、莱菔子、白芥子化痰降逆止咳,半夏、陈皮燥湿化痰,茯苓、甘草和中运脾。二方合用共奏化痰止咳之功。

二、慢性阻塞性肺疾病

(一)疾病评述

慢性阻塞性肺疾病(COPD)属中医"肺胀"范畴。肺胀是指多种慢性肺系疾病反复发作,迁延不愈,肺、脾、肾三脏虚损,从而导致痰瘀阻结,气道不畅,肺气壅滞,肺叶胀满,不能敛降为病理改变,以喘息气促,咳嗽咯痰,胸部膨满,胸闷如塞,或唇甲紫绀,心悸水肿,甚至出现昏迷、痉厥、出血、喘脱等危重证候。肺胀是内科常见病、多发病,严重地威胁患者的健康与生命,寻求防治本病的有效方法是目前国内外医学界亟待解决的课题。中医药治疗本病有着广阔的前景,并积累了较为丰富的经验,有待进一步发掘与提高。根据肺胀的临床表现,主要见于西医学中慢性阻塞性肺气肿和慢性肺源性心脏病,也见于老年性肺气肿,当这些疾病出现肺胀的临床表现时,可参考本节进行辨证论治。

本病的发生,多因久病肺虚,年老体虚,痰瘀潴留,肺气壅滞,不能敛降,气还肺间,胸膺胀满而成,并逐渐损及脾肾与心,每因复感外邪诱使病情发作或加剧。

病变首先在肺,继则影响脾、肾,后期病及于心、肝。因肺主气,开窍于鼻,外合皮毛,主表卫外,故外邪从口鼻、皮毛入侵,每多首先犯肺,导致肺气宣降不利,上逆而为咳,升降失常则为喘,久则肺虚,主气功能失常。若肺病及脾,子盗母气,脾失健运,则可导致肺脾两虚。肺为气之主,肾为气之根,肺伤及肾,肾气衰惫,摄纳无权,则气短不续,动则益甚。且肾主水,肾阳衰微,则气不化水,水邪泛溢则肿,水凌心肺则喘咳心悸。肺与心脉相通,肺气辅佐心脏运行血脉,肺虚治节失职,则血行涩滞,循环不利,血瘀肺脉,肺气更加壅塞,造成气虚血滞,血滞气郁,由肺及心的恶性后果,临床可见心悸、紫绀、水肿、舌质暗紫等症。心阳根于命门真火,肾阳不振,进一步导致心肾阳衰,可呈现喘脱危候。病理因素有痰浊、水饮、瘀血、气虚、气滞,它们互为影响,兼见同病。总而言之,肺胀的病理性质多属标实本虚。标实为痰浊、水饮、瘀血和气滞,痰有寒化与热化之分;本虚为肺、脾、肾气虚,晚期则气虚及阳,或阴阳两虚。其基本病机是肺之体用俱损,呼吸功能错乱,气壅于胸,滞留于肺,痰瘀阻结肺管气道,导致肺体胀满,张缩无力,而成肺胀。如内有停饮,又复感风寒,则可成为外寒内饮证。感受风热或痰郁化热,可表现为痰热证。痰浊壅盛,或痰热内扰,蒙蔽心窍,心神失主,则意识蒙眬、嗜睡,甚至昏迷;痰热内闭,热邪耗灼营阴,肝肾失养,阴虚火旺,肝火挟痰上扰,气逆痰升,肝风内动则发生肢颤,抽搐;痰热迫血妄行,则动血而致出血。亦可因气虚日甚,气不摄血而致出血。病情进一步发展可阴损及阳,阳虚不能化气行水,成为阳虚水泛证;阳虚至极,出现肢冷、汗出、脉微弱等元阳欲脱现象。

（二）脾胃气化论治思路

"虚、痰、瘀"是 COPD 的基本病因病机,临床常以健脾益气化痰为 COPD 的主要治疗方法,基本方选用六君子汤,益肺助肾。《慎斋遗书》云:"扶脾即所以保肺,土能生金也。"健脾亦能壮肾,恢复金水相生的生理作用,使主气、纳气功能复常,故用六君子汤治疗 COPD 有显著疗效。陈修园在《医学三字经》中提出:"金水母,主诸坤,六君子,妙难言。" COPD 的发病,正气亏虚是内在因素,外邪侵袭是外在条件,此即《内经》中"正气存内,邪不可干"和"邪之所凑,其气必虚"之说。而虚又责之于肺、脾、肾,关键是脾。《素问·经脉别论篇》云:"饮入于胃,游溢精气,上输于脾,脾气散精,上归于肺。"《素问·六节藏象论篇》云:"五味入口,藏于肠胃,味有所藏,以养五气,气和而生,津液生成,神乃自生。"脾为肺之母脏,脾健胃纳正常,则气血充旺,上充于肺则宗气足,宗气"司呼吸,主治节",宣降有度,腠理卫外固密。脾虚则上不能输津养肺,下不能化生水谷之气助肾,以致肺肾俱虚。肺虚不能主气司呼吸,肾虚则不能助肺纳气,下归于肾,终致肺肾不能相互资生、主气纳气无权而发为咳喘。

在临床观察中,张小萍发现 COPD 的患者临床一般分为急性发作期和稳定期,亦有分为早、中、晚三期的。但不论是 COPD 的早期还是晚期,均有脾胃虚弱之症。早期出现此症,可能与现代人好食肥甘厚味,饥饱失常,饮酒无度,损伤脾胃有关。正如《内经》云:"饮食自倍,脾胃乃伤。"中晚期 COPD 患者多以老年人为主,人老脾先虚是其生理特点,加上多次反复发作,导致患者的抗病力低下,营养不良,很多患者会出现形体消瘦、纳差、神疲乏力、咳痰无力、面色㿠白、自汗、易感冒等脾胃虚弱之症。"脾胃为后天之本",只有调补脾胃才能使水谷精微化生正常,濡养五脏六腑,脏腑正常发挥其功能,抵御外邪,防止内伤,达到"气血充和,百病不生"的状态。《医贯》指出:"肺胀必责之于脾,而治之之法,不在于肺,而在于脾。"另一方面,脾为肺之母,肺为脾之子;脾属土,肺属金,调补脾胃也符合五行学说中"补其母,泻其子"之说,体现了"培土生金"的指导思想。张小萍临床也发现通过"补肾"治疗 COPD 见效甚微,盖先天肾气难补,后天脾气易复;元气之充足皆依赖脾气之所生。故《景岳全书》亦云:"人之自生至老,凡先天之有不足者,但得后天培养之功,则补后天之功亦可居其强半,此脾胃之气所关乎人生者不小。"

（三）辨证论治

（1）外寒内饮证

证候:咳逆喘满不得卧,气短气急,咯痰白稀,呈泡沫状,胸部膨满,恶寒,周身酸楚,或有口干不欲饮,面色青黯,舌体胖大,舌质暗淡,舌苔白滑,脉浮紧。

治法：温肺散寒,降逆涤痰。

方药：小青龙汤加味。

组方：麻黄 6 g,桂枝 10 g,干姜 6 g,细辛 3 g,法夏 12 g,甘草 6 g,炒白芍 10 g,五味子 6 g,桃仁 15 g,桑白皮 15 g。

（2）痰热郁肺证

证候：咳逆喘息气粗,痰黄或白,黏稠难咯,胸满烦躁,目胀睛突,或发热汗出,或微恶寒,溲黄便干,口渴欲饮,舌质暗红,苔黄或黄腻,脉滑数。

治法：清肺泄热,降逆平喘。

方药：定喘汤加减。

组方：麻黄 6 g,白果仁 10 g,款冬花 15 g,法半夏 10 g,桑白皮 15 g,紫苏子 15 g,葶苈子 15 g,杏仁 10 g,黄芩 10 g,浙贝母 10 g,制大黄 6 g,炙甘草 6 g,谷芽、麦芽各 20 g。

（3）痰瘀阻肺证

证候：咳嗽痰多,色白或呈泡沫,喉间痰鸣,喘息不能平卧,胸部膨满,憋闷如塞,面色灰白而暗,唇甲紫绀,舌质暗或紫,舌下瘀筋增粗,苔腻或浊腻,脉弦滑。

治法：涤痰祛瘀,泻肺平喘。

方药：苏子降气汤合桂枝茯苓丸加减。

组方：紫苏子 15 g,法半夏 15 g,莱菔子 15 g,当归 15 g,前胡 10 g,厚朴 10 g,桂枝 8 g,茯苓 15 g,牡丹皮 10 g,赤芍 10 g,桃仁 10 g,葶苈子 15 g,谷芽、麦芽各 20 g。

（4）中气亏虚证

证候：气短不足以息,动则加剧,胸满憋闷,咳嗽,咳白痰,体倦乏力,形寒怕冷,不耐风寒,食欲减退,大便易溏软,舌质暗淡,舌苔薄白或微腻,脉细。

治法：补益宗气,益肺平喘。

方药：补中益气汤化裁。

组方：生黄芪 30 g,党参 30 g,白术 10 g,陈皮 10 g,当归 6 g,升麻 6 g,柴胡 10 g,山茱萸 15 g,瓜蒌皮 15 g,五味子 10 g,谷芽、麦芽各 20 g,炙甘草 6 g。

（5）肺肾阴虚证

证候：呼吸浅短难续,胸满短气,甚则张口抬肩,倚息不能平卧,咳嗽,痰黏或少痰,或痰中带血,咯吐不利,咽干口燥,声音嘶哑,腰膝酸软,舌红暗,苔少或花剥,脉细数无力。

治法：益肺平喘,滋阴补肾。

方药：都气丸加味。

组方：熟地 15 g,山茱萸 15 g,山药 10 g,茯苓 10 g,泽泻 10 g,牡丹皮 10 g,五味子 6 g,谷芽、麦芽各 20 g,蛤蚧 3 g(研末冲服)。

（四）治未病调养

预防本病的关键,是重视对原发病的治疗。一旦罹患咳嗽、哮病、喘病、肺痨等肺系疾病,应积极治疗,以免迁延不愈,发展为本病。加强体育锻炼,平时常服扶正固本方药,有助于提高抗病能力。既病之后,宜适寒温,预防感冒,避免接触烟尘,以免诱发加重本病。如因外感诱发,立即治疗,以免加重。戒烟酒及恣食辛辣、生冷之品。有水肿者应进低盐或无盐饮食。

（五）典型病案

汪某,女,68 岁。

初诊（2018 年 12 月 6 日） 主诉：反复咳嗽咯痰、胸闷气喘 6 年余,再发 1 周。患者 6 年前因受凉引起咳嗽,咯痰,曾多次治疗,治疗后症状好转,但天气变化或受凉常引起咳嗽气喘加重,此次发作因 1 周前受凉引起上述症状加重,自服消炎化痰药无效,故来就诊。现咳嗽,咯白色泡沫痰,量多,胸闷气喘,精神差,夜寐欠安,肢体沉重,纳食差,大便稀,小便平,舌暗淡,苔白腻,脉浮滑。

中医诊断：肺胀病（外寒里饮证）。西医诊断：慢性阻塞性肺疾病。

治法：温肺散寒。处方：小青龙汤加减。

麻黄 10 g,法半夏 10 g,干姜 10 g,炙甘草 6 g,白芍 10 g,五味子 10 g,桂枝 10 g,细辛 3 g,射干 10 g。

7 剂。水煎服,每日 1 剂。

二诊（2018 年 12 月 12 日） 药后诸症减轻,稍咳,胸闷、乏力较前改善,纳食量增多,睡眠一般,大便偏软,每日 1 次,小便平。舌暗,苔白腻,脉滑。予六君子汤合三子养亲汤。处方：

党参 10 g,白术 10 g,茯苓 15 g,炙甘草 6 g,法半夏 10 g,陈皮 10 g,紫苏子 10 g,白芥子 10 g,莱菔子 10 g。

三诊（2018 年 12 月 18 日） 药后偶有胸闷,精神较前好转,活动后感气短,稍咳,纳食好转,大便通畅,成形,每日 1 次,小便平,睡眠可。舌淡暗,苔白腻,脉滑。

守上方 14 剂,巩固疗效。

[按] 肺胀病为本虚标实之证,该例患者久病肺气亏虚,痰饮内阻,肺气壅滞,外感风寒,外寒引动内饮,故致咳嗽胸闷气喘,咯白色泡沫痰等临床症状。方中麻黄、桂枝、干姜细辛温肺散寒化饮;半夏、甘草祛痰降逆;五味子、白芍使散中有收;射干开痰结,宣肺气。因患者肺脾虚弱,三诊待胸闷气喘症状缓解后,予六君子汤补益脾胃以治本,加三子养亲汤解痰浊之标,标本皆顾,故能取得良效。

三、冠心病

（一）疾病评述

冠状动脉粥样硬化性心脏病,简称冠状动脉性心脏病或冠心病,有时又被称为缺血性心脏病,是由于冠状动脉粥样硬化使冠状动脉管腔狭窄甚至闭塞,导致心肌缺血、缺氧而引起的心脏病。病变主要由受累的动脉内膜开始，一般先有脂质和复合糖类的聚积，管腔结构受到破坏后局部形成出血灶及血栓，纤维组织浸润增生及钙质沉着，随着病情的加重动脉中层开始逐渐蜕变和钙化，当局部血栓负荷突然增大或者血管管腔因各种原因发生急性闭塞时，则该动脉所供应的组织将发生缺血或坏死。本病多发生于 40 岁以上，男性多于女性，且以脑力劳动者居多，是工业发达国家的流行病，已成为欧美国家最多见的心脏病病种。最新数据显示，我国冠心病的患病率和病死率处于持续上升阶段。冠心病已经成为威胁我国人民健康的主要疾病。根据病变的部位、范围、血管阻塞程度、心肌供血情况，1979 年 WHO 将本病分为 5 型：隐匿型或无症状性心肌缺血；心绞痛型；心肌梗死型；心力衰竭型；心律失常型。近年来，为适应冠心病诊疗理念的不断更新和便于治疗方针的制定，提出两种综合征的分类：慢性心肌缺血综合征和急性冠状动脉综合征。

中医对冠心病早有记载，属"心痛病"范畴，心痛病名最早见于《内经》。《灵枢·五邪》篇曰："邪在心，则病心痛。"《素问·标本病传论篇》亦云："心病先心痛。"《内经》根据心痛的轻重缓急，又分别提出了"厥心痛""真心痛""卒心痛"等不同名称。在病因病机方面古人早有深刻认识，《素问·脉要精微论篇》曰"涩则心痛"，说明阴寒内盛，胸阳困阻，心脉不通。张仲景则在《金匮要略·胸痹心痛短气病脉证治》中把其病因病机归纳为"阳微阴弦"，即胸阳不足、阴邪搏结所致，为本虚标实之证。现在一般认为导致心绞痛的原因与寒邪内侵、饮食不节、情志内伤、肝肾亏虚密切相关。其病机为本虚标实，本虚即心的气、血、阴、阳不足或肝、脾、肾不足，标实则为痰浊、血瘀、气滞、寒凝等病理产物阻于心脉。

（二）脾胃气化论治思路

冠心病的病因与先天禀赋不足、饮食失调、情志内伤、寒邪内侵有关，病机不外乎脏腑气血不足，或气血痹阻，或营卫不和，或痰湿阻滞，或痰火扰心，病机关键是气机失调，或者说气化失常，导致痰、虚、瘀等病理产物的产生。总结起来病机与脾胃的运化密切相关。脾胃为后天之本，气血生化之源，脾胃虚弱，气血生化不足，不能荣养于心，故发为心痛；脾胃虚弱，不能运化水湿，水湿聚而成痰，痰湿阻滞于心，不通则痛；脾胃虚弱，生气不足，气虚不能推动血行，血瘀滞于心，不通则痛。张小萍对冠心病多从脾胃气化论治，她认为心和脾胃是火生土的关系，一方面，脾胃之运化需依赖心阳的温运，心阳不足可影响脾胃的运化，使痰饮停滞，出现胸闷、心痛，治疗应补火生土。另一方面，火虽生土，但心所主之血的来源在脾胃，若脾胃运化失常，不能化生气血，则心失所养。

（三）辨证论治

心痛病是因心脉挛急和闭塞引起的膻中部位及左胸膺部疼痛为主症的一类病证。轻者仅感胸闷如窒，呼吸欠畅；重者突然疼痛如刺、如灼、如绞，面色苍白，大汗淋漓，四肢不温者，谓之心痛。本病相当于西医学冠心病心绞痛、冠心病心肌梗死及其合并症，可以参照本篇辨证论治。

（1）心血瘀阻证

证候：胸部刺痛，固定不移，入夜加重，胸闷心悸，时作时止，日久不愈。舌质紫暗，或有瘀斑，苔薄白，脉沉涩，或弦涩，或结代。

治法：活血化瘀，通脉止痛。

组方：血府逐瘀汤加桂枝、丹参、田七、山楂、谷芽、麦芽。

（2）痰浊内阻证

证候：胸闷痛如窒，痛引肩背，疲乏，气短，肢体沉重，痰多，或时有胸闷刺痛、灼痛。舌质淡，或紫暗，苔厚腻，或黄腻。脉滑，或弦滑。

治法：通阳泄浊，豁痰开结。

组方：瓜蒌薤白半夏汤加石菖蒲、郁金、苍术、谷芽、麦芽。

（3）阴寒凝滞证

证候：胸痛如绞，时作时止，感寒痛甚，胸闷、气短、心悸，面色苍白，四肢不温。舌质淡红，苔白，脉沉细。

治法：辛温通阳，开痹散寒。

组方：瓜蒌薤白白酒汤加枳实、桂枝、制附片、丹参、檀香。

（4）气阴两虚证

证候：胸闷隐痛，时作时止，心悸心烦，疲乏，气短，头晕，或手足心热，或肢体沉重，肥胖，胸憋闷而刺痛。舌质嫩红或有齿痕，苔少，脉细弱无力。

治法：益气养阴，活血通络。

组方：生脉散合人参养荣汤加桂枝、女贞子、墨旱莲、谷芽、麦芽。

（5）心肾阴虚证

证候：胸闷痛或灼痛，心悸心烦，不寐，盗汗，腰膝酸软，耳鸣，或头晕目眩，或胸部憋闷刺痛，或面部烘热，汗多善太息，胁肋胀痛。舌质红绛或有瘀斑，苔少或白，脉细数，或促。

治法：滋阴益肾，养心安神。

组方：左归饮加女贞子、墨旱莲、丹参、枳壳、谷芽、麦芽。

（6）心肾阳虚证

证候：胸闷痛气短，遇寒加重，心悸，汗出，腰酸、乏力，畏寒肢冷，口唇淡白，或胸痛彻背，四肢厥冷，口唇紫暗，脉微欲绝，或动则气喘，不能平卧，面浮足肿。舌质淡，或紫暗，苔白，脉沉细。

治法：益气壮阳，温络止痛。

组方：参附汤合右归饮加桂枝、桔梗、枳壳、谷芽、麦芽。

（四）治未病调养

早期预防：心痛病是临床常见病，且易发生危急事件，故心痛病早期预防尤为重要。

提到早期防治,调理脾胃十分关键。《金匮要略》曰:"四季脾旺不受邪。"由此表明,脾胃功能强健,则气血生化充足,人体免疫功能和卫外功能就强,也不容易生痰助湿,杜绝冠心病的诱发因素,达到预防心痛病的作用。保持"脾旺"状态,应该从以下几个方面入手:① 调饮食。一是饮食规律,不过饥过饱。过饥则来源不足,气血生化不足;过饱则增加肠胃、心脏负担,古语云"饮食自倍,肠胃乃伤",许多心绞痛患者都是在饱食之后发病。二是饮食清淡。不可过食辛辣肥厚油腻之品,以免滞生痰湿。② 适寒温。外感病及温病等均亦传变入心,发生心悸、心痛等,如外感寒邪,寒凝气滞,容易导致胸痹心痛。③ 畅情志。避免精神刺激、情绪过激等。

既病防变:对已发病者,在注重辨证的同时,加强实脾,防止传变。① 在治疗过程中,常加姜枣和胃,党参、茯苓等益气健脾。② 少用苦寒燥湿药以免败胃伤脾。③ 注重对脾胃气化功能的调节。如调营卫以实心脉、理升降以通心络。心血不足者,可健脾益气补血;心血瘀滞者,可健脾活血;痰湿阻滞者,可健脾化痰;寒邪凝滞者,可温脾散寒;气滞于心者,可健脾行气。

（五）典型病案

于某,男,56 岁。

初诊(2017 年 11 月 6 日)　主诉:反复心前区闷痛半年余。患者半年前无明显诱因下开始出现心前区闷痛,在某医院行冠状动脉造影提示:冠心病。近 1 年来患者反复出现心前区闷痛,痛引肩背,伴有胸闷、心慌,气短、乏力,肢体沉重,痰多。纳食量少,稍食多则胃脘胀,睡眠一般,大便黏腻不爽,每日 2 次,小便平。舌紫暗,苔白腻,脉弦滑。

中医诊断:心痛病(痰浊内阻证)。西医诊断:冠心病。

治法:通阳散结,健脾化痰消瘀。处方:瓜蒌薤白半夏汤合六君子汤加味。

瓜蒌皮 15 g,法半夏 10 g,陈皮 10 g,炙甘草 6 g,茯苓 15 g,党参 15 g,炒白术 10 g,丹参 10 g,三七粉 3 g(冲),薤白 10 g,枳壳 15 g,谷芽 20 g,麦芽 20 g,生姜 2 片,大枣 3 枚。

7 剂。水煎服,每日 1 剂。

二诊(2017 年 11 月 13 日)　药后诸症减轻,心前区闷痛发作次数较前明显减少,偶有胸闷、心慌,乏力、气短较前改善,纳食量增多,睡眠一般,大便黏腻不爽,每日 1 次,小便平。舌紫暗,苔白腻,脉弦滑。

守上方加苍术 10 g,薏苡仁 20 g。再进 7 剂。

三诊(2017 年 11 月 20 日)　药后偶有心前区闷痛,稍有乏力,无胸闷、心慌,纳食如常,大便通畅,成形,每日 1 次,小便平,睡眠可。舌淡紫,苔微腻,脉滑。

守上方 14 剂,巩固疗效。

[按] 心痛病为本虚标实之证,该例患者脾胃虚弱为本,痰浊内阻为标。痰为阴邪,重浊黏滞,阻碍于心脉,胸阳失展,气机不畅,故心前区闷痛。方中瓜蒌宽胸散结化痰;薤白辛温通阳,散结,豁痰下气;半夏化痰降逆;党参、茯苓、炒白术健脾益气以杜绝痰源;丹参、

三七活血化瘀;枳壳、谷芽、麦芽调理脾胃升降。全方以通阳散结,健脾化痰消瘀为法,共奏温通心脉之功,故能取得良效。

四、慢性肾炎

(一)疾病评述

慢性肾小球肾炎(简称慢性肾炎),是指以蛋白尿、血尿、高血压、水肿为基本临床表现,起病方式不同,病情迁延,病变进展缓慢,可出现不同程度的肾功能减退,最终可发展为肾功能衰竭的一组肾小球疾病。慢性肾小球肾炎仅有少数是由急性肾炎发展而来,绝大多数病因不清,其发病机制和急性肾炎相似,是一个自身免疫系统反应。但为何会导致慢性过程的机制亦不清楚,可能与机体存在某些免疫缺陷有关。免疫缺陷可能导致机体防御功能下降,招致微生物的感染;或机体不能产生足够的抗体将抗原清除,致使抗原持续存在体内,形成免疫复合物,沉积于肾脏,产生慢性炎性过程。

传统医学中并无"肾炎"一词,根据其临床表现多归属于"水肿""尿浊""虚劳"等范畴。对于本病的病因病机,早在《内经》中就有论述,如《素问·汤液醪醴论篇》曰:"其有不从毫毛而生,五脏阳以竭也,津液充郭,其魄独居,孤精于内,气耗于外,形不可与衣相保,此四极急而动中,是气拒于内,而形施于外。"指出水肿非自外而发,乃是五脏阳气被郁,津液运化失常而致者。《伤寒论》曰:"病者若水,面目身体四肢皆肿,小便不利。脉之,不言水反言胸中痛,气上冲咽,状如炙肉,当微咳喘,其脉何类? 师曰:寸口脉沉而紧,沉为水,紧为寒,沉紧相搏,结在关元,始时尚微,年盛不觉。阳衰之后,营卫相干,阳损阴盛,结寒微动,肾气上冲……"此段原文详细阐述了急性肾炎发展为慢性肾炎的一类表现,并指出其病机是由于水湿与寒邪深伏,致元阳亏虚,无力平复阴邪,发为水肿。后世张景岳云"风水肿等证,乃肺、脾、肾三脏相干之病。盖水为至阴,其本在肾,其标在肺,水惟畏土,故其制在脾",对水肿的病机阐发精当,至今仍在广泛的运用指导临床。张小萍认为慢性肾炎的病因,不越内外两条。内因多由饮食不节、情志不畅、劳倦内伤、房劳过度等损伤人体正气,致使肝、肺、脾、肾四脏失调,尤以脾肾受损为著,如《丹溪心法》云:"夫人之所以得其性命者,水与谷也。水则肾主之,谷则脾主之,惟肾虚不能行水,惟脾虚不能制水,肾与脾合气,胃为水谷之海,又因虚不能传化也,故肾水泛溢反得以浸渍脾土,于是三焦停滞,经络壅塞,水渗皮肤,注于肌肉而发为水肿。"明确指出脾肾虚弱在水肿形成中的重要作用。外因多由风寒湿毒,趁人体正气虚弱时侵袭人体,内外相召,阻塞气机,水液蕴遏三焦,发为水肿。

(二)脾胃气化论治思路

张小萍认为慢性肾炎虽由肾失气化所致,但肾多损不可复,而脾胃乃是全身气机升降之枢纽,故调理脾胃气化有助于调节肾之气化。一方面,肾主藏精,而先天之精不可直接补养,需以后天脾胃之精充养先天之精。慢性肾炎以脾肾虚损为本,当以后天补先天。且慢性肾炎常有卫气失固之变,从而易招致外邪侵袭,而增强抵抗力,调补卫气需借助胃气,因胃为卫之本,卫气来源于中焦,胃气强则卫气始固,正如李东垣在《内外伤辨惑论》云"元气、谷气、荣气、清气、胃气、生发诸阳上升之气,此六者,皆饮食入胃,谷气上行,胃气之异名,其实一也",指明卫气即是脾胃出入之气,外感时卫气出而抗邪,内里空虚而脾胃易虚,脾胃虚弱,中气不足时则卫外失司,外邪易侵。另一方面,慢性肾炎由于脾肾气化功能受损,气机升降出入失常,导致肾不藏精反泻精(蛋白尿)、不泄浊反留浊,脾不化浊反酿湿。湿邪阻滞中焦,蕴遏气机升降出入,郁而化热,下扰于肾,真精妄泻,致使恶性循环,故而复脾胃气化升降出入尤为重要。调补脾胃,使后天资生有源,中气斡旋得复,则清自升浊可降,湿热化生无源,顽症或可除。

（三）辨证论治

（1）肺脾气虚,水湿内停证

证候:全身水肿或面目水肿,或下肢水肿,按之凹陷,平素气短易倦,劳累后加重,困倦乏力,腹胀纳呆,唇甲色淡,面色㿠白或萎黄,小便清,尿短,大便稀溏,舌质淡白,苔白腻,脉沉缓。

治法:补肺健脾,利水渗湿。

方药:参苓白术散合五苓散加减。

组方:党参 15 g,白术 10 g,茯苓 20 g,炒白扁豆 10 g,陈皮 10 g,莲须 15 g,炙甘草 6 g,砂仁 6 g,薏苡仁 20 g,山药 20 g,桔梗 10 g,黄芪 40 g,泽泻 20 g,桂枝 10 g,益母草 30 g。

（2）湿热内蕴证

证候:胸脘痞闷,口黏而苦,口干不欲多饮,心烦失眠,纳呆,夜寐多梦,易醒,尿少色深,或尿频急,大便秘结不畅或便溏,舌红苔黄腻,脉滑。

治法:清热利湿,调畅气机。

方药:三仁汤加味。

组方:杏仁 10 g,白豆蔻 10 g,薏苡仁 30 g,厚朴 6 g,通草 6 g,滑石 10 g,竹叶 10 g,法半夏 10 g,黄芩 10 g,瓜蒌皮 15 g,怀牛膝 15 g,石韦 30 g。

（3）水瘀互结证

证候:水肿,小便不利,腰痛固定,纳可,或见面色黧黑,肌肤甲错,皮下瘀斑,小便或自利或不利,大便稀溏,舌质暗红或有瘀斑,苔白腻,脉涩。

治法:滋肾利水,化瘀散结。

方药:当归芍药散加味。

组方:当归 10 g,白芍 15 g,赤芍 15 g,川芎 10 g,白术 10 g,茯苓 20 g,桂枝 12 g,川牛膝 15 g,车前子 20 g,桑寄生 30 g,续断 15 g,益母草 30 g。

（4）肝肾阴虚证

证候:颜面或四肢水肿,眩晕耳鸣,腰膝酸软,五心烦热,面部烘热,失眠多梦,遗精或月经量少,纳尚可,小便少,尿赤,大便稍干,舌质红,苔少或无苔,脉细数。

治法:滋补肝肾,育阴利水。

方药:杞菊地黄汤加味。

组方:枸杞子 15 g,菊花 10 g,生地 10 g,牡丹皮 10 g,山茱萸 10 g,泽泻 15 g,茯苓 20 g,怀山药 20 g,北沙参 15 g,当归 10 g,麦冬 12 g,川楝子 10 g,川牛膝 15 g,生牡蛎 20 g。

(5)气阴两虚证

证候:形体消瘦,倦怠乏力,少气懒言,自汗,活动后加重,口燥咽干,五心烦热,纳可,寐安,大便稍干欠畅,小便短少,舌质淡红,苔少而干,脉细弱。

治法:益气养阴,补肾固精。

方药:参芪地黄汤加味。

组方:太子参 15 g,黄芪 30 g,生地 10 g,牡丹皮 10 g,山茱萸 15 g,泽泻 15 g,茯苓 20 g,怀山药 20 g,女贞子 10 g,墨旱莲 15 g。

(6)脾肾阳虚证

证候:头面、四肢水肿明显,神疲乏力,面色㿠白无华,形寒肢冷,易反复感冒,伴有胸腹水,下腹发冷,纳呆,嗜睡,小便不利,或夜尿频多,大便稀溏,舌质白或暗紫,苔白,脉沉迟。

治法:健脾补肾,温阳利水。

方药:济生肾气丸。

组方:肉桂 6 g,黑附片 10 g(先煎),泽泻 15 g,茯苓 30 g,牡丹皮 10 g,熟地 10 g,怀山药 20 g,山茱萸 15 g,川牛膝 15 g,车前子 20 g,干姜 10 g,炒谷芽、炒麦芽各 20 g。

(四)其他治法

1. 针灸 主穴肾俞、脾俞、命门、足三里、气海。脾胃虚弱者加章门、中脘;肝胃不和者加肝俞、太冲、期门;肾阴不足者加三阴交、太溪;肾阳不足者加腰阳关、关元。

2. 穴位敷贴 双肾俞、双三阴交。易外感者加肺俞、大椎、气海;腰痛者加腰阳关、命门;脾胃虚弱者加中脘、足三里等。

3. 耳穴压豆 肾、脾、胃、肝、皮质下、内分泌、交感、耳迷根等穴。

4. 药浴 明显水肿者,使用麻黄、黑附片、桂枝、细辛、红花、艾叶、薄荷等中药组成的药浴包发汗利水消肿;腰酸耳鸣者,使用桑寄生、杜仲、续断、金毛狗脊、补骨脂等中药组成的药浴包补肾强腰。

(五)治未病调养

1. 慢性肾炎用药宜忌 慢性肾炎以脾肾亏虚为本,湿、瘀互结为标,脾肾气化功能失调为要,为本虚标实之证,本病病程冗长,故临证选药多以甘平为佳,切不可峻补峻攻,应注意标本缓急不同,针对性用药;再者,此类慎用肾毒性药物,如马兜铃、广防己、青木香、关木通等药。

2. 慢性肾炎饮食宜忌　慢性肾炎患者,对于未见明显水肿者,可正常饮食;有明显水肿者,予以低盐饮食,切不可长期无盐饮食;对于因营养障碍而致水肿者,不必过于忌盐。平常宜食用优质蛋白、新鲜、清淡易消化之品;本病急性发作出现发热、畏风、头痛、肢节酸痛等外感症状时,可选用豆豉、葱白、生姜等解表食物;本病伴水肿者,当化湿利水以消肿,宜选用通利小便之食物,如冬瓜、赤豆、薏苡仁、西瓜等;本病稳定期当以补脾益肾为主,可选用蛋、乳之类及干果(蛋、乳类扶正而易于消化,无滋腻之弊;干果补而不滞),并忌食辛辣刺激、生冷肥甘之品。

3. 慢性肾炎食疗方

(1) 赤小豆冬瓜汤:赤小豆 100 g,冬瓜 300 g,芡实 30 g,葱、姜、料酒、白糖各少许。制法:冬瓜切块放入锅内,加赤小豆、芡实及调料和水烧沸,改用中火煮至赤小豆熟即可。方中可酌加桑白皮、白术或加葱头同煮。功效:健脾除湿、消肿利尿,适用于慢性肾炎低蛋白血症水肿者。

(2) 食疗粥:黄芪、党参、山药、薏苡仁、黑豆、红小豆各 30 g,芡实、大枣各 10 g,炒鸡内金 6 g(研细),粳米 60 g。制法:用水 1 500 mL,先煮黄芪、党参、芡实、山药 35 min 后去渣,再加入余品煮成稀粥,分早、晚两次服下。另用白茅根、竹叶适量煎汤代茶饮。该粥有健脾补肾、消肿固精、益气扶正之功效,适用于慢性肾炎蛋白久不消除者。

4. 慢性肾炎生活调养　慢性肾炎的发病加重因素主要与饮食及外感密切相关,故在平素生活中注意饮食规律,少食生冷、辛辣及肥甘厚腻之物;注意天气变化,及时添减衣物,勿熬夜;保持心情舒畅,进行适当体育锻炼,增强体质。

(六) 典型病案

韩某,男,56 岁。

初诊　患者于 3 年前不明原因出现全身水肿,在当地医院诊断为"慢性肾炎",经中西医治疗,病情时有缓解,但反复发作,3 年来病情时轻时重。半年前因病情加重,即入南昌大学第一附属医院住院治疗,肾穿刺提示"膜性肾病",患者拒绝使用激素治疗,经西药常规对症治疗,病情未见缓解,即自行出院,转求中医治疗 3 个月,疗效欠佳,转来张小萍处求诊,前医所用药不详。查尿常规:蛋白尿(＋＋),红细胞(＋)。刻下:全身水肿,双下肢尤甚,易倦乏力,口干,腰酸软,纳呆,夜寐不安,大便不成形,小便量少,时有热感,舌质红而暗,苔薄白脉沉细数。

中医诊断:水肿(脾肾亏虚,湿热留滞)。西医诊断:慢性肾炎。

治法:补肾健脾,清热利水消肿。处方:参芪地黄汤加味。

太子参 15 g,黄芪 30 g,生地 10 g,枣皮 15 g,泽泻 18 g,怀山药 20 g,茯苓 20 g,猪苓 15 g,当归 20 g,益母草 30 g,续断 20 g,川芎 6 g,滑石 10 g,白术 10 g,神曲 20 g。

14 剂。水煎服,每日 1 剂。

二诊 患者诉药后诸症减轻,现双下肢仍有轻度水肿,仍感倦怠乏力,小便已无热感,余症平,舌质淡红,苔薄白,脉沉细无力。药已中的,仍宗前法。

去滑石、续断,加仙鹤草 30 g,改黄芪 50 g,继服 7 剂。

三诊 服上方后,水肿基本消失,惟感腹胀纳呆,余无明显不适,舌淡苔白,脉沉无力。查尿常规示:尿蛋白(+)。改方为参苓白术散加减。处方:

党参 15 g,土茯苓 30 g,白术 10 g,芡实 20 g,莲子 7 枚,陈皮 8 g,炙甘草 6 g,怀山药 20 g,砂仁 6 g,薏苡仁 20 g,金樱子 20 g,枳壳 6 g,鸡内金 20 g,炒谷芽、炒麦芽各 20 g。

继服 28 剂。

药后患者病情稳定,改为中成药参苓白术散合《金匮》肾气丸巩固半年,平素复查尿常规基本正常,偶有尿蛋白(±)。嘱其定期复查,间断性服药,并适寒温,忌劳逸过度,谨防外感。

五、复发性口疮

(一)疾病评述

复发性口疮是临床上常见的一类疾病,临床表现为反复发作性口腔溃疡,其发病原因至今尚不明确。现代医学认为口腔溃疡的发生主要源于病毒或细菌的感染及患者自身的免疫力低下、内环境紊乱、营养缺乏等。因此,治疗主要采取抗炎、调节免疫、补充营养、保护创口等方法。然而,这些治疗方法的效果并不理想,患者口腔溃疡的恢复时间与溃疡自限的时间差别不大,且对于溃疡易复发的患者并无降低复发频率的作用。

口疮最早载于《素问·气交变大论篇》,其言:"岁金不及,炎火上行……民病口疮,甚则心痛。"中医学上亦称为"口疮""口疳"等。中医认为其病位在口舌,涉及心脾肾。脾开窍于口,舌为心之苗,肾足少阴之脉"循喉咙,夹舌本",口疮发生主要与感受外邪,入里化热,饮食不节,脾胃湿热,情志内伤,思虑太过,脾胃中气受损,阴火内生,熏灼于口,日久黏膜亏破,发为口疮密切相关。张小萍认为复发性口疮病机全在于一个"火"字,提出从火论治,临床辨证需分清虚实。《外科正宗》曰:"口破者,有虚火、实火之分,色淡色红之别。虚火者,色淡而斑细点,甚者陷露龟纹,脉虚不渴,此因思烦太甚,多醒少睡,虚火动而发之。"虚火主要表现为口腔黏膜呈淡红色,脉象多表现为虚细或虚数,舌红少津,病程多长,连年不愈。《医宗金鉴》载:"口疮实火者,色艳红,满口烂斑,甚者腮舌俱肿,脉实口干。"黏膜呈鲜红,病变范围广,舌深苔黄,脉数有力。

(二)脾胃气化论治思路

复发性口疮的药物治疗目前主要根据临床经验用药,包括全身治疗和局部治疗。局部治疗以消炎、止痛促进愈合为主要原则。市售溃疡膜、散剂、膏剂用于溃疡面贴敷,由于舌的运动、唾液冲刷等,很难奏效。全身治疗以对因治疗、减少复发、促进愈合为主要原则。薛己《口齿类要·口疮》作为我国第一部口腔疾病专著,提出从三焦诊治口疮的原则:"口疮,上焦实热,下焦阴火,中焦虚寒,各经传变所致,当分别而治之。"《素问·至真要大论篇》说："诸痛痒疮,皆属于心。"心属火,张小萍临床注重审证求因,提出从火论治。火又分虚实:① 实火多见于痰热内蕴型。她认为多数现代人处于亚健康状态,且嗜食肥甘厚味,疏于运动,易致脾失健运,湿浊阻滞,郁久化生痰热。患者多舌苔黄腻,脉弦滑。张小萍强调,在辨证过程中抓住"痰热内蕴"这一核心病机,运用黄连温胆汤化裁治疗复发性口疮,疗效显著。② 虚火多见于阴虚火旺和土不伏火型。一为肾阴不足,虚火上炎,火性炎上发为口疮。临床多见于围绝经期女性患者,由于机体内分泌紊乱,常伴随围绝经期综合征的相关症状,此当治以滋阴泻火为法,方选知柏地黄丸加减。二为脾胃虚弱,土不伏火,火性炎上发为口疮。长期饮食劳倦,内伤脾胃,可致中焦气机升降失常,上焦之阳不能下降,下焦之阴不能上行,心火独盛,循经上炎,也可发为口疮,临床多见于有慢性胃病患者。正如李东垣在《脾胃论》中所说:"既脾胃气衰,元气不足,而心火独盛。心火者,阴火也,起于下焦,其系于心,心不主令,相火代之。"内伤脾胃,百病由生,张小萍依据古籍经典学说结合患者的舌象,提出舍证从脉的辨证思维,从脾胃论治复发性口疮,方选参苓白术散加减。

(三)辨证论治

(1)阴虚火旺证

证候:为起病急,溃疡多分布于舌边尖处,红肿灼热,疼痛明显,口干欲饮,面赤,心烦不安,小便短赤,大便秘结,舌质红,苔黄,脉数。

治法:滋阴降火。

组方:六味地黄丸加少量肉桂(1 g)、女贞子、墨旱莲、炒栀子。

(2)心脾积热证

证候:口舌溃疡稀疏色淡,反复发作或迁延不愈,无疼痛或微痛,五心烦热,潮热骨蒸,口干不渴,舌红苔少,脉细数。

治法:泻心火兼清脾热。

组方:导赤散加黄连、枳壳、炒栀子、蒲公英。

(3)气血两虚证

证候:常见劳累后发作或加重,溃疡周围黏膜色淡白,中央凹陷,疼痛较轻。患者常见神疲乏力,头晕目眩,心悸气短,纳少便溏,舌淡苔白,脉细软。

治法:补益气血。

组方:参苓白术散或归脾汤加谷芽、麦芽、炒白芍、炮姜。

(4)脾肾阳虚证

证候:口舌生疮,溃疡面较大,轻微疼痛,色淡,周围颜色不红,持续时间长,反复发作。患者常伴面色苍白,精神疲倦,时有形寒肢冷,面浮肢肿,下利清谷,小腹冷痛,小便多,舌质淡苔白,脉沉细无力。

治法:温中健脾。

组方：理中汤合《金匮》肾气丸加吴茱萸、黄连、谷芽、麦芽。

（四）治未病调养

1. 中医药特色治法

（1）艾灸法：取命门、关元、神阙、足三里、脾俞穴、肾俞穴艾条悬灸，灸至皮肤潮红，热感深透，身出微汗为宜，每次 30 min，每日 1 次，同时配服桂附地黄丸 8 粒，每日 3 次。

（2）针刺法：取双侧三阴交、合谷、劳宫、太冲穴及患侧颊车、地仓穴，常规针刺，其中颊车、地仓采用透刺法，实证采用泻法，虚证平补平泻，每 10 min 行针 1 次，留针 30 min，每日 1 次。

（3）外敷法：取新鲜芦荟 30 g，捣碎局部外敷。

（4）穴位贴敷：吴茱萸 20 g 研细末，加食醋适量调成糊状，外敷双足涌泉穴，每晚 1 次，次日早晨取下，10 次为 1 个疗程。

2. 食疗方

（1）绿豆冬瓜汤：绿豆 30 g，冬瓜 120 g，生姜 5 片，大枣 10 枚。

制法：加入适量水，炖烂后即可。

（2）苦瓜茶：鲜苦瓜 160 g（干品 80 g），适量蜂蜜。

制法：开水冲泡，待水稍温后加入适量蜂蜜。

多食富含维生素 C 的水果蔬菜，如猕猴桃、橙子、西兰花、西红柿等。

（五）典型病案

刘某，男，64 岁。

初诊（2016 年 11 月 16 日）　患者缘于 6 年前无明显诱因下出现口破生疮，疼痛难忍，遂于当地医院就诊，给予对症治疗后症状缓解。而后，上述症状反复发作，今日再发，故来我院就诊。现症：口破生疮，疼痛难忍，吞咽困难，伴四肢乏力，口干不欲饮，寐而易醒，大便日行 2~3 次，质地偏稀，不成形，夹有不消化食物残渣，无饥饿感，多食则见腹胀、纳呆，面色少华，神疲倦怠，少气懒言，形体消瘦，舌质娇嫩，边有齿印，舌体胖大，苔薄白，脉细滑。

中医诊断：口疮（脾胃虚损，中气不振）。西医诊断：复发性口腔溃疡。

治法：健脾益胃，补气和中。处方：参苓白术散加减。

党参、茯苓、怀山药、炒枳壳各 15 g，炒白扁豆、炒白术、陈皮、紫苏梗各 10 g，炒谷芽、炒麦芽、薏苡仁各 20 g，莲子 7 枚，三七粉 3 g（冲服），炙甘草 6 g，砂仁 6 g（后下），神曲 15 g，升麻 6 g。

7 剂。水煎服，每日 1 剂。

另康复新口服液每次 10 mL，口服，每日 3 次。

二诊（2016 年 11 月 23 日）　患者诉服药 5 剂后，口疮减轻，乏力、腹胀好转，大便成形。

效不更方,再服 7 剂。

三诊(2016 年 11 月 30 日)　口疮已结痂,诸症消除。

继续服 14 剂,巩固疗效。随访至今症状未复发。

[**按**]脾胃主运化水谷精微,脾胃气虚,运化无力,故食少纳呆;食后不得消化,故胃胀;脾胃为后天之本,气血生化之源,脾胃气虚,则气血不足,故面色少华、四肢乏力、肌肉消瘦;脾开窍于口,其华在唇,脾气不升,津液不得上承,水谷之精不得濡养口唇,故见口干不欲饮、口疮。方中党参、白术、茯苓益气健脾渗湿为君;配伍山药、莲子助君药以健脾益气,兼能止泻,并用白扁豆、薏苡仁助白术、茯苓以健脾渗湿,均为臣药;更用砂仁醒脾和胃,行气化滞,是为佐药,紫苏梗行气宽中,亦为佐药;甘草健脾和中,调和诸药,共为佐使。神曲消食化积、固肠止泻,炒枳壳、炒谷芽、炒麦芽相合能宽中消食,调节脾胃气机升降;升麻发表透疹、清热解毒、升阳举陷,药达病所,以治口疮;三七粉活血化瘀、止痛,有修复黏膜作用。纵观全方,补中气、渗湿浊、行气滞,使脾气健运、湿邪得去,则诸症自除。

中医药治疗复发性口疮具有疗效明确、毒副作用及不良反应少、复发率低的优点。张小萍通过临床总结发现,脾胃虚弱型复发性口疮,当以扶正为主,益气健脾为关键。其治疗时遵循舍证从脉的原则,注重舌诊、治病求本,运用参苓白术散加减治疗脾胃虚弱型复发性口疮,不仅临床疗效高,且价格低廉,值得进一步探讨。

六、慢性湿疹

(一)疾病评述

慢性湿疹是常见的皮肤病之一,是由于复杂的内外因素激发而引起的一种具有明显渗出倾向的皮肤炎症反应,其主要表现为患处皮肤肥厚浸润,表面粗糙,或呈苔藓样变,颜色褐红或褐色,多局限于某一部位,界限清楚,反复发作,时轻时重,常伴有丘疱疹、流水、抓痕,剧烈瘙痒等症状。参考历代中医文献可知,慢性湿疹属中医学"湿疮""粟疮""浸淫疮""血风疮"等范畴。西医治疗本病可用抗组胺药、皮质类固醇类激素、抗生素、免疫系统药物、改善皮肤通透性的药物等。中医多从风湿热论治,应用大量清热祛风化湿类中药,虽说这些药物治疗慢性湿疹可在一定程度上暂时缓解其症状,但易反复发作,缠绵难愈。

(二)脾胃气化论治思路

张小萍认为本病特点虽形于外但实质发于内,其主要病因为湿,内湿、外湿相合,加之感受风热之邪而发。而脾胃气化功能失调是湿疹发病的一个尤为重要的因素。脾胃属中央土,脾为阴土而喜燥恶湿,胃为阳土而喜润恶燥。脾主运化水谷精微,胃主受纳腐熟水谷,脾胃为气血生化之源,故又谓之为中气。中气如轴,四维如轮,脾胃升降出入有序而运四维,则机体气血生化有源、津液分布有序、营卫和而表里固,为机体维持一个动态平衡的内稳环境。当这稳态遭到破坏,脾胃气化功能失调时,湿自内而生,加之外感风湿热之邪,内外相加则发为湿疹,故湿疹的发病机制大抵可从脾胃气化的以下四个方面进行分析。

（1）湿疹与脾胃燥湿的关系：张小萍认为燥湿相宜为脾胃气化之物质基础。脾乃阴脏喜燥恶湿，体阴多而用阳少，叶天士谓："太阴湿土，得阳始运。"李东垣谓之"脾为死阴，受胃之阳气，能上升水谷之气于肺，上充皮毛，散入四脏"。相对于胃，脾为先天气不足之死阴，一旦有病，即为脾气虚或脾阳虚而生内湿，湿邪复困脾土，周而往复。胃乃阳腑喜润恶燥，体阴少而用阳多。叶天士谓："阳明阳土，得阴自安。"相对于脾，胃本身阴血不足，故其本身之阴血相对值得重视，一旦胃腑有病，多为胃阴伤而出现胃燥之证。然胃腑与外界直接相通，为人体受盛化物之所，饮食化为精微向全身运输，皆需赖胃阳之气才能正常，故而胃腑有病，气血生化乏源，卫外不固而易感动外邪。总之，脾胃燥湿平衡失调，则脾不能化湿而湿自内生，胃不能腐熟水谷而气血乏源、卫外不固而外邪来犯，同气相求，两邪相加而发为湿疹。

（2）湿疹与脾胃升降的关系：张小萍立足于"饮入于胃，游溢精气，上输于脾，脾气散精，上归于肺，通调水道，下输膀胱，水精四布，五经并行"，指出脾胃升降有度为脾胃气化的根本体现。脾升胃降，则其输布水精，调节水液代谢的功能可正常发挥；若是脾胃升降失常，则津液输布代谢障碍而水湿停聚，湿困脾土而气血化生不足，营卫不充，外来风、湿、热邪易与内湿相互搏结，发于肌肤腠理之间导致疾病发生。

（3）湿疹与脾胃纳化的关系：脾主运化，能够帮助胃及小肠消化水谷、吸收精微，"为胃行其津液"，将精微布散全身，为胃的收纳腐熟提供营养。胃主受纳，能够接受容纳饮食水谷，并能将之腐熟而变为食糜，为脾的运化作好准备；脾胃纳化功能正常，则气血生化充足，脾胃为中土，为气血之源，是谓中气，中气如轴，四维如轮，轴运而轮转，人自安和。若脾失健运，水谷精微不能很好吸收，一方面气血生化无源，另一方面则不能化湿；胃失受纳则影响脾之运化，两者相互为因，进一步增加内湿的形成。《脾胃论》称："元气之充足，皆由脾胃之气无所伤，而后能滋养元气。"根据流行病学研究表明，湿疹的发病与免疫力低下成正相关，而元气不足势必影响人之免疫力，故而增加湿疹的发生概率。

（4）湿疹与脾胃出入的关系：张小萍认为卫外营内是脾胃气化的重要功能。《灵枢·营卫生会》有云："人受气于谷，谷入于胃，以传与肺，五脏六腑，皆以受气，其清者为营，浊者为卫，营行脉中，卫在脉外，营周不休。"营卫之气同为脾胃化生水谷精微而成，脾胃化生不足则其气必虚。李东垣提出："元气、谷气、荣气、清气、胃气、生发诸阳上升之气，此六者，皆饮食入胃，谷气上行，胃气之异名，其实一也。"营气、卫气实则脾胃出入之气也。若是脾胃出入废则营卫不固，外风、湿、热邪则趁虚而入，恰与内湿相合而发为本病。

概而言之，湿疹的发病系由于脾胃气化失司，不能化湿，气血生化乏源，卫外不固，内湿与外感风湿热邪相互搏结，发于肌肤导致疾病发生。脾胃之燥湿、升降、纳化、出入共同构成脾胃气机之枢纽，它们之间相互影响，相辅相成。若有一方平衡失调，则势必影响其他几方面，影响脾胃气化之功能，进而加重内湿的形成，并且易于被外邪来袭；且湿为阴邪，其性黏腻，重浊趋下，日久蕴而化热，湿热胶着，更是导致本病缠绵难愈，反复发作。

张小萍治疗湿疹旨在复脾胃气化之功,使脾胃健运,而邪不可干。故在治疗慢性湿疹急性发作时主张先祛湿热兼以止痒,使脾胃不为湿热之邪所困,遣方用药喜在四妙散基础上加用地肤子、白鲜皮、苦参加强清热祛湿止痒之功,同时久病夹瘀,加用赤芍、牡丹皮清热凉血以涤荡血中蕴热;生甘草清解湿热之毒,诸药相合,共奏清利湿热、止痒、健脾之功。待诸症缓解后则应健运脾气以固本防止复发,方选参苓白术散,方中此方不仅可健运脾气,还可燥湿化湿。如此,使脾胃升降出入有序,复其气化功能而断湿之来路。由于脾胃为人体气机升降之枢纽,张小萍常在辨证遣方基础上加用炒枳壳调节脾胃气机,使其升降有度;炒谷芽入胃,炒麦芽入脾,二者相合顾护中气,亦调节脾胃升降,有升有降,以增健脾化湿之力。

(三)辨证论治

(1)湿热蕴肤证

证候:皮损泛发,潮红肿胀,瘙痒剧烈,抓破渗液流脂水。心烦,口渴,小便短赤,舌红,苔白或黄,脉弦滑或滑数。

治法:清热利湿止痒。

组方:龙胆泄肝汤合萆薢渗湿汤加茯苓、鱼腥草、地肤子、枳壳、苦参。

(2)脾虚湿盛证

证候:皮损色淡红,渗出结痂,四肢多发,抓后糜烂渗出,可见鳞屑。口渴不思饮,大便不干或溏泻,舌质淡,舌胖苔腻,脉沉缓或滑。

治法:健脾利湿止痒。

组方:除湿胃苓汤或参苓白术散加地肤子、白鲜皮、紫荆皮、谷芽、麦芽。

(3)血虚风燥证

证候:皮损反复不愈,肥厚脱屑,瘙痒,有抓痕或血痂,皮肤色暗或色素沉着,遇热加重。舌质淡,苔薄白,脉沉细或沉缓。

治法:养血润肤,祛风止痒。

组方:当归饮子或四物消风饮加徐长卿、蝉蜕、枳壳、酸枣仁。

(四)其他治法

1. 中药外涂　取蛇床子 15 g、苦参 20 g、黄柏 10 g、地肤子 10 g 研成粉末加入醋调成膏状外涂局部,每次 20 min,每日 1 次。局部严重破损、感染者禁用。

2. 中药药浴　土槿皮 30 g、红花 15 g、苦参 30 g、桃仁 30 g、黄柏 30 g、蛇床子 15 g,将上述诸药混合沸水煎煮 30 min 后,每次取 3 000 mL 药汁和温水 1:10 的比例稀释后浸泡全身或局部,温度在 40~45℃ 为宜,每次 30 min,两日 1 次。

3. 针灸治疗　取足三里、阴陵泉、血海、手三里、曲池、丰隆、合谷穴,常规针刺,得气后足三里、手三里进行温针灸,留针 30 min,每 15 min 行针 1 次,每日 1 次。

4. 刺络拔罐法　梅花针直接扣刺于患处,火罐取背部膀胱经的背俞穴,留罐 20 min

即可,每日 1 次。

（五）治未病调养

1. **生活起居方面**　重视良好生活习惯的培养,避免抓挠皮肤,尽量少熬夜,减少上网的时间,及时地更换内衣内裤,内衣内裤的面料尽量选择棉质。同时避免使用肥皂水和洗衣液等对衣物进行清洗。避免自行购买药物,对于患处皮肤进行干预,女性需要减少化妆品涂抹的次数,以便于降低过敏情况发生。

2. **饮食方面**　以清淡饮食为主,避免刺激性较大的食物,避免食用辣椒、葱、姜、蒜,禁止食用鱼、虾、蟹等海鲜产品和牛、羊肉等膻味食物。

3. **运动方面**　适当安排运动计划,在一定程度上提高免疫力,增加皮肤接触空气的概率,促进湿疹的恢复,保证具有良好的正确的心态。

（六）典型病案

王某,女,30 岁。

初诊(2016 年 5 月 10 日)　主诉:反复外阴部瘙痒皮疹 10 余年。刻下症见:外阴部可见片状红色丘疹,因瘙痒不适而挠破流水。患者既往有慢性湿疹病史 10 余年,多次外院就诊,口服氯雷他定及外涂盐酸氢化可的松(尤卓尔)、复方醋酸地塞米松软膏(皮炎平)等均不能根治。晨起恶心呕吐,口干口苦,神疲乏力,纳一般,寐尚可,大便黏滞不爽,质溏软,量少,日行 2～3 次得尽,小便偏黄。舌质淡,舌体偏胖大,舌边稍有齿印,苔黄腻,舌根部尤甚,脉弦滑稍数。

中医诊断:湿疮。西医诊断:慢性湿疹。

治法:先祛湿热兼以止痒,后专攻健脾化湿。处方:

苍术 10 g,黄柏 10 g,川牛膝 10 g,薏苡仁 20 g,地肤子 10 g,生甘草 6 g,白鲜皮 10 g,赤芍 15 g,牡丹皮 10 g,苦参 10 g。

7 剂,每日 1 剂,水煎服,早晚各 1 次。

二诊(2016 年 5 月 17 日)　患者自觉皮疹瘙痒较前明显好转,部分开始结痂,稍觉口干口苦,大便较前稍通畅,仍有晨起恶心欲呕,乏力思睡,纳寐尚可,小便平,舌质淡,舌边有齿印,苔薄黄腻,脉弦细而滑。

守初诊处方继续服用 7 剂。煎服方法同前。

三诊(2016 年 5 月 24 日)　患者皮疹均结痂,部分脱落,瘙痒明显减轻,仍有乏力、思睡,但较前改善,纳寐尚可,大便溏软,每日 2 次,小便平。舌质淡,舌体偏大,舌边有齿印,苔淡黄而薄腻,脉弦细而滑。

守上方 7 剂。煎服方法同前。

四诊(2016 年 6 月 1 日)　患者皮疹痂壳基本脱落,诉近来无瘙痒不适,仍有四肢困重思睡,纳食不馨,大便不成形,小便调,舌质淡,舌体偏大,舌边稍有齿印,苔薄腻,脉细而滑。处方:

党参 15 g,白术 10 g,茯苓 15 g,白扁豆 10 g,陈皮 10 g,莲子 7 枚,炙甘草 6 g,怀山药 15 g,砂仁 6 g,薏苡仁 20 g,紫苏梗 10 g,炒枳壳 15 g,炒谷芽 20 g,炒麦芽 20 g。

上方 7 剂,每日 1 剂,水煎服,早晚各 1 次。

五诊(2016 年 6 月 7 日)　患者神疲乏力较前明显好转,纳增,寐尚可,大便日行 2 次,成形,小便调,舌质淡红,苔薄腻,脉细滑。

守上方 15 剂,每日 1 剂,水煎服,早晚各 1 次。随访 4 个月,未见复发。

[按]　湿疹病因主要为湿,是内湿与外感风湿热之邪相搏结为病,加之湿性重浊黏滞,易蕴而化热,湿热胶着,复又困脾,循环往复,缠绵难愈,这些共同造成了湿疹迁延不愈,反复发作的特点。湿疹的病机看似复杂,但主要是机体脾胃气化功能失衡,不能化湿,气血生化乏源,卫外不固,导致本病。所以治疗湿疹时要注重调和脾胃功能,在湿疹急性发作时先祛湿热兼以止痒,使脾胃不为湿热之邪所困,待诸症缓解后,则应健运脾气,复脾胃之升降纳化出入,固后天之本,断湿之来路。

七、月经病

(一)疾病评述

月经病是妇科临床常见病、多发病,被列为妇科病之首,是指以月经的周期、经期、经量异常为主症,或伴随月经周期,或以绝经前后出现明显症状为特征的疾病。常见的月经病有月经不调,包括月经先期、月经后期、月经先后无定期、月经过多、月经过少、经期延长、经间期出血、崩漏、闭经、月经前后诸证以及绝经前后诸证等。

月经病多因寒热湿邪侵袭、情志因素、房劳所伤、饮食失宜、劳倦过度等引起脏腑功能失常,气血失调,间接或直接地损伤冲、任、督、带和胞宫、胞脉、胞络,以及肾—天癸—冲任—胞宫功能失调而致。此外,痛经、月经前后诸证等疾病,除致病因素外,又与经期及经期前后气血变化、血海盈亏等特殊生理状态有关;再有,体质因素对月经病的发生和发展也有重要影响,尤其是气郁质、血瘀质、气虚质人群易发生月经病。本病病机为肝、脾、肾三脏功能失常,导致气血失衡,冲任损伤。如《景岳全书》曰:"月经之本,重在冲脉,所重在胃气,所重在心脾生化之源。"《傅青主女科》中有"经水出诸肾"之说,《医学真传》云:"盖冲任之血,肝所主也。"脾胃为后天之本、气血生化之源,若脾胃运化失常,则可导致气血化生无源,气血亏虚,则血海空虚,又因脾主统血,可主经血循经而走,不溢出脉外,脾虚则统摄无权,血不循经而溢出脉外;若肾精不足,天癸衰竭,任脉不通,阴阳失调,必然导致月经不调;肝主疏泄,可调节任冲二脉的生理活动,肝气畅达,血脉流通,月经按期来潮,此外肝藏血,亦为月经产生的来源之一,若肝血不疏、肝血不藏皆可引起月经失调。

(二)脾胃气化论治思路

1. 月经不调

(1)调脾胃以助运化:张佩宜认为脾胃为后天之本,气血生化之源。若后天失养,脾虚失摄,则月经或先期而至,或量多淋漓而色淡。并且冲任二脉附隶于阳明,阳明经脉气血衰少则冲任不为充盈而月经量少。其治疗常用温经汤之意,取当归、白芍、川芎养血和血,党参、半夏、麦冬补益阳明、太阴之气血成方。若虚热丛生则加牡丹皮、栀子,若中阳不振则加桂枝,并喜用合欢皮、郁金疏肝理气。

张海峰认为脾胃受邪,则气化无力,气化无力则后天失养,后天失养则气血亏虚,因而气虚固摄无权,导致月经不调,伴见神疲乏力、面色萎黄、舌淡苔薄或白、脉弱等症,多用归脾丸为主进行加减,因其能补气养血,兼补益心脉,血为心化赤而来,兼调心脉,能促进血液生成。脾虚日久,多有血虚,可加四物汤,但应用时,需注意熟地的用量要减少,以免滞碍中焦运化之职。方中常加小剂量砂仁、白豆蔻等以启脾助运化,如经量过多,则川芎用量宜少,甚或不用,因其辛香走窜,可能增加出血量;气虚日久,出现阳气下陷者,可加升麻、柴胡升阳举陷,助脾气化。

张小萍在继承先辈学术思想的同时,结合自身临床实践,认为欲调月事,应先调脾胃以助运化,脾胃和调,则气血充足,升降有度,气机条达,月事可以时下。常喜用药对来调脾胃,如谷芽配麦芽来生发脾胃之气,启脾以助运化,枳壳配升麻调节脾胃气机之升降。

(2)理气机以治肝:肝为刚脏,多气多血,喜条达而恶抑郁。若其人素体阳亢,肝气逆乱;或肝经火热,迫血妄行;或肝失疏泄,气机郁滞,横逆克土,久而化火,均会导致月事失常。正如《傅青主女科》所说:"夫肝主藏血,气结而血亦结,何以反致崩漏?盖肝之性急,气结则急更甚,更急则血不能藏,故崩不免也。"所以,张佩宜认为治肝要懂肝体阴而用阳之道,肝阴不能衰少,肝气以辛为用而不能怫郁。他喜用白芍、枸杞等药柔肝,以合欢皮、郁金、玫瑰花疏肝;若风阳内动,则用石决明、牡蛎潜镇肝风;有热者加用牡丹皮,甚则犀角、羚羊角等泄肝火。

张海峰认为肝体阴而用阳,女子则阴血本易亏虚,肝气尤易怫郁,但有情怀不能舒畅,则气机为之郁滞,乘克脾土,致脾气化无力,久之则无血来养,体阴不能充足,则阳气乖张,滞血迫血,诸症丛生。临床常见月经后期或先后无定,或量多或量少,或经中夹有血块,肝经所过之处或胀或痛,脉弦等症。治疗过程中,宜补泻兼用,勿伐天和,常用逍遥散加减:以当归、白芍养血来补肝体,柴胡、香附、郁金等疏解以达肝用;川芎行气化瘀以导滞;伴阴血亏虚者,加熟地、制何首乌、阿胶等补益精血;伴气郁化火者,加牡丹皮、赤芍等清血中伏热;伴气虚者,加党参、白术等健脾益气。治疗中注意疏肝理气,但即使气郁较甚,亦不可过用苦燥之药,因其易伤阴而伐肝体,宜选用郁金、合欢皮、佛手等理气而不伤阴之药。

张小萍认为治肝以理气机为要,女子以肝和为贵,调理阴阳平衡,使全身气血平和,则月事方能以时下,而肝主疏泄,与女子经、带、胎、产等密切相关,故肝气和顺对于女子尤为重要。其临床常用逍遥散、柴胡疏肝散加减,或用疏肝养肝之药对,如柴胡配白芍疏肝养血、白术配白芍疏肝健脾、柴胡配合欢皮疏肝解郁、当归配白芍养血益肝等。

(3)养精血以补肾:《傅青主女科》言"经水出诸肾"。肾藏精,为先天之本,肾精充足,则月事能正常溢泻。张佩宜喜用二至丸加味以补肾,取女贞子甘苦凉、滋肾养肝,配墨旱莲甘酸寒、养阴益精凉血止血,二者合用性味平和,补肝肾养阴血而不滋腻,为平补肝肾之剂。在此基础上,又常搭配熟地、龟甲胶等加强补肾阴之力,当归养血,阿胶补血,黄芪补益气血。至于瘀血、痰湿、气滞、火热等病理产物的治疗,则随证加减。

张海峰认为肾为先天之本,为元阴、元阳之所在,临床所见之月经不调,当有阴阳病证之不同。元阴不足者,易虚火内生,表现为月经先期或先后不定,量或多或少,或淋漓不尽,色常鲜红,舌红苔少而脉沉细数;元阳不足者,易虚寒内生,表现为月经后期或先后不定,或月经过少,或闭经,色常黯淡,舌淡红或白,苔薄而脉沉细无力。常用左归丸加减以补肾阴,用右归丸加减以壮肾阳,常加用阿胶、鹿角霜等血肉有情之品,来填精益髓。

张小萍认为先天不足后天来补,月经不调以肾气亏虚为根本,肾气亏虚需要补益气血,而脾胃为气血生化之源。此外,补益肝肾之药多滋腻碍胃,故在补肾气的同时,常用健脾和胃之药来增强对药物的吸收,如生姜配大枣以和胃、党参配甘草以健脾益气、谷芽配麦芽以生发胃气等。

2. 崩漏　张佩宜根据"肾气盛,天癸至,太冲脉盛,月事以时下"的理论,认为崩漏的发生主要在于肾气实质性虚弱或者肾气功能出现障碍。肾气充足,功能正常,则天癸按时而至,月经随之来潮。如果肾气虚衰,或瘀血、痰湿、气滞、火热等病理产物的存在则会影响肾气功能,以致冲任不固,月事非时而下,或量多如注,或淋漓不止,崩漏成矣。

对于崩漏的治疗,张佩宜曾言:"塞流、澄源、复旧"三法为治疗大法。《丹溪心法附余》曾指出:"初用止血以塞其流,中用清热凉血以澄其源,末用补血以复其旧。"据此可证崩漏三法与血证四法(止血、消瘀、宁络、补虚)同源而异流。其中"塞流"治标犹如"止血","澄源"仿如"消瘀、宁络"贯穿始终,"复旧"则与"补虚"同为治本之道。"塞流""复旧"均以血为人体之精微,不能妄失为据;"澄源"之法,则视何因而用之。

(1)塞流:"塞流"则用海螵蛸、茜草炭、墨旱莲等药,其中海螵蛸与茜草相配源自《内经》中的"四乌鲗骨一藘茹丸"。张佩宜认为本方使用不仅为血枯而设,需根据月经情况调整用药比例而能起到意想不到的效果。若月经较多,则海螵蛸可大剂使用,或弃茜草不用,或加茜草炭;若经如炭末,可径用茜草并加重用量,为通因通用之法。

(2)澄源:"澄源"之法,则视何因而用之。或清热,或补益,或固涩,或逐瘀,终使脉道宁静,冲任固摄为准。尤其是化瘀之药的使用,尤应贯穿始终,因月事已下,为离经之血,必有留瘀,若使脉道能畅通,则留瘀必去。

清热则有虚实之分。实热者当抑其沸腾之势,需直折其火,用栀子、黄芩、生地、牡丹皮、犀角等;虚热者当滋阴清热,用墨旱莲、生地、白芍、败龟甲、牡丹皮、栀子等。

活血逐瘀则用海螵蛸、茜草、鸡血藤等,以达活血化瘀、止血调经之效。对于崩漏患者,本已伤正,阴血不足,所用逐瘀之药当柔,不可骤然使用红花、桃仁等药。张佩宜所用海螵蛸、茜草除了能活血之外,亦能止血,鸡血藤亦有养血之功。

（3）复旧："复旧"之法，并不是当血止后方用，而是要根据病情全程使用。因患者崩中下血，经血淋漓，已伤及阴血，故入手就要考虑补虚，但治疗中有用药轻重之别。若虚弱之象重则入手即大剂补虚，以防脱变之虞；若虚弱之势缓者，则可血渐止之后缓缓图之。补血用阿胶、当归、熟地；益气用黄芪、西洋参、白术，其中西洋参兼能生津，白术温润不燥，对伤阴患者较为适用，张佩宜临床中尤为爱用。

张小萍认为治疗崩漏应遵循"急则治其标，缓则治其本"的原则，急性出血期应"塞流"与"澄源"并举，宜固摄升提，多采用益气止血之药，不宜用辛温行血之药，以防失血过多，常用当归补血汤合失笑散加味治疗。血止后则以"复旧"之法为主，采用健脾、调肝、补肾、化瘀等法，恢复正常月经周期，常用当归补血汤、生脉饮、二至丸三方合方加味治疗。

3. 痛经　张海峰认为，本病发生病位在冲任，变化在气血，其要在肝、脾、肾。其中，肝藏血，血有余则溢泻于冲任为月事，又肝主疏泄而条达气机，女子以肝为先天，情志怫郁，则气机郁滞，血行不畅，经来不畅，发为经前而痛；脾主生化，为气化生化之源，脾气亏虚，运化不足，则气血无以生，冲任不足，经行而血海空虚，胞宫失养，则经后为痛。肾藏精，为元阴、元阳之主，肾精不足，则冲任俱亏，经行而血海空虚，胞脉失养则绵绵作痛。此外，引起气血变化的还有湿热邪气阻滞胞络，经行之时，血行不畅，故而作痛。

本病治疗应按周期来论治，分经前期、经期、经后期3个阶段。经前期痛病机在于肝气怫郁、气血不畅、湿热阻滞、血运受阻，治当以疏肝理气、活血化瘀、清热化湿、行气活血为主；经期血已外溢，但未全出，当以养血和血，理气通络为主；经后期气血全出，治当以益气养血、活络止痛或滋养肝肾、和血止痛为原则。虽分阶段论治，但用方则一，概以四物汤加减。方中熟地滋阴养血，当归补血养阳；芍药和肝阴，川芎和肝阳。诸药合用，阴阳两调，养血而不滞，和血而不伤血。经前疼痛如未见明显气血亏虚之象，则去熟地之滞，加柴胡、香附、佛手等理气之品，瘀血较重则加重川芎用量，并加益母草或茺蔚子，甚则桃仁、红花等活血通络之品；经中作痛则减川芎用量，加重白芍用量以缓急止痛，并加延胡索等加强止痛之功；经后则加重当归、熟地用量，重在养血，减川芎用量或不用。此外，辨证加减，如肝肾不足，则加制何首乌、枸杞子、菟丝子等；如气虚明显，则加黄芪、党参；如有血热，则加牡丹皮、丹参、赤芍等凉血；如肝郁较甚，则加郁金、合欢皮等；如有湿热，则去熟地，加白鸡冠花、薏苡仁、山药等。

4. 绝经前后诸证　本病又称为更年期综合征或围绝经期综合征，与妇女绝经前后的生理特点密切相关，其特点是出现在妇女绝经前后，临床表现为烘热汗出、烦躁易怒、潮热面红、失眠健忘、精神倦怠、头晕目眩、耳鸣心悸、腰背酸痛等。本病在古代医籍中无专篇论述，但根据其症状描述，应属于"脏躁""百合病""郁证"等疾病范畴。《素问·上古天真论篇》："七七任脉虚，太冲脉衰少，天癸竭，地道不通，故形坏而无子也。"女子七七之年，肾气渐衰，天癸渐竭，冲任二脉渐亏，月经将断而至绝经，提示本病与肾水亏虚有关。"肾为先天之本""五脏相移，穷必及肾"，肾之阴阳失调，每易累及其他脏腑，而其他脏腑病变，久之必累及于肾。故本病之本在于肾,常累及心、肝、脾等脏,致本病证候复杂。

张小萍认为本病本于肾,而发于肝,按五行相生理论,属"母病及子"关系。妇女天癸将绝,肾水衰少,木气难发,肝气怫郁,而冲任失调,出现绝经前后诸证。故治疗时遵循"滋水涵木"法则,采用补肾养肝为主,兼顾健脾解郁,常用六味地黄丸、丹栀逍遥散等方加减治疗。

(1)补肾以滋阴为主:本病总由肾气渐衰,天癸将竭,冲任亏虚,精血不足,或因情志抑郁,营阴暗耗,致使肾之阴阳失调,进而影响心、肝、脾诸脏功能紊乱,出现围绝经期综合征的种种征象。其根本是肾气衰竭,其中肾阴亏虚,则阴虚内热,故见潮热汗出,五心烦热,口干;肾阴不足,水不涵木,则肝失所养,致有肝阳亢盛,出现头晕头痛,目眩耳鸣,烦躁易怒;肾阳不足,则无以温煦脾土,可见乏力纳差;肾精不足而髓海不充,故见记忆力减退;肾气不足,冲任失固,故有月经紊乱,月经周期或先或后,经量或多或少。治疗则以六味地黄丸加味,既滋水涵木,又阴中求阳,常加用龟甲胶、女贞子、墨旱莲等补益肝肾,加用酸枣仁、远志、五味子、合欢皮等解郁养心安神,又因补益之品性多滋腻,故方中常加焦山楂、枳壳、谷芽、麦芽等药以助脾运化。

(2)养肝以疏泄为要:女子以肝为先天,肝为多气多血之脏,如情志抑郁致肝气不调,则气血不畅,易出现精神倦怠、腰背酸痛等症。张小萍认为,肝主疏泄,喜条达而恶抑郁,治肝养肝以疏泄为要,常喜用丹栀逍遥散加减,并酌情加用二至丸平补肝肾,合欢皮解郁安神。此外,张小萍还注重对脾胃气机的调节,因脾胃居中州,为全身气机疏泄之枢纽,因此脾胃气机升降有度,则肝气疏泄有度,常用升麻配枳壳、升麻配柴胡、香附配紫苏梗等药对以助气机升降平衡。

(三)辨证论治

1. 月经先期　月经周期提前7日以上,甚至10余日一行,连续3个周期以上者,称为"月经先期",病因主要是气虚和血热,病机为气虚统摄无权、血热扰动冲任,致血海不宁。本病相当于西医学排卵型功能失调性子宫出血病的黄体不健和盆腔炎症所致的子宫出血。

(1)脾气虚证

证候:经期提前,或兼量多,色淡质稀,神疲肢倦,气短懒言,小腹空坠,纳少便溏,舌淡红,苔薄白,脉缓弱。

治法:补脾益气,固冲调经。

组方:归脾汤加谷芽、麦芽、升麻、柴胡、怀山药、炒薏苡仁。

(2)肾气虚证

证候:经期提前,量少,色淡黯,质清稀,腰酸腿软,头晕耳鸣,小便频数,面色晦黯或有黯斑,舌淡黯,苔薄白,脉沉细。

治法:补肾益气,固冲调经。

组方:固阴煎加苍术、炒白术、谷芽、麦芽。

（3）阴虚血热证

证候：经期提前，量少，色红质稠，颧赤唇红，手足心热，咽干口燥，舌红，苔少，脉细数。

治法：养阴清热，凉血调经。

组方：两地汤加怀山药、鸡内金、谷芽、麦芽。

（4）阳盛血热证

证候：经期提前，量多，色紫红，质稠，心胸烦闷，渴喜冷饮，大便燥结，小便短赤，面色红赤，舌红，苔黄，脉滑数。

治法：清热降火，凉血调经。

组方：清经散加怀山药、知母、谷芽、麦芽。

（5）肝郁化热证

证候：经期提前，量多或少，经色紫红，质稠有块，经前乳房、胸胁、少腹胀痛，烦躁易怒，口苦咽干，舌红，苔黄，脉弦数。

治法：清肝解郁，凉血调经。

组方：丹栀逍遥散加茜草、天花粉、怀山药。

2. 月经后期　月经周期错后 7 日以上，甚至错后 3～5 个月一行，经期正常者，称为"月经后期"，亦称"经期错后""经迟"。本病相当于西医学的月经稀发。

（1）肾虚证

证候：经期错后，量少，色淡黯，质清稀，腰酸腿软，头晕耳鸣，带下清稀，面色晦黯，或面部黯斑，舌淡黯，苔薄白，脉沉细。

治法：补肾益气，养血调经。

组方：大补元煎加白术、怀山、谷芽、麦芽、鸡内金。

（2）血虚证

证候：经期错后，量少，色淡质稀，小腹空痛，头晕眼花，心悸失眠，皮肤不润，面色苍白或萎黄，舌淡，苔薄，脉细无力。

治法：补血养营，益气调经。

组方：人参养荣汤加谷芽、麦芽、海螵蛸、茜草。

（3）血寒证

1）虚证证候：经期错后，量少，色淡质稀，小腹隐痛，喜热喜按，腰酸无力，小便清长，面色㿠白，舌淡，苔白，脉沉迟无力。

治法：温经扶阳，养血调经。

组方：大营煎加党参、巴戟天、吴茱萸。

2）实证证候：经期错后，量少，经色紫黯有块，小腹冷痛拒按，得热痛减，畏寒肢冷，舌黯，苔白，脉沉紧或沉迟。

治法：温经散寒，活血调经。

组方：《妇人大全良方》温经汤加吴茱萸、艾叶、干姜。

3. 月经先后无定期　月经周期或前或后1～2周者，称为"月经先后无定期"，又称"经水先后无定期""月经愆期""经乱"。本病相当于西医学排卵型功能失调性子宫出血病的月经不规则。

（1）肝郁证

证候：经行或先或后，经量或多或少，色黯红，有血块，或经行不畅，胸胁、乳房、少腹胀痛，精神郁闷，时欲太息，嗳气食少，舌质正常，苔薄，脉弦。

治法：疏肝解郁，和血调经。

组方：逍遥散加桔梗、枳壳、谷芽、麦芽。

（2）脾虚证

证候：经行或先或后，量多，色淡质稀，神倦乏力，脘腹胀满，纳呆食少，舌淡，苔薄，脉缓。

治法：补脾益气，养血调经。

组方：归脾汤加怀山、鸡内金、谷芽、麦芽。

（3）肾虚证

证候：经行或先或后，量少，色淡，质稀，头晕耳鸣，腰酸腿软，小便频数，舌淡，苔薄，脉沉细。

治法：补肾益气，养血调经。

组方：《景岳全书》固阴煎加谷芽、麦芽、海螵蛸、茜草。

4. 月经过多　月经周期正常，经量明显多于既往者，称为"月经过多"，亦称"经水过多"或"月经过多"。本病相当于西医学排卵型功能失调性子宫出血病引起的月经过多，或子宫肌瘤、盆腔炎症、子宫内膜异位症等疾病引起的月经过多。

（1）气虚证

证候：行经量多，色淡红，质清稀，神疲体倦，气短懒言，小腹空坠，面色㿠白，舌淡，苔薄，脉缓弱。

治法：补气摄血固冲。

组方：《景岳全书》举元煎加海螵蛸、茜草、生龙骨、生牡蛎、谷芽、麦芽。

（2）血热证

证候：经行量多，色鲜红或深红，质黏稠，口渴饮冷，心烦多梦，尿黄便结，舌红，苔黄，脉滑数。

治法：清热凉血，固冲止血。

组方：《景岳全书》保阴煎加黄精、芡实、赤芍。

（3）血瘀证

证候：经行量多，色紫黯，质稠有血块，经行腹痛，或平时小腹胀痛，舌紫黯或有瘀点，脉涩有力。

治法：活血化瘀，固冲止血。

组方：桃红四物汤加陈皮、砂仁、木香、枳壳。

5. 月经过少　月经周期正常，经量明显少于既往，经期不足 2 日，甚或点滴即净者，称"月经过少"，亦称"经水涩少，经量过少"。本病相当于西医学性腺功能低下、子宫内膜结核、炎症或刮宫过深等引起的月经过少。

（1）肾虚证

证候：经来量少，不日即净，或点滴即止，血色淡黯，质稀，腰酸腿软，头晕耳鸣，小便频数，舌淡，苔薄，脉沉细。

治法：补肾益精，养血调经。

组方：《景岳全书》归肾丸加海螵蛸、茜草、党参、炒白术、谷芽、麦芽。

（2）血虚证

证候：经来量少，不日即净，或点滴即止，经色淡红，质稀，头晕眼花，心悸失眠，皮肤不润，面色萎黄，舌淡，苔薄，脉细无力。

治法：补血益气调经。

组方：《证治准绳》滋血汤加黄精、芡实、谷芽、麦芽。

（3）血瘀证

证候：经行涩少，色紫黑有块，小腹刺痛拒按，血块下后痛减，或胸胁胀痛，舌紫黯，或有瘀斑紫点，脉涩有力。

治法：活血化瘀调经。

组方：桃红四物汤加海螵蛸、茜草、山楂、神曲。

（4）痰湿证

证候：经行量少，色淡红，质黏腻如痰，体胖，胸闷呕恶，或带多黏腻，舌淡，苔白腻，脉滑。

治法：化痰燥湿调经。

组方：《叶氏女科证治》苍附导痰丸加厚朴、槟榔、山楂、神曲。

6. 经期延长　月经周期正常，经期超过了 7 日以上，甚或 2 周方净者，称为"经期延长"，又称"经事延长"。本病相当于西医学排卵型功能失调性子宫出血病的黄体萎缩不全者、盆腔炎症、子宫内膜炎等引起的经期延长。

（1）气虚证

证候：经行时间延长，量多，经色淡红，质稀，肢倦神疲，气短懒言，面色㿠白，舌淡，苔薄，脉缓弱。

治法：补气升提，固冲调经。

组方：举元煎（《景岳全书》）加海螵蛸、艾叶、煅龙骨、炒白术、阿胶。

（2）虚热证

证候：经行时间延长，量少，经色鲜红，质稠，咽干口燥，潮热颧红，手足心热，大便燥结，舌红，苔少，脉细数。

治法：养阴清热，凉血调经。

组方：《傅青主女科》两地汤合二至丸加加黄精、陈皮、谷芽、麦芽。

（3）血瘀证

证候：经行时间延长，量或多或少，经色紫黯有块，经行小腹疼痛拒按，舌紫黯或有小瘀点，脉涩有力。

治法：活血祛瘀，固冲调经。

组方：桃红四物汤合失笑散加海螵蛸、茜草、山楂、枳壳。

7. 崩漏　妇女不在行经期间阴道突然大量出血，或淋漓下血不断者，称为"崩漏"，前者称为"崩中"，后者称为"漏下"。本病相当于西医学无排卵型功能失调性子宫出血。

（1）肾阴虚证

证候：经血非时而下，出血量少或多，淋漓不断，血色鲜红，质稠，头晕耳鸣，腰酸膝软，手足心热，颧赤唇红，舌红，苔少，脉细数。

治法：滋肾益阴，固冲止血。

组方：《景岳全书》左归丸加海螵蛸、茜草炭、血余炭、阿胶。

（2）肾阳虚证

证候：经血非时而下，出血量多，淋漓不尽，色淡质稀，腰痛如折，畏寒肢冷，小便清长，大便溏薄，面色晦黯，舌淡黯，苔薄白，脉沉弱。

治法：温肾助阳，固冲止血。

组方：《景岳全书》右归丸加艾叶、海螵蛸、煅龙骨、巴戟天。

（3）脾虚证

证候：经血非时而下，量多如崩，或淋漓不断，色淡质稀，神疲体倦，气短懒言，不思饮食，四肢不温，或面浮肢肿，面色淡黄，舌淡胖，苔薄白，脉缓弱。

治法：健脾益气，固冲止血。

组方：《医学衷中参西录》固冲汤加仙鹤草、谷芽、麦芽、砂仁、升麻。

（4）血热证

证候：经血非时而下，量多如崩，或淋漓不断，血色深红，质稠，心烦少寐，渴喜冷饮，头晕面赤，舌红，苔黄，脉滑数。

治法：清热凉血，固冲止血。

组方：《简明中医妇科学》清热固经汤加怀山药、茜草炭、墨旱莲。

（5）血瘀证

证候：经血非时而下，量多或少，淋漓不净，血色紫黯有块，小腹疼痛拒按，舌紫黯或有瘀点,脉涩或弦涩有力。

治法:活血祛瘀,固冲止血。

组方:《实用中医妇科方剂》四草汤加海螵蛸、田七粉、柴胡、赤芍。

8. 痛经　凡在经期或经行前后,出现周期性小腹疼痛,或痛引腰骶,甚至剧痛晕厥者,称为"痛经",亦称"经行腹痛"。

(1) 寒凝血瘀证

证候:经前或经期小腹冷痛拒按,得热则痛减,经血量少,色黯有块,畏寒肢冷,面色青白,舌黯,苔白,脉沉紧。

治法:温经散寒,祛瘀止痛。

组方:《妇人大全良方》温经汤加益母草、艾叶、高良姜。

(2) 气滞血瘀证

证候:经前或经期小腹胀痛拒按,胸胁、乳房胀痛,经行不畅,经色紫黯有块,块下痛减,舌紫黯,或有瘀点,脉弦或弦涩有力。

治法:行气活血,祛瘀止痛。

组方:膈下逐瘀汤加柴胡、茺蔚子、佛手、蒲黄。

(3) 气血虚弱证

证候:经期或经后小腹隐痛喜按,月经量少,色淡质稀,神疲乏力,头晕心悸,失眠多梦,面色苍白,舌淡,苔薄,脉细弱。

治法:补气养血,和中止痛。

组方:黄芪建中汤加党参、炒白术、当归、谷芽、麦芽。

(4) 湿热蕴结证

证候:经前或经期小腹灼痛拒按,痛连腰骶,或平时小腹痛,至经前疼痛加剧,经量多或经期长,经色紫红,质稠或有血块,平素带下量多,黄稠臭秽,或伴低热,小便黄赤,舌红,苔黄腻,脉滑数或濡数。

治法:清热除湿,化瘀止痛。

组方:《古今医鉴》清热调血汤加白鸡冠花、薏苡仁、怀山药。

(5) 肝肾亏损证

证候:经期或经后小腹隐隐作痛,喜按,月经量少,色淡质稀,头晕耳鸣,腰酸腿软,小便清长,面色晦黯,舌淡,苔薄,脉沉细。

治法:补肾填精,养血止痛。

组方:《傅青主女科》调肝汤加制何首乌、枸杞子、菟丝子、砂仁。

9. 绝经前后诸证　妇女在绝经前后出现烘热面赤,进而汗出,精神倦怠,烦躁易怒,头晕目眩,耳鸣心悸,失眠健忘,腰背酸痛,手足心热,或伴有月经紊乱等与绝经有关的症状,称"经断前后诸证",又称"经绝前后诸证"。本病相当于西医学围绝经期综合征。

（1）肾阴虚证

证候：经断前后，头晕耳鸣，腰酸腿软，烘热汗出，五心烦热，失眠多梦，口燥咽干，或皮肤瘙痒，月经周期紊乱，量少或多，经色鲜红，舌红苔少，脉细数。

治法：滋肾益阴，育阴潜阳。

组方：六味地黄丸加龟甲胶、女贞子、墨旱莲、酸枣仁、合欢皮。

（2）肾阳虚证

证候：经断前后，头晕耳鸣，腰痛如折，腹冷阴坠，形寒肢冷，小便频数或失禁，带下量多，月经不调，量多或少，色淡质稀，精神萎靡，面色晦黯，舌淡，苔白滑，脉沉细而迟。

治法：温肾壮阳，填精养血。

组方：《景岳全书》右归丸加焦山楂、枳壳、谷芽、麦芽。

（四）其他治法

1. 针灸　月经病治疗常以足三阴和任督经脉腧穴为主，常用腧穴为足三里、气海、关元、太冲、太溪、三阴交、血海、阴陵泉等。

2. 按摩　月经不调可以按摩下腹及脐周、搓擦腰骶部，配合按揉关元、肾俞、血海、足三里等穴位，按摩、搓擦以 1～3 min 为宜，按揉穴位以 0.5～1 min 为宜。

3. 耳穴贴压疗法　月经病可以选择耳穴贴压，将王不留行籽贴于耳穴，常用耳穴有内生殖器、脾、肾、缘中、卵巢等。其中耳穴贴压治疗痛经是中医外治的优势病种之一，主要耳穴有内生殖器（子宫）、神门、交感、内分泌、肝、肾、皮质下、卵巢、脾等。

（五）治未病调养

1. 月经病用药宜忌　月经病病机为肝、脾、肾三脏功能失常，导致气血失衡，冲任损伤，因此本病多有气血亏耗，用药过程中注意调护气血，理气时不能伤阴动血，补益时不能滞脾碍胃，不可过用甘润滋腻、辛温香燥之品。

2. 月药病饮食宜忌

（1）宜：经前饮食宜清淡，进食易消化并富含营养之品，如新鲜果蔬、优质肉类、蒸蛋、果汁、养生粥面等；经行之时宜进食含铁丰富、润肠通便之物，如鱼、蛋、豆制品、新鲜蔬菜、花生仁、蜂蜜等。

（2）忌：经行之时忌浓茶及生冷辛辣酸敛之品；月经过少或月经后期者忌食生冷之物，如冷饮、苦瓜、黄瓜、凉拌菜等；月经过多或月经先期者忌食辛辣刺激易动血之物，如辣椒、桂皮、狗肉、牛肉、烈酒等；痛经者忌多食酸性食物，如食醋、李子、柠檬、青梅、山楂等。

3. 月经病食疗方

（1）气虚月经过多

原料：山药 200 g，黄芪 10 g，当归 15 g，生地 15 g，干姜 10 g。

制法：入砂锅同煮，加适量糖，至浓稠即可。

服法：每周 2～3 次，另每日泡服人参片 3 g。

（2）血热月经过多

1）原料：黑木耳 30 g，冰糖 15 g。

制法：先将黑木耳用微火炒香，加水一碗 150 mL 煮熟。

服法：用冰糖调服，每日 1 次。

2）原料：槐花 30 g，粳米 15 g。

制法：先将槐花水煎，去渣取汤，与粳米共煮为粥。

服法：饮服，每日 1 次。

（3）血虚月经过少

1）原料：鸡血藤 30 g，大豆 30 g。

制法：上两味加水煎服，服用时去药渣。

服法：食大豆及汤。

2）原料：三七 10 g，大米 30 g，山药 30 g。

制法：先将三七切片后加水煮 30 min，再将大米和山药加入共煮 30 min，成三七山药粥后服用。

服法：每日 1 次。

（4）血瘀型月经过少

1）原料：益母草 60 g，红糖 50 g。

制法：益母草加水 500 g，煎汤取汁 200 mL，服前加红糖。

服法：每日 1 次，服用后用热水袋暖腹。

2）原料：生三七 3 g，丹参 10 g，鸡蛋 2 枚。

制法：三七与丹参切片，加 1 000 mL 水共煮 30 min 后，敲鸡蛋 2 枚，煮 2～3 min 即可。

服法：食用蛋与汤，每日 1 次。

（5）月经后期

原料及制法：桃仁 5～10 g 水煎，每日 2～3 次。或生山楂 50 g，水煎去渣，冲红糖热服。

（6）月经不定期

原料：黑木耳 50 g，核桃 50 g，红糖 30 g。

制法：核桃打碎，与黑木耳放入瓦罐或小碗中，加水 100 mL，隔水炖 30 min。

服法：服前加红糖，每日 1 次。

（7）气郁月经不调

原料：玫瑰花 20 g，樱桃 10 g，白砂糖 30 g，粳米 100 g。

制法：粳米先用冷水浸泡 0.5 h 后捞出，加入 1 000 mL 水煮成粥，粥内放入玫瑰花瓣、樱桃、白糖，再煮 5 min，即可盛出食用。

服法：每日 1 次。

（8）血虚月经不调

原料：当归 20 g，红枣 10 粒，花生 20 g，枸杞子 10 g，红豆 20 g，生姜 5 g。

制法：砂锅共炖。

服法：每日 1 次。

4. 绝经前后食疗

（1）小麦茶：浮小麦 30 g，红枣 6 个，甘草 6 g，龙眼肉 5 粒。

制法及服法：水煎喝汤，吃枣和龙眼肉，每日 1 次，连服 7～10 日。

（2）菊楂决明茶：菊花 10 g，生山楂片 10 g，决明子 5 g，冰糖 25 g。

制法：将菊花、山楂片、决明子、冰糖放入保温杯中，以开水冲泡，盖严浸泡 0.5 h。

服法：频频饮用，每日数次。

（3）银杞明目汤：水发银耳 15 g，枸杞子 5 g，茉莉花 24 朵，红枣 5 枚等项均适量。

制法：将银耳洗净，撕成小片，用清水浸泡待用；茉莉花择去花蒂，洗净，放入盘内；枸杞、红枣洗净，待用。将汤锅置于火上，炖熟，装入碗内，将茉莉花撒入碗内即可。

服法：每周 2 次。

（4）黑木耳红枣粥：黑木耳 30 g，红枣 20 个，粳米 100 g，冰糖 15 g。

制法：木耳水发后撕成小片，红枣沸水泡后去核切丁，加糖渍 20 min，木耳与粳米熬成粥调入枣丁，加上冰糖，再煮 20 min 即可。

服法：每日 1 次。

（5）鲜百合汤：鲜百合 50 g，酸枣仁 15 g。

制法：先将百合用清水浸一昼夜，酸枣仁水煎去渣取汁，将百合煮热。

服法：每日 1 次，连汤服用，睡前服之为宜。

5. 月经病生活调养

（1）保持情绪稳定与乐观。

（2）保证充足睡眠与休息。

（3）适当体育锻炼。

（六）典型病案

案1　张佩宜治崩漏验案 1 则

熊右。

初诊　素有痰病，复受大惊，痰气逆沉于中，以致一身如坐舟车中，复崩中七八日，阴亏于下，阳越于上，多言则面赤心慌，脉来右大不受按，左关见弦。急则治标，先从固冲任，交通阴阳入手。

海螵蛸 2 钱，夜交藤 3 钱，女贞子 1.5 钱，漂白术 2 钱，生决明块 5 钱，合欢皮 1.5 钱，墨旱莲 1.5 钱，鸡血藤膏 1.5 钱，生龟甲 5 钱，西洋参 1.5 钱。

二诊 血崩已止,再镇肝养血为主。

海螵蛸 2 钱,夜交藤 3 钱,女贞子 1.5 钱,漂白术 2 钱,生决明块 5 钱,合欢皮 1.5 钱,墨旱莲 1.5 钱,鸡血藤 1.5 钱,生龟甲 5 钱,西洋参 1.5 钱,牡蛎块 5 钱,阿胶珠 3 钱。

三诊 血又略见,仍由血亏所致,再补血益气为要。

西洋参 3 钱,夜交藤 3 钱,生决明块 4 钱,桂圆肉 10 个,炙黄芪 2 钱,漂白术 2 钱,犀角片 4 分,女贞子 1.5 钱,小生地 2 钱,阿胶珠 2 钱,龟甲块 4 钱,鸡血藤膏 1 钱。

四诊 再息肝风兼理血分为主。

羚羊角片 6 分,夜交藤 3 钱,生石决明块 4 钱,川贝母 3 钱,西洋参 3 钱,合欢皮 1.5 钱,女贞子 1.5 钱,阿胶珠 3 钱,炙黄芪 4 钱。

五诊 虚风仍未得息,再养津液为主。

鲜石斛 4 钱,夜交藤 3 钱,决明块 1 两,川贝母 2 钱,西洋参 3 钱,羚羊角片 8 分,天竺黄 1 钱,合欢皮 1.5 钱,小生地 4 钱,漂白术 2 钱,阿胶 2 钱,瓦楞子块 3 钱。

〔**按**〕患者阴亏于下,阳越于上,多言则面赤心慌;脉来右大不受按为气阴不足,左关见弦急为肝风肆虐。此时,当养阴平肝,但患者崩中,多日未愈,若任其淋漓则阴血更虚,肝风更为劲急,甚则阴阳离决。故其治疗,当先从固冲任,交通阴阳入手——用海螵蛸、墨旱莲、女贞子滋阴凉血,固涩止血;生石决明、生龟甲潜镇肝阳,使上逆之阳气交于阴分;西洋参、漂白术补益既虚之中气;夜交藤、合欢皮养肝血、疏肝气、定心悸;鸡血藤养血活血、祛瘀血、通脉道。血止之后,再酌加黄芪、阿胶以补气阴,加牡蛎以加强镇肝。三诊时经血再现,故加犀角、生地加强凉血止血之功。患者素有痰疾,故四诊时为防肝风夹痰上扰,蒙蔽清窍,则又加川贝母、天竺黄化痰,用药层次分明,丝丝入扣,终竟全功。

案2 张佩宜治胎漏验案 1 则

余右。

初诊 小产去血过多,脉象细小如丝,心慌头晕皆由血去营空所致,加以循旧例服水酒等,恐血仍会涌来,发生血晕,早为之预借救急法为上,另以养血和冲任法以固本。

当归身 3 钱,吉林参须 3 钱,桂圆 10 个,甘草 3 分,炒白芍 3 钱,浮小麦 5 钱,柏子仁 1.5 钱,茯神 2 钱,桑寄生 4 钱,川芎 3 分,煨木香 4 分,漂白术 2 钱。

另高丽人参 4 钱另煎备用,若血行不止,大汗欲脱,先以参汤缓缓服之。

二诊 服养血理冲任法,血行虽略少而大汗不止,脉仍不起,亡阳脱变指顾间事,甚为紧急,而治标只有用参附汤合敛汗之法以挽颓势。

制附片 4 钱,煅龙骨 3 钱,浮小麦 1 两,高丽参 4 钱,煅牡蛎 5 钱,漂白术 6 钱,红枣 10 个。

外治法:牡蛎粉 1 两,米粉 1 两,用布包扑有汗处。

三诊 汗止血少,内瘀未清,惟正气未复,不能即用化瘀之剂,当再扶元固表。

高丽参 3 钱,桑寄生 3 钱,煨姜 8 分,远志肉 7 分,漂白术 2 钱,煨木香 7 分,红枣 10

个,熟酸枣仁 7 分,葫芦皮 1 钱,鸡血藤 1.5 钱,牡蛎块 5 钱,浮小麦 1 两(先煎代水煎药)。

四诊 脉已和平,至数分明,旧瘀未安,腹中懊恼,宜养血和血并用。

桂圆肉 10 个,柏子仁 2 钱,炒白芍 3 钱,煨木香 7 分,炙黄芪 2 钱,紫丹参 1 钱,鸡血藤 1.5 钱,茯神 2 钱,桑寄生 3 钱,全当归 1.5 钱,葫芦皮 1 钱,夜交藤 2 钱。

五诊 进化瘀之品,今即觉心悸更甚,此即气血两亏所致,过补过攻均非所宜,当从通络扶元。

高丽参须 3 钱,双钩藤 2 钱,鸡血藤 1.5 钱,炒白芍 3 钱,吉林参须 3 钱,紫丹参 2 钱,煨木香 7 分,川芎 3 分,柏子仁 2 钱,全当归 1.5 钱,鸡内金 1.5 钱。

六诊 精神回复,少腹尚痛,此瘀血未清,再以化瘀为主。

高丽参须 3 钱,紫丹参 2 钱,鸡血藤 1.5 钱,炒赤芍 3 钱,吉林参须 3 钱,全当归 1.5 钱,煨木香 7 分,川芎 3 分,柏子仁 2 钱,鸡内金 1.5 钱,制香附 1.5 钱,川芎 3 分,柏子仁 2 钱,红花 1 分。

[按] 先兆流产在古代医籍中称为"胎漏"。胎漏的原因大致分为虚实两类,虚者由肾虚不固或气血不足;实者由血热扰动或跌仆损伤。也可见到虚实夹杂者,如肝肾不足,阴虚内热,热扰胞络,迫血外出。张佩宜治疗本病,虚者主要用寿胎丸加减,若气血亏虚加党参、焦白术、黄芪、当归等药;血热用生地、白芍、黄芩、白术等药加减。

本案患者,气血不足,血不养胎,兼有肾虚不能固胎,故受孕 1 个月而有胎气不固,胎失所系而摇摇欲坠,小腹隐痛。腰为肾之府,肾虚腰失所养则腰酸;脾运失司,湿邪内生,冲气上逆,故见恶心,饮食不佳;舌质淡红,苔薄白,脉沉细皆为气血亏虚,肾虚失摄的表现。故治以固肾安胎,健脾益气。方用寿胎丸加减。方中菟丝子补肾益精;桑寄生、川续断、炒杜仲强腰固肾系胎;焦白术益气健脾安胎;黄芩清热安胎。方中不用阿胶者是因为胃纳不开,用之恐有腻膈之虞。后复加党参以加强益气之功。全方重在益气、补肾、固冲,方证对应,疗效显著。

案3 陈某,女,34 岁,已婚。

初诊 主诉:月经量减少 1 年余。患者平素月经规律,近 1 年月经量减少,未避孕未孕 4 年。于 2018 年在江西省妇幼保健院生殖中心行胚胎移植术。取卵 4 枚,配成 4 枚胚胎,移植 2 枚鲜胚后未成功,另外 2 枚培养未成。患者 13 岁初潮,经行 5～6 日,周期 25～28 日。末次月经 2018 年 12 月 3 日。经行腹痛。未怀孕,未分娩,既往无传染病史及家族遗传病史。

月经第二日抽血查内分泌:卵泡刺激素 12.03 mIU/mL,黄体生成素 5.92 mIU/mL,雌二醇 16.11 pg/mL,睾酮 9.58 ng/dL,促甲状腺激素 1.07 mIU/L。月经第二日 B 超示:左侧见 3 个窦卵泡,右侧见 2 个窦卵泡。患者内分泌结果显示:卵巢功能下降。患者要求中药治疗以改善卵巢功能。患者平素纳差,稍食多则胃脘胀,大便黏滞,睡眠一般,小便平。舌质暗红,苔白厚腻,脉弦滑。

中医诊断：月经过少，全不产。西医诊断：卵巢功能不全（POI），不孕症。

治法：健脾补肾，化湿和中。处方：

当归 10 g，川芎 6 g，茯苓 12 g，半夏 10 g，陈皮 10 g，苍术 10 g，香附 10 g，白术 10 g，厚朴 10 g，杜仲 15 g，菟丝子 15 g，熟地 15 g，赤芍 10 g，枳壳 15 g，甘草 5 g。

7 剂。

用法：水煎服，每日 1 剂，1 剂煎药汁 400 mL，中午及晚餐后各服 200 mL。

另用药：① 雌二醇/雌二醇地屈孕酮（芬吗通 2/10）。② 苍附导痰汤加减。

二诊 患者于 1 周后复诊，诉食欲改善，大便黏滞较前明显好转。舌质暗红，略紫暗，苔薄白略腻，脉弦滑。

守上方加三七 5 g（冲服）、丹参 10 g。再进 7 剂。

三诊 患者诉饮食正常，大便正常，小便平。舌质暗红，略紫暗，苔薄白，脉弦。

守上方减半夏、苍术、厚朴，加柴胡 10 g。再进 12 剂。

患者于 2018 年 12 月 31 日第二次月经，患者诉此次月经量较前稍增多，经期腹胀及腹痛较前改善。

继续口服雌二醇/雌二醇地屈孕酮，中药守三诊方口服 1 个月。

[按] 本例患者因下丘脑—垂体—卵巢轴功能减退致排卵功能障碍，从而出现月经过少及不孕。患者平素脾胃虚弱，易患痰湿之证；症见纳少腹胀，大便不爽，苔腻身困，为痰湿困脾之证，治应健脾燥湿，化痰调经，故采用苍附导痰汤为主方以健脾化湿和中，配合四物汤补血养血，另加补肾温阳之中药，既注重健运后天脾胃，又兼顾补益先天之肾。茯苓、半夏、陈皮、白术、甘草健脾化痰；苍术、厚朴燥湿健脾；香附、枳壳以疏肝理气，调节气机升降；熟地、当归、川芎、赤芍补血；杜仲、菟丝子温补肾阳。全方共奏健脾化痰，和中化湿之功。

案4 邓某，女，27 岁，已婚。

初诊 主诉：经行腹痛 10 余年，加重 1 年。平素月经规律，每次经期腹痛，夹血块，近 1 年经行腹痛加重。末次月经 2019 年 2 月 12 日，疼痛难忍，为治疗来院就诊。婚育史：已婚，G2P2，顺产 2 次。既往无家族遗传病史。妇科检查未见明显异常。B 超：子宫附件未见明显异常。血常规：血红蛋白 107 g/L，余基本正常。血凝无异常。患者诉每值经期下腹冷痛，伴腹胀，肢体酸重不适。舌质暗红，略紫暗，苔白厚腻，脉沉紧。

中医诊断：痛经。西医诊断：痛经，贫血。

治法：温经止痛，散寒除湿。处方：少腹逐瘀汤加减。

当归 10 g，川芎 6 g，赤芍 10 g，延胡索 15 g，蒲黄 15 g，五灵脂 15 g，没药 10 g，小茴香 10 g，茯苓 15 g，薏苡仁 20 g，肉桂 10 g，苍术 10 g，艾叶 10 g。

7 剂。水煎服，每日 1 剂。嘱其 1 周后复诊。

另用西药：屈螺酮炔雌醇片（Ⅱ），琥珀酸亚铁片。

二诊　患者 1 周后复诊,诉服药后下腹痛明显减轻,3 日腹痛消失,现经净。舌质暗红,略紫暗,苔薄白略腻,饮食及二便均有改善。

守上方,14 剂。

[**按**]患者每值经期下腹冷痛,舌暗红略紫苔白厚腻,脉沉紧,为寒湿夹有血瘀之证。其病程长达 10 余年,故方以少腹逐瘀汤加减,该方出自《医林改错》,具活血祛瘀、温经止痛之功,有"调经种子第一方"之美称,配茯苓、苍术健脾除湿,肉桂、艾叶温中调经止痛,全方共奏温经止痛,散寒除湿之功效。

八、妊娠病

(一)疾病评述

妊娠期间,发生与妊娠有关的疾病,称为妊娠病。常见妊娠病包括妊娠恶阻、异位妊娠、胎漏、胎动不安、堕胎、小产、滑胎、妊娠咳嗽、妊娠小便不通、子肿、子晕、子痫等。本节从脾胃气化角度,针对妊娠期间出现的最为常见的妊娠恶阻、胎漏进行论述,从中医病因病机入手,探讨调节脾胃之气运行变化对该病的影响机制。

妊娠恶阻是指妊娠早期出现严重的恶心呕吐,头晕厌食,甚则食入即吐,又称为"妊娠呕吐""子病""病儿""阻病"等。胎漏是指妊娠期间阴道少量流血,时出时止,或淋漓不断,而无腰酸、腹痛、小腹坠胀者,又称为"胞漏""漏胎"。

妊娠病的常见发病机制包括阴血虚、脾肾虚、冲气上逆和气滞四个方面。① 妊娠恶阻:主要机制是冲气上逆,胃失和降。常见病因包括胃气素虚、肝郁化热、痰饮停滞等。由于孕后经血停闭,血聚冲任养胎,冲脉气盛,冲脉隶于阳明,若胃气素虚,胃失和降,冲气挟胃气上逆,而致恶心呕吐;或平素性躁多怒,肝郁化热,孕后血聚养胎,肝血更虚,肝火愈旺,且冲脉气盛,冲脉附于肝,肝脉挟胃贯膈,冲气挟肝火上逆犯胃,胃失和降,遂致恶心呕吐;或脾阳素虚,痰饮内停,孕后经血壅闭,冲脉气盛,冲气挟痰饮上逆,以致恶心呕吐。② 胎漏:发病机制是冲任气血失调,常见病因包括肾虚、气虚、血热等。由于素体肾气不足,或孕后房事不节,损伤肾气,肾虚冲任不固,气失固摄,以致胎漏;或由于素体虚弱,或饮食过度,损伤脾气,或大病损伤正气,气虚冲任不固,以致胎漏;或由于素体阳盛,或肝郁化热,或过食辛燥助阴之品,或外感邪热,遂致阳盛血热,热扰冲任,迫血妄行,以致胎漏。

(二)脾胃气化论治思路

张小萍认为妊娠期为女性特殊的生理时期,当此之时,月经停闭,脏腑、经络之血下注冲任胞宫以养胎元,故有"血感不足,气易偏盛"之表现。早期血聚于下,冲脉气盛,易夹胃气及肝气上逆,饮食偏嗜,恶心作呕,晨起头晕。后期胎儿增大,阻滞气机,水道不利,出现轻度肿胀。因此调理冲任,健脾疏肝和胃应是妊娠病的主要治则。

对于妊娠恶阻者,其主要原因不外虚实二类,虚者为素有脾胃虚寒,实者为痰热或肝火内扰。亦有虚实夹杂者,平素胃气素虚,又兼痰热者,常用清代王孟英的"连苏饮"取效,其方仅两味药,黄连苦善于清热燥湿,和中止呕;紫苏叶辛温,长于通理肺胃,顺气宽中。两味伍用,寒热相配,相反相成,协同清热和胃,理肺畅中,能调理脾胃之气,使其燥湿相得,则升降如常,气机顺畅而呕吐可止,治疗寒热错杂的顽固性呕吐,最为适宜。常用方法为煎汁取一酒杯,频频呷饮,见效速者甚至有药未尽剂而呕吐即止,可见此方功力之非凡,但使用时,用量须轻,取"轻可去实"之义。此外,两药还有安胎作用,既可单独使用,亦可在他证辨证用方基础上协同使用。

对于胎漏者,应以中西医结合治疗为基本原则,首先明确其客观病因,如母体生理解剖结构和内分泌等情况、染色体是否存在异常等。按照中医病因病机来说,其原因主要有虚实两类:虚者由肾虚不固或气血不足所致,实者由血热扰动或跌仆损伤所致。治疗时,对于虚者主要用寿胎丸加减,若气血亏虚加党参、焦白术、黄芪、当归等药;兼有血热加生地、白芍、黄芩、白术等药。实者常用膈下逐瘀汤、加味阿胶汤等辨证加减。

(三)辨证论治

1. 妊娠恶阻

(1)胃虚证

证候:妊娠早期,恶心呕吐,吐出食物,甚则食入即吐,脘腹胀闷,不思饮食,头晕体倦,怠惰思睡,舌淡,苔白,脉缓滑无力。

治法:健胃和中,降逆止呕。

组方:香砂六君子汤加大枣。

加减:若脾胃虚寒者,酌加丁香、白豆蔻以增强温中降逆之力;若吐甚伤阴,症见口干便秘者,宜去木香、砂仁、茯苓等温燥或淡渗之品,酌加玉竹、麦冬、石斛、胡麻仁等养阴和胃;若孕妇唾液分泌量异常增多,时时流涎者,古称"脾冷流涎",原方可加益智仁、白豆蔻温脾化饮,摄涎止唾。

(2)肝热证

证候:妊娠早期,呕吐酸水或苦水,胸胁满闷,嗳气叹息,头晕目眩,口苦咽干,渴喜冷饮,便秘溲赤,舌红,苔黄燥,脉弦滑数。

治法:清肝和胃,降逆止呕。

组方:《医宗金鉴》加味温胆汤(陈皮,法半夏,茯苓,甘草,枳实,竹茹,黄芩,黄连,麦冬,芦根,生姜)。

加减:若呕甚伤津,五心烦热,舌红口干者,酌加石斛、玉竹、麦冬以养阴清热;便秘者,酌加胡麻仁润肠通便。

(3)痰滞证

证候:妊娠早期,呕吐痰涎,胸膈满闷,不思饮食,口中淡腻,头晕目眩,心悸气短,舌淡胖,苔白腻,脉滑。

治法:化痰除湿,降逆止呕。

组方:《济阴纲目》青竹茹汤(鲜竹茹,橘皮,白茯苓,法半夏,生姜)。

加减:平素胃气素虚,又兼痰热者,常加用黄连、紫苏叶,即清代王孟英的"连苏饮"。若脾胃虚弱,痰湿内盛者,酌加苍术、白术健脾燥湿;兼寒者,症见呕吐清水,形寒肢冷,面色苍白,宜加丁香、白豆蔻以温中化痰,降逆止呕;若挟热者,症见呕吐黄水,头晕心烦,喜食酸冷,酌加黄芩、知母、前胡,或用芦根汤(芦根、竹茹、橘皮、麦冬、前胡)以祛痰浊,清邪热。

治疗过程中,若出现精神萎靡、形体消瘦、眼眶下陷、双目无神、四肢无力、呕吐、发热口渴、尿少便秘、唇舌干燥、舌红、苔薄黄或光剥、脉细滑数无力等气阴两亏的严重证候,查尿酮体常呈强阳性反应,则治宜益气养阴、和胃止呕,方用生脉散合增液汤(《温病条辨》方)加乌梅、竹茹、芦根。若呕吐带血样物者,加藕节、海螵蛸、乌梅炭养阴清热,凉血止血。

2.胎漏

(1)肾虚证

证候:妊娠期阴道少量下血,色淡质稀,头晕耳鸣,腰膝酸软,小便频数,舌淡,苔白,脉沉滑无力。

治法:补肾固冲,止血安胎。

组方:寿胎丸加艾叶炭。

加减:若气血亏虚加党参、焦白术、黄芪、当归等药;兼有血热加生地、白芍、黄芩、白术等药。

(2)气虚证

证候:妊娠期阴道少量下血,色淡红,质稀薄,神疲肢倦,气短懒言,面色㿠白,舌淡,苔薄白,脉滑无力。

治法:益气养血,固冲止血。

组方:固下益气汤加苎麻根。

(3)血热证

证候:妊娠期,阴道下血,色深红或鲜红,质稠,心烦少寐,口渴饮冷,溲黄便结,面红唇赤,舌红,苔黄,脉滑数。

治法:清热凉血,固冲止血。

组方:加味阿胶汤去当归加苎麻根。

(四)治未病调养

1.生活指导

(1)保持情志的安定与舒畅。

(2)居室尽量布置得清洁、安静、舒适,避免异味的刺激。呕吐后应立即清除呕吐物,以避免恶性刺激,并用温开水漱口,保持口腔清洁。

（3）注意饮食卫生，饮食宜营养且易消化为主。

（4）为防止脱水，应保持每日的液体摄入量，平时宜多吃一些西瓜、生梨、甘蔗等水果。

（5）呕吐严重者，须卧床休息。

（6）保持大便的通畅。

（7）呕吐较剧者，可在食前口中含生姜1片，以达到暂时止呕的目的。

2. 饮食指导

（1）少量多餐：预防空胃，可在两餐之间或想吐时吃一点饼干或土司。

（2）吃维生素 B_6：维生素 B_6 有预防与治疗孕吐的功效。

（3）避免接触油烟味，或吃油炸、油腻、重口味或辛辣等的食物。

（4）以简单易消化食物为主，避免油腻食物。有些孕妇在午后恶心、呕吐现象减轻，可在晚餐吃得丰富些。临睡前也可以少量食物。吃饭时少喝汤，而在两餐间喝水或汤汁，尽量设法使孕妇多得到一些营养素。

（5）若膳食调整无法避免恶心呕吐时，可多吃蔬菜、水果等或碱性食物，亦可补充维生素 B_1、B_2、B_6 和维生素 C 片剂。妊娠剧吐如不及时纠正，会使胎儿营养发生障碍，造成不良后果，应去医院接受治疗。

3. 食疗　妊娠呕吐的食疗可选用：

（1）甘蔗汁半杯，鲜姜汁1汤匙。将甘蔗剥去皮，捣烂绞取汁、鲜姜洗净捣碎取汁，然后将两种汁倒在一起，和匀稍温后饮服。有和胃止呕之功。

（2）糯米汤：糯米120 g，按常法熬汤饮，每日分4次温服，禁食硬、冷食物。具有益气、和中作用。

（3）黄连1.5 g，紫苏叶3 g。将黄连、紫苏叶泡水代茶，频频饮服。功能清热和胃。

（4）韭菜200 g，鲜姜200 g，白糖适量。将韭菜、生姜洗净切碎，捣烂取汁，用白糖调匀饮服。具有温中止呕之功。

（5）鲜芹菜根10 g，甘草15 g，鸡蛋1枚，先把鲜芹菜根、甘草洗净熬汤，水沸后打入鸡蛋后趁热服。功能清热，降逆。

（五）典型病案

案1　李某，女，29岁。

初诊（2002年9月21日）　主诉：妊娠呕吐1周。妊娠2月余，近1周呕吐甚至连汤水都不能入，每日靠静脉输液补充营养及使用对症治疗的药物，但仍恶阻不止。来诊时需家人搀扶进诊室，身体虚弱，观其面色尚红润，少气懒言，口干不能饮，舌红少苔，脉细滑。

中医诊断：妊娠恶阻（肝胃不和）。西医诊断：呕吐。

治法：清热和胃。处方：连苏饮。

紫苏叶6 g，黄连8 g。

2 剂,煎浓汁呷服。

二诊 隔日来诊,能单独一人走进诊室,告服药 1 剂后,呕吐即渐止,当晚能进米汤。服第 2 剂后,呕止,已能进米粥,观其神清气爽,语言较有力,脉滑利显有力。嘱勿再服药,增加营养。

案 2 张某,女,27 岁,已婚。

初诊 主诉:停经 66 日,恶心呕吐 20 余日。患者平素月经规律,经行 6～7 日,周期 30 日,末次月经 2019 年 2 月 15 日,停经 33 日。自测尿 HCG 阳性,确诊早孕。婚育史:G2P1,顺产 1 次。停经 40 余日出现恶心呕吐,发作较频,吐后尚能进食。B 超示:宫内早孕,宫内见胎体,头臀径 24 mm,胎心见。尿常规:酮体(＋),蛋白(＋),尿胆原(＋);肝肾功能无异常;电解质无异常。曾间断口服维生素 B6,效果不明显,为治疗前来就诊。患者纳食差,大便量少,不畅,小便量正常。舌质暗红,苔白厚腻,脉濡。

中医诊断:妊娠恶阻。西医诊断:妊娠剧吐。

治法:化痰除湿,降逆止呕。处方:青竹茹汤加减。

竹茹 15 g,陈皮 10 g,茯苓 15 g,法半夏 10 g,苍术 10 g,白术 10 g,生姜 3 g。

7 剂,水煎服,米汤送下,每日 1 剂,分 3 次服。并嘱其少食多餐,多食用含碳酸氢钠的食物。

另用西药:维生素 B1、维生素 B6 各 20 mg 口服,每日 2 次。

二诊 患者诉呕吐较前好转,呕吐次数减少,可每日排大便,量不多,排尿正常。舌质暗红,略紫暗,苔薄白略腻,脉弦滑。

原方去法半夏,加柴胡 10 g、香附 10 g,再 7 剂。

继续口服维生素 B1 及维生素 B6。

三诊 患者诉呕吐较前明显好转,每日偶尔呕吐 1 次。现排便正常。舌质暗红,略紫暗,苔薄白,脉弦滑。

守上方再 7 剂。

[按] 妊娠恶阻临床较常见,严重者可致流产。本例患者呕吐频繁,纳差乏力,舌暗苔白厚腻,证属痰湿困阻,故以青竹茹汤为主方加减,合用二陈汤治疗。其中青竹茹汤出自《普济方》,主治为伤寒后胃热气逆,干呕,饮食不下。青竹茹具有清热化痰,除烦止呕,安胎凉血的功效,为君药;二陈汤健脾化痰,为臣药;苍术、白术燥湿健脾,兼以安胎,生姜和胃降逆,共为佐药。米汤送服,开胃降气。全方共奏健脾化痰,降逆和胃之功。

案 3 夏某,女,27 岁,已婚。

初诊 主诉,停经 73 日,阴道流血 1 周。平素月经规律,经行 6～7 日,周期 30 日,末次月经 2019 年 2 月 17 日,停经 30 余日。自测尿 HCG 阳性。患者无家族遗传病史。患者已婚,G2P0,流产 1 次(于 2018 年 7 月余孕 2 月余流产 1 次)。停经 49 日 B 超示:宫内见孕囊、胚芽及心搏,宫内见胎体,头臀径 43 mm,胎心见。宫腔内见液暗 57 mm×

18 mm。血常规及血凝无明显异常。患者于1周前出现阴道流血,无腹痛及腰酸,为治疗前来就诊。患者平素饮食不规律,大便亦时溏时结,近日食欲欠佳,诉口苦,舌质红,舌边尖红,苔白厚腻,便秘,小便平,脉弦滑略数。

中医诊断:胎漏。西医诊断:先兆流产。

治疗:健脾化湿,清热安胎。处方:寿胎丸合加味阿胶汤加减。

熟地15 g,杜仲15 g,桑寄生15 g,黄芩10 g,栀子10 g,牡丹皮10 g,生地10 g,白术10 g,苍术10 g,厚朴10 g,枳壳10 g,仙鹤草15 g,侧柏炭15 g,蒲公英15 g,蒲黄炭15 g,三七5 g,白芍10 g,甘草5 g。

7剂。水煎服,每日1剂。

二诊 患者于7日后复诊,诉阴道流血,无腹痛,食欲改善,大便正常。查舌质暗红,略紫暗,苔薄白略腻,脉弦滑。

上方去栀子、厚朴、枳壳,加玄参10 g、墨旱莲15 g、柴胡10 g,再投7剂。

三诊 患者于7日后再次复诊,患者现停经15周。诉无阴道流血,舌质暗红,略紫暗,苔薄白,二便正常,脉弦滑。复查血常规:未见明显异常。B超示:宫内见胎体,头臀径59 mm,胎心见。宫腔内见液暗18 mm×9 mm。

二诊方去黄芩、苍术,再投7剂。嘱1周后颈项透明层(NT)检查。

四诊 1周后患者再次来院复诊。诉无阴道流血,无腹痛,饮食及二便正常,舌质暗红,略紫暗,苔薄白,脉滑。B超示:宫内见胎体,头臀径68 mm,胎心见。胎儿颈后透明度厚度1.7 mm。

三诊方再投7剂,服完后如无不适则转产科产检。

[按]胎漏为临床常见病,其基本病机为冲任失调。本例患者素有脾胃虚弱,湿邪内蕴化热,而致口苦便秘,舌红苔白厚腻,为痰湿夹热之证。故以寿胎丸合加味阿胶汤化裁治疗。寿胎丸补肾安胎,加味阿胶汤清热安胎,因其以痰湿夹湿为主,故去易滋腻碍胃之阿胶、温补肾阳之菟丝子,配合苍术、白术、厚朴健脾理气化痰,另加具有止血作用的仙鹤草、侧柏炭、蒲公英、蒲黄炭、三七等。全方共奏健脾化痰、清热安胎之功效。

九、失眠

(一)疾病评述

根据2012年中华医学会神经病学分会睡眠障碍学组制定的《中国成人失眠诊断与治疗指南》,失眠被定义为患者对睡眠时间和(或)质量不满足并影响日间社会功能的一种主观体验。按病因可划分为原发性和继发性两类。原发性失眠通常缺少明确病因,或在排除可能引起失眠的病因后仍遗留失眠症状,主要包括心理生理性失眠、特发性失眠和主观性失眠3种类型。继发性失眠包括由于躯体疾病、精神障碍、药物滥用等引起的失眠,以及与睡眠呼吸紊乱、睡眠运动障碍等相关的失眠。其主要临床表现为入睡困难、睡眠质量下降和睡眠时间减少等睡眠过程的障碍,以及记忆功能下降、注意功能下降、计划功能下降从而导致白天困倦,工作能力下降,在停止工作时容易出现日间嗜睡现象。

失眠属中医"不寐"范畴,表现为经常不能获得正常的睡眠,轻者入寐困难,寐而不酣,时寐时醒,醒后不能再寐,严重者彻夜不能入寐,以致变证丛生。该病最早的记载见于马王堆汉墓出土的帛书《足臂十一脉灸经》和《阴阳十一脉灸经》,被称为"不卧""不得卧"和"不能卧"。在《内经》中失眠又称为"目不瞑""不得眠"或"不得卧"。《灵枢·营卫生会》云"营卫之行,不失其常,故昼精而夜瞑",从营卫、阴阳循行规律阐释了失眠的机制。《素问·逆调论篇》载"胃不和则卧不安",从脾胃失调角度揭示失眠的发生机制。

在临床上常见引起不寐的病因病机主要有劳倦思虑太过,伤及心脾;禀赋不足,房劳过度伤及肾阴导致心肾不交;五志过极,心火内炽,上扰神明;情志内伤,肝郁化火,扰动心神;饮食不洁,脾胃不和,宿食停滞,痰郁生热上扰心神;心虚胆怯,善惊易恐,心神不宁;亦有因暴受惊骇,终日惕惕,渐致心虚胆怯而不寐。

(二)脾胃气化论治思路

晋代巢元方在《诸病源候论·大病后不得眠候》中认为失眠除了营卫不和外,还有脏腑功能失调,并把虚证失眠分为心热和胆冷。"心烦不得眠者,心热也;虚烦而不得眠者,胆冷也。"《景岳全书·不寐》曰:"盖寐本乎阴,神其主也,神安则寐,神不安则不寐,其所以不安者,一由邪气之扰,一由营气不足。"《医宗必读·不得卧》曰:"一曰气虚,一曰阴虚,一曰水停,一曰胃不和。"而失眠多由思虑、劳倦、抑郁伤及诸脏,以致精血内耗,心神失养,神不内守,阳不入阴所致。《张氏医通·不得卧》曰:"脉数滑有力,不眠者,中有宿食痰水。"根据以上文献,不难发现失眠与脾胃运化功能密切相关。

张小萍认为失眠的关键在于脾胃气化失常,主要体现在升降失常、燥湿失宜和出入无序等方面。因此,治疗上应注意调节脾胃气化功能,包括调升降以平胃气、理出入以和营卫、兼燥湿以清痰热等三大原则。

1. 调升降以平胃气　《素问·逆调论篇》曰:"胃不和则卧不安。"是说胃的生理功能紊乱、不协调,或出现病理性的障碍,会引起睡眠失调,严重者发展为失眠。胃肠因消化无力而浊气瘀积,令肝脏负担加重,进而影响心脑供养,导致睡眠质量差。胃的生理功能紊乱体现在胃肠动力异常,常见的有以下两种情况:一为实证,饮食不节而致饮食停滞。平时饮食不规律、暴饮暴食,尤其是晚餐过饱,喜吃夜宵,无形中增加了胃的负担,致使胀满难受而影响睡眠。二为虚证,素有脾胃虚弱致健运失职。患有慢性胃肠疾病,如慢性胃炎、消化性溃疡、胃食管反流、结肠炎等病的患者,大都有食欲不振、消化不良、胃脘胀满不适或胀痛、嗳气时作、嘈杂反酸、恶心呕吐等症状,导致睡眠障碍。此类患者,张小萍认为由脾胃升降失调所致,应以健脾消食和胃为主要治则,常采用保和丸为主方,在辨证基础上加用焦三仙、枳壳、炒鸡内金等健脾消食的药物。

2. 理出入以和营卫　《灵枢·大惑论》:"夫卫气者,昼日常行于阳,夜行于阴,故阳气尽则卧,阴气尽则寤。"《灵枢·邪客》说:"今厥气客于五脏六腑,则卫气独卫其外,行于阳,不得入于阴。行于阳则阳气盛,阳气盛则阳跷陷,不得入于阴,阴虚,故目不瞑。"《景岳全书·不寐》中说:"无邪而不寐者,必营血之不足,营主血,血虚则无以养心,心虚则神不守舍……即有微痰微火皆不必顾,只宜培养气血,血气复则诸症自退。"以上文献指出卫气不得入阴和营血亏虚是导致失眠的主要原因。张小萍认为营气和卫气都是人体重要的营养物质,均来源于脾胃运化所产生的水谷精微,营气入于内,卫气行于外,内外调节,出入有序,则卧和寐安。而营气与卫气的调节可以从调理脾胃入手,尤其是调理脾胃之气的出入。常用基础方有桂枝汤、黄芪桂枝五物汤、归脾汤等,在辨证基础上加用调理营卫气机出入之药对,如桂枝配白芍、黄芪配当归、白术配防风、生姜配大枣等。

3. 兼燥湿以清痰热　《张氏医通·不得卧》云:"脉滑数有力不得卧者,中有宿滞痰火,此为胃不和则卧不安也。"《医效秘传·不得眠》将病后失眠病机分析为"夜以阴为主,阴气盛则目闭而安卧,若阴虚为阳所胜,则终夜烦扰而不眠也。心藏神,大汗后则阳气虚,故不眠。心主血,大下后则阴气弱,故不眠,热病邪热盛,神不精,故不眠"。张小萍根据以上医家理论总结出,痰热内扰型失眠病机为饮食不节,脾胃受损,酿生痰热,胃气失和,治疗常以温胆汤为主方,加用清热燥湿、清心除烦的中药,如黄连、栀子、竹茹、淡竹叶等。本方心烦不得眠者,黄连、竹茹清心降火化痰;胃不和者,半夏、陈皮、茯苓、枳实健脾化痰,理气和胃;生姜、大枣和脾胃而兼制半夏之毒;甘草为使,调和诸药。诸药合用,共奏清热化痰,养阴安神之功。另阴虚者加女贞子、墨旱莲补肝肾之阴,有育阴潜阳之效;不寐之久者多气滞郁结,心烦意乱,用夜交藤、合欢皮解郁养心安神。

（三）辨证论治

（1）心胆气虚证

证候:心烦不寐,多梦易醒,胆怯心悸,触事易惊,伴有气短自汗,倦怠乏力,舌淡,脉弦细。

治法:益气镇惊,安神定志。

组方:安神定志丸合酸枣仁汤去朱砂加桂枝、炒白芍、黄芪、知母、合欢皮。

（2）肝郁化火证

证候:急躁易怒,不寐多梦,甚至彻夜不眠,伴有头晕头胀,目赤耳鸣,口干而苦,便秘溲赤,舌红苔黄,脉弦而数。

治法:清肝泻火,镇心安神。

组方:龙胆泻肝汤加茯神、天麻、钩藤、炒栀子。

（3）痰热内扰证

证候:不寐,胸闷心烦,泛恶,嗳气,伴有头重目眩,口苦,舌红苔黄腻,脉滑数。

治法:清化痰热,和中安神。

组方:黄连温胆汤加珍珠母、礞石、炒栀子、淡豆豉。

（4）胃气失和证

证候：不寐,脘腹胀满,胸闷嗳气,嗳腐吞酸,或见恶心呕吐,大便不爽,舌苔腻,脉滑。

治法：和胃化滞,宁心安神。

组方：保和丸加焦三仙、枳壳、炒鸡内金。

（5）阴虚火旺证

证候：心烦不寐,心悸不安,腰酸足软,伴头晕,耳鸣,健忘,遗精,口干津少,五心烦热,舌红少苔,脉细而数。

治法：滋阴降火,清心安神。

组方：六味地黄丸合黄连阿胶汤加少量肉桂(1～2 g)、女贞子、墨旱莲。

（6）心脾两虚证

证候：多梦易醒,心悸健忘,神疲食少,头晕目眩,伴有四肢倦怠,面色少华,舌淡苔薄,脉细无力。

治法：补益心脾,养心安神。

组方：归脾汤加夜交藤、合欢皮、酸枣仁、谷芽、麦芽。

（四）治未病调养

失眠是一个躯体、心理、社会综合作用导致的疾病,引发失眠产生的病因繁多,但在现代社会多与七情所伤、饮食不节有关。《能寐吟》云:"大惊不寐,大忧不寐……大喜不寐。"情志因素是就诊人群中失眠的主要病因。其次,生活水平的提高使得高热量、高蛋白、高脂肪的食物的大量摄入,人们普遍存在暴饮暴食、过食辛辣肥甘厚味,这些均可伤及脾胃,日久可生湿生痰生火,最终导致心神被扰而产生失眠。

1. 生活指导　尊重自然,合理作息,顺应四时。

2. 药膳方　失眠,中医学称为不寐,临床上常见心脾血虚、心肾不交、痰热壅遏、食滞中焦等证型,可分别采用不同的药膳方治疗。

（1）心脾血虚药茶方:茶叶 10～15 g,酸枣仁 6～10 g(研粉)。

主治：失眠,神经衰弱之心脾血虚证。

用法：每日清晨 8 时以前,冲泡茶叶 2 次饮服,子时之后勿饮茶;晚上入睡之前冲服酸枣仁粉,连服 3～10 日。

按语：高血压、冠心病、心动过速、习惯性便秘及哺乳期妇女慎用本方。

（2）心肾不交药茶方:苦丁茶 5 g,肉桂 2 g,夜交藤 3 g。

主治：失眠症之心肾不交证。症见心烦不眠,头昏头痛,腰脊酸软,神疲倦怠,心悸健忘,男子阳痿遗精,女子月经不调,时见带下白浊,舌尖红、苔少或剥落,脉细,两尺脉无力。宜取补肾养心、交通心肾之食物。

用法：将上三味共碾为粗末,用过滤纸压边包裹,置茶杯中,以开水冲泡,盖浸 10 min 后饮用。随冲随饮,可常服之。

按语：本方具有调和阴阳、交通心肾之功效。苦丁茶甘寒，清心除烦，安神利尿；肉桂引火归元，交通心肾；夜交藤安神镇静，善治失眠。诸药合用，可使心火下降，肾水上济，水火相济，阴阳调和而失眠自愈。方中夜交藤不宜长期服用。

（3）中焦食滞药茶方：红茶末 5 g，神曲 10 g。

主治：失眠之食滞中焦证。症见不得眠，食滞不化，脘腹胀闷疼痛，厌食、恶心呕吐，嗳腐吞酸，大便不爽或泄泻，酸臭难闻，口渴，舌苔黄腻，脉弦滑有力。

用法：将神曲切成粗末，锅中微炒，勿焦，与红茶末混合，以沸水冲泡，盖浸 10 min，即可饮用。随饮随冲。

按语：本方具有消滞和中、开胃健脾之功效。神曲消食和中，宽胸快膈；红茶为半发酵茶，开胃健脾，消除油腻。二者同用能消食化气，可治油腻食积不化而致的失眠，疗效甚佳。

（4）痰热壅遏药膳方：白萝卜 200 g，樟木香 100 g，茶叶 50 g，川贝母 10 g。

主治：失眠症之痰热壅遏证。症见失眠难寐，眠而不安，胸脘痞闷，口苦呕恶，痰多，舌质淡红、苔黄腻，脉弦滑。宜以清化热痰，养心安神，芳香化浊。

用法：共炖饮用。

功能：健脾化痰，宽胸理气。

按语：本品香味独特，旨在芳香健脾，清化热痰。用白萝卜降气化痰；川贝母化痰安嗽。二味合用，痰热可除。而用樟木屑、茶叶者，取其芳香化湿，宽胸理气，和胃降逆。诸品同用，痰热可除，釜底抽薪，神清肺净，脾升胃降，自能安然步入梦乡。

（5）竹沥药粥：淡竹沥 15 g，小米 50 g。

主治：痰热内扰型失眠。

做法：小米挑去杂质，反复淘洗干净。锅中放水烧热，下入小米，边煮边搅，煮至米粒开花时加入竹沥水，搅匀即可。

（6）莲子百合汤：莲子 60 g，百合 100 g。

主治：阴虚火旺或心脾两虚所致失眠。

做法：莲子 60 g，洗净放锅内加水煮沸，投入洗净的百合 100 g，煮熟后再加冰糖少许服食。

（7）红枣粥：粳米 100 g，红枣 10～15 枚。

主治：心脾两虚所致失眠。

做法：粳米 100 g，淘净放锅内加水煮沸，投入洗净的红枣 10～15 枚，加冰糖适量煮至粥稠。每日 1 剂，可常服。

（8）双仁蛋花汤：酸枣仁 24 g，柏子仁 24 g，鸡蛋 2 枚。

主治：失眠，尤其适用于顽固性失眠。

做法：取酸枣仁 24 g，柏子仁 24 g，鸡蛋 2 枚。将酸枣仁、柏子仁泡水洗净，放入锅中，倒入两碗清水，小火煎煮 30 min，去渣取药汁，趁汤煮沸时打入鸡蛋汁滚一下即成。

（9）茯苓蛋花汤：茯苓 24 g,鸡蛋 2 枚。

主治：脑神经衰弱所致失眠。

做法：准备茯苓 24 g,鸡蛋 2 枚。将茯苓泡水洗净,放入锅中,倒入两碗清水,小火煎煮 30 min,去渣取药汁,趁汤煮沸时打入鸡蛋汁滚一下即成。

（10）酸枣仁清粥：熟酸枣仁一两半,白米 75 g 左右。

主治：心烦,尤其适用于老人心血亏虚导致的失眠。

做法：取熟酸枣仁 75 g,白米 75 g 左右。将熟酸枣仁洗净、敲碎,白米淘洗干净,然后将熟酸枣仁放入锅中,倒入适量的水,小火煎煮 30 min,去渣取药汁,倒入白米,小火煮成清粥。

（11）食疗药膳：粳米、甘草、小麦、大枣。

主治：围绝经期失眠。

做法：取甘草 10 g、小麦 30 g、大枣 10 枚,加入粳米 50 g,熬粥食用。

（12）安眠药枕：白菊花、磁石、合欢花、夜交藤各 100 g,朱灯心（剪断）、丁香各 30 g,石菖蒲、远志、茯神各 60 g,白檀香 20 g,冰片 10 g（后和入）。

主治：失眠。

用法：每日使用药枕安睡。

（五）典型病案

案1 廖某,女,35 岁,江西南昌人。

初诊（2013 年 8 月 23 日） 主诉：夜寐难眠反复发作 6 年,加重 1 周。患者自诉近 6 年来夜寐不佳,并于 1 周前加剧,一直靠服用西药地西泮等安眠药帮助睡眠,因患者恐惧长期服用西药副作用大,故停用西药,前来就诊。刻下症见：睡眠易醒,醒后难入睡,心烦易怒,胸闷痰多,月经提前 1 周左右,经量少,色暗淡,无血块,口干、口苦,纳食可,但食后腹胀不适,小便调,大便 2～3 日 1 行,质干结,难解,色深褐。舌质红、苔薄黄稍腻,脉滑数。

中医诊断：不寐（痰热扰神,心神不安）。西医诊断：原发性失眠。

治法：清热化痰,养阴安神。处方：加味温胆汤加减。

黄连 6 g,枳实 10 g,淡竹茹 15 g,生甘草 3 g,茯苓 15 g,陈皮 10 g,法半夏 10 g,女贞子 15 g,墨旱莲 15 g,肉桂 2 g,夜交藤 15 g,谷芽、麦芽各 20 g,合欢皮 15 g,生姜 2 片,红枣 3 枚,荞麦花粉 3 g。

7 剂。水煎服,每日 1 剂。

医嘱：饮食清淡,忌进食油腻,心情舒畅。

二诊（2013 年 8 月 30 日） 患者服药后自觉精神清爽,睡眠质量大为改善,大便 1～2 日 1 行,质干结,腹胀不适减轻。舌质红、苔薄黄,脉滑数。

效不更方,守上方再进 14 剂。

后随访 1 个月诸证均除,病无反复,病情痊愈。

[按] 睡眠易醒,醒后难入睡,心烦易怒,胸闷痰多,此肝胆不疏,因郁致热,生痰生热,痰热上扰,故不寐心烦,口苦。患者月经提前1周左右,经量少,色暗淡,此肝郁化热,阴虚火旺,热扰冲任,血海不宁;纳食可,但食后腹胀不适,此脾失健运,水谷不化,脾不升清,胃不降浊;大便2～3日1行,质干结,难解,色深褐,此热邪伤阴,阴虚肠道失于濡养,传导功能失常所致;舌质红,苔薄黄稍腻,脉滑数,此阴虚内热,痰热内扰所致。治疗以陈无择的《三因极一病证方论》中温胆汤化裁。本方由治痰饮的常用方二陈汤去乌梅,加竹茹清脾胃郁热,枳实破滞去痰,大枣和胃养心。全方无治胆之药,但有清痰利气、调畅气机之功。气顺则痰消,气机调和则胆之痰热自去,邪去则正安,至于有"温胆"之名,实则是因"胆欲不寒不燥,其性平和,可温和胆腑"。具有理气化痰、和胃利胆之功。

案2 胡某,男,60岁,江西上饶人。

初诊(2013年8月29日) 主诉:心烦不寐反复发作3年,加剧5日。

患者既往有冠心病史,于2012年3月份置入冠状动脉支架,2013年8月份因前列腺癌行前列腺全切术。患者自述近3年来夜寐不安,心烦难眠,并于5日前加剧,严重时连续几日彻夜不眠,需靠服用西药地西泮方能入睡,口干、口苦,纳食差,小便不利,大便黏腻不爽,舌胖大质红,苔薄黄,舌根微腻,有裂纹,脉滑数。

中医诊断:不寐(痰热扰神兼阴虚)。西医诊断:继发性失眠。

治法:清热化痰,养阴安神。处方:加味温胆汤加减。

黄连6g,枳实10g,淡竹茹15g,生甘草3g,茯苓15g,陈皮10g,法半夏10g,女贞子15g,墨旱莲15g,夜交藤15g,谷芽、麦芽各20g,合欢皮15g,生姜2片,红枣3枚。

7剂。水煎服,每日1剂。

医嘱:建议患者停用地西泮等安眠药,如有不适请随诊。

二诊(2013年9月3日) 患者来诉睡眠显著改善,夜晚醒来能安稳熟睡到天亮,食欲增强,二便调,舌淡红,苔薄微黄,舌根微黄腻,有裂纹,脉滑数。

此舌质、舌苔、苔有裂纹,均较前改善,仍以上方再进7剂,以巩固疗效,每日1剂,水煎服。

[按] 肝郁不疏,郁而化火,煎熬津液,生痰生火,上扰心神,故夜寐不安,心烦难眠,口干、口苦;肝火过盛,横克脾土,而致脾胃运化失常,不能输布水谷精微,或木火过旺,乙癸同源,子病及母造成肝肾阴虚,故纳食差,小便不利,大便黏腻不爽,舌胖大;舌质红、苔薄黄,舌根微腻,有裂纹,脉滑数,此属阴虚内热、痰热内扰所致。脉症合参,治以加味温胆汤化裁,效如桴鼓。

十、唾液腺分泌增多症

(一)疾病评述

唾液腺分泌增多症,简称多唾症,是指口腔内唾液分泌过多,频繁吞吐,不分昼夜,临床较为常见。唾液分泌增多,分泌与进食不相一致,不受控制地从口中流出,需随身携带纸巾不断擦拭干净,严重影响患者的生活质量,且造成一定的心理阴影。唾液分泌是由于神经反射调节的,包括非条件反射和条件反射,此两种神经兴奋,均可引起唾液分泌增加,但以副交感神经的作用为主。当副交感神经兴奋时,其末梢释放乙酰胆碱作用于唾液腺使其分泌大量稀薄的唾液。如用乙酰胆碱或类似药物时,可引起大量唾液分泌,而用抗乙酰胆碱药(如阿托品),则能抑制唾液分泌。当交感神经兴奋时,交感神经末梢释放去甲肾上腺素,腺细胞β受体,引起细胞内环磷酸腺苷(cAMP)增高,刺激唾液腺使其分泌黏稠的唾液。现代临床对本病无有效的治疗方案,多以阿托品对抗或唾液腺切除等对症治疗。

多唾症可归属于中医学"痰饮"范畴。中医认为,唾液有涎和唾之分,其中涎为唾液中质地清稀、流动性大、易流出口腔的液体,唾为唾液中质地黏稠、流动性小、需吐而出,带泡沫的液体。《素问·宣明五气篇》:"五脏化液……脾为涎。"脾主运化,主升清,开窍于口,在液为涎,涎处于脾,溢于胃,上行于口,以润口咽,涎为脾之液,脾胃的生理功能正常,有利于涎的正常输布,反之,脾胃的运化功能失常,则影响涎液的正常输布,出现分泌过多或过少的症状。《素问·六节藏象论篇》曰:"肾者,主蛰,封藏之本,精之处也。"《素问·宣明五气篇》:"五藏化液……肾为唾",提出肾主伏藏,司闭固封藏之职,是藏精之处所,唾为肾液的生理功能及唾液与肾有密切的关系。

"多唾症"的病因病机为肾气不足,固摄失职,或肾阳虚衰,阳虚水泛。《灵枢·根结》云:"少阴根于涌泉,结于廉泉。"《素问·口问篇》云:"胃缓则廉泉开,故涎下,补足少阴。"《素问·刺疟篇》曰:"舌下两脉,廉泉也。"《灵枢·经脉》中"足少阴肾经……循喉咙,夹舌本",提示廉泉穴属足少阴肾经(也有医家认为属任脉),位于舌下,胃经上出于口,胃肠功能失调,则廉泉穴失控而涎自出。肾为胃之关,夹舌本,治疗上应补足少阴肾经。《素问·咳论篇》云:"肾咳之状……甚则咳涎。"肾主水液,肾阳不足,阳不化精,或肾气亏虚,无力固摄津液,上泛为涎。史彬等认为"多唾症"与"多涎症"属于唾液腺分泌增多症,其根本病因在于脾肾亏虚,水液运化失司,摄纳失调,应从脾肾两脏着手,以温阳化饮、健脾益肾为治法。郭英则认为脾胃湿热、脾胃虚寒、肾阳虚、肺气虚寒、胃热虫动是"多涎症"的主要病因,治疗应从脾胃、肺、肾、驱虫着手。

(二)脾胃气化论治思路

结合"多唾症"的临床表现,张小萍认为其病机为脾胃虚寒,阳虚水泛,其病位在脾胃,与肝肾密切相关。根据脾胃气化学说理论来说,脾为阴土,喜燥恶湿,胃为阳土,喜润恶燥,外邪之中寒湿最易困阻脾阳,脾阳虚则生虚寒,日久则伤肾阳,肾阳不足则控水无权。此外,肝失疏泄,胃气不降也是导致多唾症的重要影响因素。是故应从温脾、补肾两方面入手,温脾燥化痰饮,补肾固摄津液。

1. 温脾以助燥化　《素问·至真要大论篇》曰:"诸病水液,澄澈清冷,皆属于寒。"说明多种排出液稀薄清冷的病症,大多与寒邪有关。《素问·宣明五气篇》曰:"五气所病,脾为吞,五脏化液……脾为涎。"脾主涎,脾虚阳气受损,不能化生津液而聚津成涎;可见涎沫清稀过多,吞之不尽属脾胃虚寒,加之胃气亏虚,失于通降,胃气上逆,反溢于口,致涎多,频繁吞咽或流出口中。

脾胃为后天之本,气血生化之源,五脏六腑、四肢百骸、五官九窍、十二经脉等皆依赖脾胃而得以滋养,脾胃健旺则生化有源,五脏安和,百病不生,脾胃失和,则气血不足,脏腑不安。此即李东垣所说:"内伤脾胃,百病由生。"五脏六腑各有阴阳,脾有脾阴、脾阳,胃有胃阴、胃阳,由于脾为脏属阴,胃为腑属阳的特性,脾阳多不足。《素问·太阴阳明论篇》云:"阳道实,阴道虚。"阴道虚指的是足太阴脾经,说明脾病以虚证为多,而尤以脾阳虚为主。而饮食生冷、外寒直中、过用苦寒、六淫劳逸等致病因素易伤脾阳,脾阳不足,气化无权,不能行水,导致水液上泛,聚津成涎。

治疗上应以"温脾以助燥化"为指导思想,以温脾运脾为治则,其中"燥"指燥湿,"化"指脾之运化,运用温补脾阳、温阳化饮、运脾化湿、燥湿行气、和胃补虚之法。常以四君子汤、苓桂术甘汤为主方,加枳壳以双向调节脾胃升降,谷芽配麦芽助脾胃之运化,生姜配大枣和胃。

2. 补肾以助摄纳　肾为先天之本,肾藏精,精化气,肾气是生气之源,由于先天不足、年老体虚、房事过度均可导致肾气虚衰的病症,气虚固摄失职,津液外泄,肾在液为唾,以致唾液增多;或肾气虚导致肾阳气虚衰,阳气虚衰,蒸腾温煦气化功能减弱,津液上溢于口,导致唾液增多。张小萍在治疗上提倡补肾气,使肾气充足,固摄有力,以防津液妄泄;补肾阳,善阴阳双补,阴中求阳。常以《金匮》肾气丸为主方加减治疗。肾阳不足,火不暖土易出现脾阳不足,补肾阳时兼补脾阳,脾肾双补,肾中元阳、真火得充,蒸腾气化有力,水液通调有度。

（三）辨证论治

痰饮水饮停于胃中,呕吐清水,脘部可闻及振水音,胸胁支满,目眩,甚则少腹拘急,小便不利,脉弦滑,舌苔腻。证属水饮内停,脾肾阳虚。治宜温阳化饮法,以苓桂术甘汤为主方。方中用桂枝、甘草温振心阳,茯苓、白术健脾渗湿。桂枝配白术亦可温脾阳,桂枝配茯苓能通阳利水。此为"治痰饮以温药和之"的基础方。呕吐、眩悸,加半夏、生姜;如果饮邪留于胃肠,心下坚满,泻后反快,继而复满者,选用甘遂半夏汤(甘遂、半夏、芍药、甘草、白蜜);若肠中辘辘有声,腹满,口干舌燥者,选用己椒苈黄丸(防己、椒目、葶苈子、大黄)以攻之,使水饮之邪前后分消。

（1）脾胃湿热证

证候:口涎多而黏浊。伴有大便秘结或溏滞不爽,舌红,苔黄或黄腻,脉滑或滑数。

治法:清热利湿,补脾和胃。

方药:泻黄散加减。

组方:生石膏30 g(先煎),炒栀子12 g,藿香10 g,防风10 g,生甘草9 g,草果6 g,蒲公英 18 g,益智仁 12 g,薏苡仁 30 g。

（2）脾胃虚寒证

证候：口涎多而清稀。食欲不振,脘腹胀满,舌淡或淡胖,苔白滑或白腻,脉滑或沉细。

治法：温胃散寒,补气健脾。

方药：理中汤加味。

组方：党参 15 g,白术 12 g,干姜 10 g,炙甘草 6 g,丁香 6 g,白豆蔻 10 g(后下)。

（3）脾气亏虚证

证候：口涎多而清稀,自口角流出,熟睡时更甚。伴食少、腹胀、乏力、少气懒言、自汗,舌淡,苔白或白滑,脉弱或细弱。

治法：补脾益气。

方药：四君子汤加味。

组方：党参 15 g,白术、茯苓各 12 g,炙甘草 9 g,谷芽、麦芽各 20 g,芡实 30 g。

（四）其他治法

1. 穴位敷贴 选穴：脾俞、三阴交、复溜、天枢等穴位。

制作方法：大腹皮 20 g、胡芦巴 15 g、大血藤 10 g 研成细末,加醋调成糊状。

操作方法：将调好的穴贴外敷于上述诸穴,每日 1 次,每次外敷 4～6 h,以皮肤有热感为益。若灼热难忍,应立即取下,7 日为 1 个疗程。

2. 中药热毫包法 制作方法：茯苓 20 g、泽泻 15 g、大腹皮 30 g、白术 15 g 加入水(水量没过药物即可),常规熬药,然后将熬好的药物倒入袋子或塑料容器内,表面裹一条毛巾放置腹部温覆,时间 0.5 h 左右,每两日 1 次,以达到健脾利水之效。

3. 针灸疗法 选穴：地仓、丰隆、水分、天枢、三阴交等。

操作方法：常规消毒针刺,以泻法为主,留针 30 min,每 15 min 行针 1 次,每日 1 次。

（五）治未病调养

（1）注意防寒保暖,体虚易感者尤为注意预防外感。

（2）饮食宜清淡,戒烟酒,忌肥甘生冷之物。

（3）起居有常,不妄作劳,顺应四时。

（六）典型病案

案 1 **王某,女,56 岁。**

初诊(2018 年 3 月 20 日) 主诉：口中多涎唾 1 个月。现症见：近 1 个月来自觉口水分泌增多,吞之不尽,加重半个月,口水满则自溢,经口角溢出,不能自控,现需随身携带餐巾纸擦拭口水,2～3 min 需擦拭 1 次,夜寐时口水流出沾湿枕巾,严重影响生活质量,唾液色白,质清稀。患者面色㿠白,畏寒肢冷,口淡乏味,喜温饮,胃脘部痞闷不舒,纳差,寐欠佳,大便偏稀,不成形,日行 2～3 次,小便平。查体：患者形体偏胖,面色㿠白,舌质淡胖,苔面光滑,边有齿痕,苔白,脉细滑。

中医诊断:阳虚水泛证(脾阳虚)。西医诊断:唾液分泌增多症。

治法:温阳化饮,健脾利湿。处方:苓桂术甘汤合吴茱萸汤加味。

茯苓 20 g,桂枝 15 g,炒白术 10 g,炙甘草 6 g,吴茱萸 6 g,党参 15 g,生姜 2 片,大枣 6 枚,炒枳壳 15 g,炒谷芽 20 g,炒麦芽 20 g。

7 剂。水煎服,每日 1 剂。

二诊(2018 年 3 月 28 日) 口水分泌明显减少,偶溢出口角时需用纸巾擦拭,睡眠较前改善,纳可,大便成形,日行 1～2 次,小便次数较前稍多。舌质淡胖,边有齿痕,苔白,脉细滑。

继续服上方 7 剂加五味子 6 g。后不再来复诊,熟悉病友告知已痊愈。

[按] 患者以唾液分泌增多前来就诊,唾液质清稀,色白,病症属"多涎症",也属"痰饮"范畴。涎为脾之所主,患者素体阳虚,因外感、饮食等因素损伤脾阳,导致脾阳亏虚,气化无权,不能行水,导致水液上泛,聚津成涎。唾液痰涎中医属于津液、痰饮范畴,津与液皆为饮食所化生,三焦所布散,出入于肌肤腠理,流行于筋骨关节。仲景云:"病痰饮者,当以温药和之。"治当温阳化饮,健脾利水。本方重用甘淡之茯苓为君,健脾利水,渗湿化饮,既能消除已聚之痰饮,又善平饮邪之上逆;桂枝为臣,温阳化气,平冲降逆;苓、桂相合为温阳化气,利水平冲之常用组合。白术为佐,健脾燥湿;苓、术相须,为健脾祛湿的常用组合,在此体现了治生痰之源以治本之意。桂、术同用,也是温阳健脾的常用组合。炙甘草用于本方,其用有三:一可合桂枝以辛甘化阳,以裹助温补中阳之力;二可合白术益气健脾,崇土以利制水;三可调和诸药,功兼佐使之用。张小萍认为,胃为阳土,脾属阴土,脾为脏易藏,胃为腑宜通,"太阴湿土,得阳始运"。《金镜内台方议》云:"干呕,吐涎沫,头痛,厥阴之寒气上攻也;吐利,手足逆冷者,寒气内甚也,烦躁欲死者,阳气内争也;食谷欲吐者,胃寒不受食也。"此以三者之症,共用此方者,以吴茱萸能下三阴之逆气为君;生姜能散气为臣;党参、大枣之甘缓,能和调诸气者也,故用之为佐使,以安其中也。两方合用,加强温阳健脾利湿的效果,使津液得化,阳气得复,再加上炒枳壳、炒谷芽、炒麦芽,调理脾胃升降,使脾胃湿土得运,增强脾胃运化功能,五味子温补脾肾摄唾。收效显著,诸症自去。

案2 朱某,男,46 岁。

初诊(2018 年 9 月 15 日) 主诉:唾液分泌增多半个月。近半个月来口中唾液分泌增多,吞之不尽,以饭后尤甚。色白,起泡,吞进或吐出后又有分泌。无胃胀胃痛,常有腰背部酸痛,久坐及劳累后加重,腰以下部位怕冷。夜间唾液分泌增多,影响睡眠,夜寐欠佳,纳一般。大便 2～3 日 1 行,质地干结,排便费力,夜尿次数多,4～5 次,清稀,量一般。查体:形体一般,舌质娇嫩,苔薄白,脉沉细。

中医诊断:痰饮(肾虚不固证)。西医诊断:唾液分泌增多症。

治法:补肾温阳,固精摄唾。处方:肾气丸合缩泉丸加减。

附子 6 g(先煎),桂枝 10 g,山药 15 g,山茱萸 12 g,熟地 20 g,茯苓 15 g,牡丹皮 15 g,泽泻 10 g,乌药 10 g,益智仁 10 g,玄参 15 g,炒枳壳 15 g,炒谷芽 20 g,炒麦芽 20 g。

7 剂。水煎服,每日 1 剂。

二诊(2018 年 9 月 24 日)　唾液分泌仍较多,但较前稍改善,夜尿次数明显减少,1~2 次,清稀,量一般,大便较前通畅,1~2 日 1 行,纳可,寐一般。腰背部仍然酸痛。查体:舌质娇嫩,苔薄白,脉沉细。

守上方加五味子 6 g、杜仲 10 g。14 剂。

三诊(2018 年 10 月 13 日)　唾液分泌增多明显好转,诸症状皆有改善。纳寐可,大便 1~2 日 1 行,成形,小便平,夜尿 1~2 次。查体:舌质淡红,苔薄白,脉细弦。治法:继续守上方 14 剂以巩固疗效。

[按]患者以唾液分泌增多半个月前来就诊,唾液色白,起泡,病症属"多唾症",也属"痰饮"范畴。肾为先天之本,肾藏精,精化气,肾气是生气之源,由于先天不足、年老体虚、房事过度均可导致肾气虚衰的病症,气虚固摄失职,津液外泄,肾在液为唾,以致唾液增多;肾气虚导致肾阳气虚衰,阳气虚衰,蒸腾温煦气化功能减弱,津液上溢于口,导致唾液增多;肾主水,调节水液代谢,特别是尿液的生成与排泄,更是与肾中阳气的蒸腾气化直接相关。

肾气丸方中地黄、山茱萸补益肾阴而摄精气;山药、茯苓健脾渗湿,泽泻泄肾中水邪;牡丹皮清肝胆相火;桂枝、附子温补命门真火。诸药合用,共成温补肾气之效。《医宗金鉴》引柯琴:火少则生气,火壮则食气,故火不可亢,亦不可衰,所云火生土者,即肾家之少火游行其间,以息相吹耳。若命门火衰,少火见于熄矣。欲暖脾胃之阳,必先温命门之火,此肾气丸纳桂、附于滋阴剂中十倍之一,意不在补火,而在微微生火,即生肾气也。故不曰温肾,而名肾气,斯知肾以气为主,肾得气而土自生也。且形不足者,温之以气,脾胃因虚寒而致病者,即虚火不归其原,亦纳之而归封蛰之本矣。

缩泉丸温肾缩尿,固精止遗,君药以益智仁,温补脾肾,固精气,缩小便;臣药以乌药调气散寒,除膀胱肾间冷气,止小便频数;佐以山药健脾补肾,固涩精气。三药合用,温肾祛寒,使下焦得温而寒去,则膀胱之气复常,约束有权,肾虚小便频数可痊愈。玄参滋阴增液,润滑肠道,使大便通畅;炒枳壳、炒谷芽、炒麦芽调理脾胃升降,脾胃运化有力;五味子温补脾肾摄唾;杜仲补肝肾,强腰膝。

两方合用,共奏温补肾阳、固精止遗的功效,疗效显著。

第四章　脾胃气化学说临证发挥

脾胃气化学说尊古而有阐发，熔冶而具心裁。从阴阳入手，溯本归源。其主要内容可概括为"升降有度、纳化相因、燥湿相宜、出入有序"十六字，其中以燥湿相宜为体，纳化相因为用，升降有度、出入有序为气化的运动形式。脾胃气化学说是对于中医脾胃理论的完善和补充。在临证中对于很多疾病的治疗均可作为指导和借鉴。

第一节　六经与脾胃病

六经辨证，是汉代医家张仲景根据《素问·热论篇》的有关论述，在其《伤寒论》中创立的，用以阐明外感病发生、发展、传变规律的一种辨证方法。六经辨证将外感病发生发展过程中所表现的不同证候，以阴阳为纲，归纳为三阳病（太阳病、阳明病、少阳病）和三阴病（太阴病、少阴病、厥阴病）两大类病证，分别从邪正斗争关系、病变部位、病势进退缓急等方面阐述外感病各个阶段的病变特点。

六经病证的临床表现，均以经络脏腑及六经气化为病理基础。其中，三阳病证以六腑的病变为基础，三阴病证以五脏的病变为基础。一般而言，三阳病阶段，抗病力强，病势亢奋，性质多实多热；三阴病阶段，抗病力弱，病势衰减，性质多虚多寒。六经辨证的重点在于分析机体感受外邪所引起的一系列病理变化及其传变规律，其中脾胃病与六经辨证关系密切。

一、阳明病、太阴病与脾胃病的关系

"实则阳明，虚则太阴"，阳明病、太阴病与脾胃病有密切关系，但又不等同于脾胃病。在临床中既要了解脾胃气化的特点，又要了解阳明病、太阴病的概念，才能不忘《经》旨，更

好地提高临床疗效。

（一）肠胃病与阳明病

阳明病是外感热病邪正斗争最激烈的阶段，病邪已由寒化热，病位也由表入里，主要在阳明经及肠胃，主要临床表现是身热、汗自出、不恶寒但恶热、不大便、腹胀痛等。

阳明病主要分经证和腑证二类。

（1）阳明经证是邪在胃中的病变。

（2）阳明腑证是邪在大肠的病变。阳明为六腑之主，"阳明之为病，胃家实是也"。这个胃家实主要体现在三方面：① 失却六腑之通。六腑以通为用，六腑不通，六腑之用就会出现障碍。② 失却阳明之降。阳明的降与六腑的通是相因相成的，没有通就没有降，没有降也就没有通。③ 失却阳明本性之凉。凉、降、通是一个相伴的过程，三者环环相扣，互为因果，这是胃家实的关键，也是阳明病的关键。然而，阳明病与胃、大肠有关，但又不等同于肠胃病。

肠胃病与阳明病的不同，主要表现在以下四方面。

（1）肠胃病与阳明病的病位不同。阳明病不仅涉及足阳明胃腑，它还包括手阳明大肠腑。

（2）肠胃病与阳明病的病因不同。肠胃病的病因主要是外感六淫、情志内伤、饮食不节和脾胃素虚等。而阳明病的成因有：① 阳明经脉直接感邪（正阳阳明）。阳明经脉直接被风寒邪气所伤，因阳明主里，故阳明经脉受邪后这个病程持续时间很短，而迅速走里化热、成燥。② 太阳之邪不解，或太阳误治，邪传阳明（太阳阳明）。太阳病当发汗，若误用下法、吐法，或者火疗等，导致津液耗伤，邪气就势入里化热、成燥而传阳明。③ 少阳病误治，而致邪传阳明（少阳阳明）。少阳病误治后伤津液，少阳邪气传入阳明化热、成燥。④ 阳明和太阴相表里，若太阴病阳气恢复，则可出现阴病出阳，脏邪还腑。

（3）胃肠和阳明的生理不同。胃的功能主要是受纳、腐熟水谷。肠道的作用主要是传输、排泄糟粕。受纳、腐熟水谷，传输、排泄糟粕，这就是整个胃肠的功能特点，以降为顺。阳明的气虽也以降为顺，以通为用，但阳明范围更广，故病症的范围也更广。如足阳明的经脉从头至足，行于头、面、胸、腹，相应的循行部位出现病症如湿疹、痤疮等皮肤病均可考虑从阳明论治。另外，足阳明胃经的经别上通于心，故阳明里热、实热内盛之时，可以出现心中懊恢、烦躁、谵语等症。

（4）脾胃病与阳明病的证治不同。脾胃病涉及五脏六腑，尤与肝、肾关系密切。而阳明病的证候分类则主要包括：① 阳明经证，如葛根汤证。② 阳明热证，如热郁胸膈的栀子豉汤证、热在中焦的白虎汤或白虎加人参汤证、热在下焦水热互结的猪苓汤证。③ 阳明实证，包括气分的实证和血分证。气分的实证又包括阳明腑实的三承气汤证、脾约证、津亏便结证。血分证主要是阳明蓄血证。④ 阳明虚寒证，如吴茱萸汤证。⑤ 阳明湿热发黄证，如茵陈蒿汤证等。

综上所述，阳明病的提纲虽然是"阳明之为病，胃家实是也"，但远远不止阳明腑实证以便秘为主的病证。临床上对于胃肠疾病，可分为外感型胃肠病、内伤型胃肠病和杂病型（外感内伤兼备）胃肠病三类，尤其要重视外感型胃肠病和杂病型（外感内伤兼备）胃肠病。

（二）脾胃病与太阴病

太阴病是外感伤寒病发病过程中，由于病邪向内发展，由阳证、热证转变为阴证、寒证的一类证候。多表现为脾阳虚衰，运化失职，邪从寒化，寒湿内生，以腹满、自利、口不渴为辨证要点。根据临床证候特点，可将太阴病分为表证与里证。太阴病里证，由于体质因素及感邪程度的不同，又有里虚证与里实证之分。辨别疾病类型的过程，即为太阴病（症）辨证，不同证型的太阴病，治法方药各有不同。脾胃病与太阴病的不同，主要表现在以下五个方面。

（1）脾胃病与太阴病的病位不同。太阴病不仅涉及脾脏，它还涉及脾经、四肢等。

（2）脾胃病与太阴病的病因不同。脾胃病的病因主要是外感六淫、情志内伤、饮食不节和脾胃素虚等。而太阴病的成因有：① 外寒直中太阴。太阴阳气素虚，外寒直中。② 邪由他经传来。太阳之邪可传太阴，少阳之邪可传太阴。③ 阳明泻下过度。阳明里热里实证，当用下法。若泻下过度，可致脾阳或脾气受损，出现下利不止、腹胀满的太阴脾虚证候。

（3）脾胃和太阴的生理不同。脾主运化，运化水谷精微及水湿，若脾阳（气）虚，运化失司，就可导致水湿不运，寒湿内盛；脾主升清，若脾气下陷，可出现下利的证候；脾还主统血、主卫等。而太阴的生理，除了太阴脾的功能外，还包括足太阴脾经的功能，足太阴脾经从足走腹，脾主大腹，凡是腹部的疼痛、胀满等证候，若不属于阳明病，一般归属于太阴，气不利则满，血不利则痛，故腹满、腹痛不属于阳明病的，则属于太阴病。此外，足阳明胃经络脾属胃，足太阴脾经络胃属脾，由于经络的相互联络，加上脏腑之膜相连，就沟通了阳明和太阴的表里关系。

（4）脾胃病与太阴病的证治也不同。脾胃病涉及五脏六腑，尤与肝、肾关系密切；而太阴病的证候有表证、里证之分。太阴病表证，乃素具太阴体质，又复感外邪发病，以脉浮、发热恶风、肢体痛楚为主要证候特点。太阴病里证，由于体质因素及感邪程度的不同，又有里虚证与里实证之分。里虚证，以自利不渴为特点；里实证，以腹满时痛、大实痛为特点。其具体证候分类有：① 太阴病表证。即四肢烦疼证，也叫太阴中风证，四肢被风寒邪气所伤，表现为四肢剧烈的疼痛。治疗以桂枝汤主之。此时没有全身性的发热，不能归为阳证；没有头项强痛，不能归为太阳病；没有前额痛，不能归为阳明病；没有口苦、目赤、偏头痛，也不能归为少阳病。而四肢为太阴所主，又没有全身的发热，故张仲景把四肢为风寒邪气所伤表现的剧烈疼痛归属为太阴中风。② 太阴脏虚寒证。脾阳（气）虚，运化失司，升降紊乱，邪从寒化，寒湿下注，予四逆汤。③ 太阴经脉气血失和证：即太阴里实证。太阴经脉受邪，经脉气血失和，可出现腹满时痛，用桂枝加芍药汤疏通经脉，和里缓急；发展到气滞血瘀的程度,则在桂枝加芍药汤的基础上,加一味大黄,而成桂枝加大黄汤。

(5) 太阴病的预后也有所不同。① 邪传少阴,太阴脾虚寒较甚,下利越来越重,最后由单纯的脾阳虚导致了肾阳的虚衰,发展到脾肾两虚。② 太阴病转属阳明病,太阴湿浊不化,湿浊在肠道郁积过久,太阴脾阳也逐渐恢复,日久从阳明燥化出现了大便干燥,又叫太阴外薄阳明证。③ 太阴病自愈,包括两种情况:一是邪在四肢末梢的四肢烦疼证,因为感受外邪比较表浅,人体阳气驱邪外出的时候,把四肢末梢的风寒邪气驱除体外,可以自愈。二是太阴湿浊虽盛,但人体脾阳(气)恢复之时,湿浊之邪外趋可以自愈。

(三) 外感型脾胃病、内伤型脾胃病和杂病型(外感内伤兼备)脾胃病

了解了阳明病、太阴病与脾胃病的关系之后,就会发现脾胃病不仅仅是内伤病,也有外感病或外感内伤兼备。所以,我们可以把脾胃病分为外感型脾胃病、内伤型脾胃病和杂病型(外感内伤兼备)脾胃病。其中以感受六淫邪气为主的脾胃病称为外感脾胃病;因饮食不节、情志所伤、劳逸失度等所致的脾胃病为内伤脾胃病;外感内伤兼备称为杂病型脾胃病。《灵枢·五邪》对此早有区分:"邪在脾胃,则病肌肉痛。阳气有余,阴气不足,则热中善饥;阳气不足,阴气有余,则寒中肠鸣腹痛;阴阳俱有余,若俱不足,则有寒有热,皆调于三里。"

外邪致病一般由表及里、由上到下,胃与脾,一表一里,一腑一脏,所以外邪侵犯脾胃,多先犯阳明后犯太阴。风寒邪气由表及里,传至阳明胃则化热化燥,治以甘寒通泄;传至太阴脾则化寒化湿,治以甘温辛苦。温热邪气多由上到下,先犯肺,再犯胃(或逆传心包),终及下焦肝肾。胃喜润恶燥,温热邪气易伤津液,故温热邪气下传,不耗胃津必伤肾液;脾喜燥恶湿,风寒邪气易伤脾阳,故风寒邪气下传,先伤脾阳后伤肾阳。邪气在阳明多实多热;邪气在太阴多虚多寒。以上病性相反,治法迥异,所以外感脾胃病应分治。但在外感脾胃病中,湿温致病则属例外,湿温病由湿、热两种性质相反的邪气所致,若传至中焦,热可伤胃,湿可伤脾,易导致脾胃同病,故需脾胃同治。

内伤脾胃病多因饮食不节、情志所伤、劳倦过度等所致。饮食不节是直接伤及脾胃,没有表证阶段;情志所伤多是肝气犯脾或犯胃,也没有表证阶段;劳倦过度是直接损耗阳气,所谓"阳气者,烦劳则张"。内伤脾胃病常常虚实夹杂、寒热错杂,常脾胃同病。

对于杂病型(外感内伤兼备)脾胃病,还要了解几个概念——转属阳明病、转系阳明病和转属太阴病、转系太阴病。传而已尽曰转属,传而未尽曰转系。

(1) 转属阳明病就是邪气已完全传入阳明。如《伤寒论》第181条:"问曰,何缘得阳明病? 答曰,太阳病,若发汗,若下,若利小便,此亡津液,胃中干燥,因转属阳明。不更衣,内实,大便难者,此名阳明也。"《伤寒论》第185条:"本太阳,初得病时,发其汗,汗先出不彻,因转属阳明也。伤寒发热,无汗,呕不能食,而反汗出濈濈然者,是转属阳明也。"此处,伤寒发热,由无汗转成汗出如流水连绵不断,基本就可以判断这是转属阳明。

(2) 太阳邪气并没有完全传入阳明,太阳还有表邪,但是阳明里热已盛,这种情况把

它叫作转系。如《伤寒论》第 188 条:"伤寒转系阳明者,其人濈然微汗出也。""其人濈然微汗出。"邪入阳明就会汗出不断。微汗出提示了表有邪气,表气不畅,这是转系阳明的特征。

(3) 转属太阴病是传而已尽的太阴病,如《伤寒论》第 279 条:"本太阳病,医反下之,因而腹满时痛者,属太阴也,桂枝加芍药汤主之,大实痛者,桂枝加大黄汤主之。"这是太阳病误下后转属太阴及太阴兼腐秽的治法。太阳病不当下而下,故曰"反"。太阳病误下后见腹满时痛是邪陷入里。条文"属太阴也",应理解为太阳病表已解而转属太阴经络之象。

(4) 转系太阴病是传而未尽的太阴病,又称"系在太阴"。如《伤寒论》第 278 条:"伤寒脉浮而缓,手足自温者,系在太阴。太阴当发身黄,若小便自利者,不能发黄。至七八日,虽暴烦下利日十余行,必自止,以脾家实,腐秽当去故也。"伤寒脉浮而缓,手足热者,为系在太阳,今手足温,故知系在太阴也。太阴属湿,湿与热瘀,当发身黄,小便自利者,则湿不蓄,热不瘀,故不能发黄也。若至七八日,大便硬,则为转属阳明,今既不硬,虽暴烦下利日十余行,必当自止,何也? 以脉浮缓、手足温,知太阴脾家素实,邪不自容,腐秽当去故也。

由上可知,临床我们治疗脾胃病时,既要法东垣,更要宗仲景,不忘外感及杂病。此外,既要懂脾胃气化,也要懂太阴、阳明气化。太阴、阳明俱属土,同主中州,病则先形诸腹,阳明为阳土,阳道实,故病则胃家实而非满也;太阴为阴土,阴道虚,故病则腹满而不能实也。太阴气化为病多属里虚寒证,因脾胃虚寒,故其治疗原则,当以温法、补法为主,以温中散寒为重点。理中汤实为太阴病主方。若表证偏重,先行解表;里证为急,先治其里。阳明气化为病有两个特点:① 主热主燥。《素问·至真要大论篇》云:"阳明何谓也? 岐伯曰,两阳合明也。"也即少阳和太阳的阳气合起来相当于阳明的阳气,阳明的阳热最盛,故热是阳明的一大特点,承气汤、白虎汤皆为泄热、清热之剂;燥是阳明的另一大特点,阳明主胃肠,胃和脾同居中焦,一脏一腑,一阴一阳,一升一降,一燥一湿,既矛盾又统一,共同完成饮食物的消化吸收,承气汤证的大便干燥,白虎加人参汤证的口燥渴,都反映了阳明燥的特点。② 阳明病病位在胃肠,其大便秘结、腑气不通的表现,反映了阳明主受纳、腐熟、传导的特点。

另外,太阴、阳明受邪方式及受邪症状也有所不同。《素问·太阴阳明论篇》:"故犯贼风虚邪者阳受之,食饮不节,起居不时者,阴受之。阳受之则入六腑,阴受之则入五脏。入六腑则身热不时卧,上为喘呼;入五脏则䐜满闭塞,下为飧泄,久为肠澼。"阳邪犯阳则能食而不呕,阴邪犯阴则不能食而吐,阳邪犯阳则不大便,阴邪犯阴则自利。若误下则胃中空虚,客气动膈,在阳邪则懊而烦,在阴邪则胸下结硬,倘再误攻,必致利不止而死。

二、从太阳、少阳论治便秘探讨

历代有关便秘的论述可谓汗牛充栋,而大多着重于大肠的传导失常,治亦多从"实、热、冷、虚"等方面着手,然实际临床疗效欠佳。我们尊崇经典,擅于发皇古义,认为张仲景的《伤寒论》多处涉及便秘一症,其中不少从太阳、少阳病论治,并指出其要在脾胃气化。现予以介绍。

(一)脾胃气化是联结太阳、少阳病与便秘关系之枢纽

1. 脾胃气化失常为便秘发生的基础　便秘一般指大肠传导功能失常,导致排便周期延长;或周期不长,但便质干结,排便困难;或粪便不硬,虽有便意,但便出不畅的病症。临床以功能性便秘多见。张小萍认为,现代医学所谓的功能性便秘实为脾胃气化失常的一种表现。脾胃气化是人体生命活动的基本形式与根本保障,更是对胃肠调节的重要体现。诚如《素问·六微旨大论篇》所云:"升降息则气立孤危……非升降,则无以生长化收藏。"便秘的发生与胃肠的蠕动减慢息息相关,肠胃蠕动减慢使得排便周期延长,宿便留滞于内,而胃肠蠕动又受脾胃气化调节。《灵枢·平人绝谷》云:"胃满则肠虚,肠满则胃虚,更虚更满,故气得上下,五脏安定,血脉和利,精神乃居。"气升而化精微,气降而除糟粕,气机升降为胃肠蠕动协调的基础,故便秘与脾胃气化的失常密切相关。

脾胃气化的升降是相辅相成的。① 脾升是胃降的前提,脾将腐化后之水谷精微传送至肺,再输送至皮肤腠理,清阳得升达,则肺之肃降方能得力,此可以"提壶揭盖"喻之,肺气下降则能凉润胃肠,胃肠得润泽之津液则和,胃和则降,肠和则传导有序。② 胃降是脾升的保证,胃气降则浊阴不滞,浊阴不滞则清阳升达无碍,此譬如雾霾一散,艳阳高照,故脾升胃降有度,则水谷的受纳、腐熟、运化、输布有序而不乱;若脾胃气机升降失序,则胃肠蠕动失调,故便秘等症遂现。

脾胃气化所涉及的脏腑不仅局限于脾与胃,更与肺的肃降、肝胆的疏泄相关。肠中糟粕的排出,赖肺气下降下润肠道,促进肠道传导;同时肝的疏泄又是脾胃气机升降协调的重要条件,肝气的升发平和,有利于条达脾土、大小肠,使其能正常运化水谷、分清别浊、传导排泄;胆气和降又有助胃之纳化,通利三焦,降泄而下,共同促使脾胃气化的和谐,维持胃肠功能,故《素问·宝命全形论篇》也有"土得木则达"一说。

2. 脾胃气化失常是太阳、少阳病出现便秘的必然结果　脾胃气化不仅表现在升降上,也表现在出入上。升降与出入又互相影响,其根本原因在于两者均源于脾胃之气。脾胃出入之气具体体现在营卫之气,尤其以卫气外出抗邪最为明显。《素问·五脏别论篇》云:"胃者,水谷之海,六腑之大源也。五味入口,藏于胃,以养五脏气。"《素问·六节藏象论篇》又云:"脾…仓廪之本,营之居也,名曰器,能化糟粕,转味而出入者也。"这都是对脾胃之气的高度概括,而营卫实则是脾胃之出入之气。"水谷入胃,化生气血。气之剽悍者,行于脉外,命之曰卫;血之精专者,行于脉中,命之曰营。"在外感疾病过程中,卫气出而抗邪,而卫气来源于脾胃,兵法有云"兵马未动,粮草先行",卫气为抗邪之兵马,需赖脾胃提供粮草。古人又云"杀敌一千,自损八百",卫气抗邪的同时必然耗损脾胃之气。

这一现象在《伤寒论》太阳病篇中表现得尤为突出。脾胃之气外出抗邪,则脾胃升降

功能必然受其影响,进一步气血的化生与输布也受影响。故脾胃之气虚,一则在表之邪不易解,从而导致邪气内陷,变症百出;二则脾胃气化升降功能亦受影响,可出现食欲不振、便秘等症。此时宜当充其仓廪,若执迷于便秘而滥用通下诸法则使脾胃之气更虚。就伤寒而言,太阳为一身之藩篱,贯彻周身,常多血少气,为开,主卫外。邪初入太阳,正气受损最轻,抗病能力最强;到阳明、少阳则正气渐次减弱。而疾病的过程实则是正邪交争的过程,卫气充足则抗邪得力,利于疾病的向愈。卫气能外出抗邪,本在于脾胃之气充实且气化功能正常,同时脾胃之气升降功能又为卫气抗邪所影响。若其人平素脾胃之气本不足,加上感受外寒,卫气不足以抗邪,同时出入之气受外寒阻遏,则脾胃升降功能更为受累。故在论治太阳病时必权衡脾胃虚实。正如《脾胃论·脾胃盛衰论》所言:"脾胃之气伤则中气不足,中气不足则六腑之阳气皆绝于外,故营卫失守,诸病生焉。"少阳病也可导致脾胃气化的失常,从而导致便秘的发生。少阳常少血多气,为枢,此枢机亦正合脾胃升降之性。诚如《四圣心源·天人解》云"阴阳升降之枢轴,所谓土也",而少阳包括少阳之经与少阳之腑,其腑包括三焦与胆。三焦以"上焦如雾,中焦如沤,下焦如渎"为特点,而这一特点实则为脾胃气化升降之用也。如《素问·阴阳应象大论篇》所云:"清阳为天,浊阴为地。地气上为云,天气下为雨。雨出地气,云出天气。故清阳出上窍,浊阴出下窍。"脾胃为中焦,水谷入胃,经胃腐熟,由脾升清作用将水谷精微物质上输至肺,肺居上焦,属金,为阳中之阴,上腾之清阳之气遇肺而化为雾露之津,此正上焦如雾也;经肺凉降之雾露之津下降至胃,胃得其津液后而不燥,胃不过燥,故能正常和降,得以正常腐熟水谷,此正是中焦如沤之功。胃气和降则腐熟后的糟粕才能下传至大小肠,再经其分清浊,浊者以大小便形式排出体外,而清者则经脾肾之阳温煦升达后再度利用,此过程则为下焦为渎。若少阳受邪,三焦气化功能势必受其影响,则上焦不能成雾,中焦不能正常为沤,下焦亦不能有效如渎,气化之升降紊乱,最终是清阳不得升,浊阴不得降。清阳不升则水谷精微物质不能上承,上焦之源竭,上焦如雾之津渐少,肺气肃降功能减弱;肺与大肠相表里,大肠蠕动功能又有赖于肺气的推动,上焦如雾之津不得下滋胃及大肠,故而出现肠燥便结。

(二)从太阳、少阳论治便秘的经典论述

由上可知,太阳、少阳病与便秘的关系具体体现在脾胃气化的失常,故恢复脾胃气化功能是从太阳、少阳论治便秘的关键所在。若病在太阳之表,且脾胃之气充足,当以解表类药解表,恢复营卫之出入,使营卫气和而不滞,则清阳得升,浊阴也能降,大便自解。《伤寒论》第56条云:"伤寒不大便六七日,头痛有热者,与承气汤。其小便清者,知不在里,仍在表也,当须发汗。若头痛者,必衄,宜桂枝汤。"本条文意在说明,因太阳受邪后导致不大便多日,而此时邪仍在表,故治疗当以解太阳之邪为要,邪去则正自安,脾胃气化得复,大便可解。从其所用之方亦不难看出,仲景在用解表药时尤为重视脾胃,时刻考虑到脾胃之气为卫气的来源,故在桂枝汤中用生姜、大枣、甘草补充来源,再以桂枝调动卫气外出抗邪,以芍药入营,桂枝与芍药,一辛一酸,一开一合,一出一入,于和营之中又有调卫之功,于攻邪之中寓以顾护脾胃,全方共奏解外安内之功。再如《伤寒论》第71条:"太阳病,发汗后,大汗出,胃中干,烦躁不得眠,欲得饮水者,少少与饮之,令胃气和则愈。若脉浮,小便不利,微热消渴者,五苓散主之。"此条亦在说明由太阳病发汗不得法致使正虚。虽汗法为解表驱邪之大法,若不把握好尺度,大伤津液,营卫之气为津液所载,同出于胃,过度耗伤则胃气亦渐弱,导致胃气不和,从而出现胃中干,烦躁不眠。故《素问·逆调论篇》有"胃不和,则夜不安"之说,治当需予以少饮充其津液,令胃气和则愈。倘若脉象仍有浮,加上小便不利,微热消渴,则说明卫气仍在外出抗邪,表仍有余邪未除,而此时脾胃之气已受影响,水蓄其中,则脾胃升降失调,糟粕内停而为便秘,故予五苓散化之。方中以猪苓、泽泻、茯苓利水渗湿,以白术之燥而多脂之性健脾而润肠,共同恢复脾胃升降,更以桂枝调动卫气外出抗邪,全方攻守兼施,外邪得除,脾胃气化得复,大便亦得解。

仲景在太阳病篇多次强调,因失治误治导致邪入少阳之地,或阴本虚,邪气直入少阳,而出现少阳证,同样可导致便秘不通,治疗亦当从少阳论治,而非一味运用通下之药。诚如《伤寒论》第149条所载:"伤寒五六日,呕而发热者,柴胡汤证具,而以他药下之,柴胡证仍在者,复与柴胡汤。此虽已下之,不为逆,必蒸蒸而振,却发热汗出而解。若心下满而硬痛者,此为结胸也,大陷胸汤主之。但满而不痛者,此为痞。柴胡不中与之,宜半夏泻心汤。"此条明言伤寒五六日,出现呕而发热,一则说明脾胃本虚寒,所以作呕;二则说明外证未解已影响脾胃气化之升降,本应以柴胡汤和之,以恢复脾胃升降枢机,倘若见大便不解而滥用苦寒之品下之则脾胃大伤,升降之机不复,浊阴上逆,清阳不升,从而形成腹满且大便不通的寒热错杂痞证,此时当以半夏泻心汤治之。方中以半夏降上逆之浊阴,干姜温脾升达清阳,黄芩、黄连清内陷之热,以存在上之津液,人参补足中气,大枣补脾阴,甘草调和诸药。诸药合用,恢复脾胃升降之枢机,上下得通则不痞,大便亦解。

张仲景擅于平脉辨证,并时刻叮咛后学要有"观其脉证,随证治之"的辩证观,不可一味地"头痛医头,脚痛医脚"。在《伤寒论》第148条:"伤寒五六日,头汗出,微恶寒,手足冷,心下满,口不欲食,大便硬,脉细者,此为阳微结,必有表,复有里也。脉沉,亦在里也。汗出为阳微,假令纯阴结,不得复有外证,悉入在里,此为半在里半在外也。脉虽沉紧,不得为少阴病。所以然者,阴不得有汗,今头汗出,故知非少阴也,可与小柴胡汤。设不了了者,得屎而解。"该条文鲜明地表述了伤寒五六日,病传少阳,故当以柴胡解少阳之邪,疏利少阳之枢机;黄芩清热;半夏性燥而降,扶脾而助胃,升清降浊;人参补中气扶正;生姜、大枣补充脾胃之化源;甘草调和诸药并补脾胃。诸药合功,使在少阳之邪解,脾胃气化得复,大便能通。

（三）病案举隅

魏某,女,38岁。

初诊(2018年1月30日)　自诉9年前无明显诱因出现便秘,先后经中西医治疗未得良效,近半个月以来需外用"开塞露"方能解出黑样干结大便。刻症:大便未解,肛门坠胀感,恶寒,口干欲热饮,纳可,夜寐欠安,小便平,平素经行先至5~7日,量可,色淡,时有血块。舌质淡暗红,边有齿印,苔薄黄;脉左细弦滑,右细滑浊而弦,右寸浮。

中医诊断:便秘(太阳少阳合病)。西医诊断:功能性便秘。

治法:解表透邪,疏利少阳。处方:小柴胡汤合桂枝汤化裁。

柴胡 18 g,黄芩 10 g,法半夏 15 g,白术 50 g,炙甘草 10 g,桂枝 20 g,炒白芍 40 g,瓜蒌皮 40 g,生姜 50 g,大枣 8 枚,厚朴 15 g。

7 剂。水煎服,每日 1 剂。

二诊(2018 年 2 月 6 日) 药后症减,大便日行 1~2 次(未用开塞露),便质偏稀,便前稍感腹胀,夜寐安,纳可,小便平。舌质淡暗红,边略有齿印,苔薄黄;脉左细弦滑,右弦滑浊而散,右寸上浮下弱。

守上方继进 21 剂,随访 1 个月余大便正常。

[**按**] 便秘虽病在大肠,实则源于脾胃气化失常。本案中患者便秘并长期使用开塞露,脾胃本虚寒,加之外受寒邪,合参舌、脉、症,病属太阳、少阳,故以小柴胡合桂枝汤解在少阳、太阳之邪,同时考虑因脾胃虚寒而内有痰浊,故去人参,防其碍邪,加白术健脾燥湿,瓜蒌皮、厚朴去痰浊宽胸下气。全方以恢复脾胃气化为旨,故能有方中虽无通下之品却获通便之效。

第二节　脾胃气化学说在脉诊中的应用与发挥

一、脾胃气化与脉之有胃、有神、有根

"天地合气,命之曰人","人体是阴阳的统一体,只有阴阳平衡,人体才能健康。阴阳平衡反映到脉象上,就是有胃、有神、有根,尤其是寸口脉中的正常脉象(平脉)。因寸口脉的气血就是天地之和合之气,从肺吸入的清气为天气,脾胃化生的气血为地气,天地之气合二为一,即为阴阳平衡之中气。此中气与脾胃气化密切相关。

(一)脾胃气化与脉之有胃

正常脉象有三个特点:有胃、有神、有根。其中有胃是根本。

脉之有胃是指胃气在寸口脉上的表现。正如《素问·五脏别论篇》所云:"帝曰,气口何以独为五脏主?岐伯曰:胃者,水谷之海,六腑之大源也。五味入口,藏于胃,以养五脏气,气口亦太阴也。是以五脏六腑之气味,皆出于胃,而变见于气口。"脉之胃气与脾胃气化密切相关,主要表现在以下四方面。

(1)脉以胃气为本。胃为水谷之海,后天之本,是人体营卫气血之源,人之死生,决定于胃气的有无,所谓"有胃气则生,无胃气则死"。因此,脉亦以胃气为本。

（2）胃气为五脏之根本。五脏六腑之气血皆能现于寸口脉，但五脏之气必须靠胃气的运输方可到达手太阴之寸口。《素问·玉机真脏论篇》云："五脏者，皆禀气于胃，胃者五脏之本也。脏气者，不能自致于手太阴，必因于胃气，乃至于手太阴也。故五脏各以其时，自为而至于手太阴也。"由此可见，五脏皆禀气于胃，胃气为五脏之根本。

（3）脾主四时，四时脉以"胃气"为本。脾主四时理论的一个重要体现，是四时脉以"胃气"为本。《素问·平人气象论篇》谓："夫平心脉来，累累如连珠，如循琅玕，曰心平，夏以胃气为本……平肺脉来，厌厌聂聂，如落榆荚，曰肺平，秋以胃气为本……平肝脉来，软弱招招，如揭长竿末梢，曰肝平，春以胃气为本……平脾脉来，和柔相离，如鸡践地，曰脾平，长夏以胃气为本……平肾脉来，喘喘累累如钩，按之而坚，曰肾平，冬以胃气为本。"脾依四时输布五脏之气到达手太阴，其中胃气是基础。若脾胃气化正常，纳化平衡、升降有度、出入有序，则表现为平脉，否则就出现病脉，严重者出现真脏脉。

（4）根据脾胃气化学说，脾胃为五脏六腑气血之化源，气盛血盈才能成脉，是故人之脉不可一日无胃气。那么，"胃气"具体是指什么呢？"胃气"以脾气为主，乃脾气之用，来源于谷气，与脾胃纳化功能均有关联，故称为"胃气"。《素问·太阴阳明论篇》云："帝曰，脾病而四肢不用何也？岐伯曰：四肢皆禀气于胃，而不得至经，必因于脾，乃得禀也。今脾病不能为胃行其津液，四肢不得禀水谷气，气日以衰，脉道不利，筋骨肌肉，皆无气以生，故不用焉。"此段经文明确说明：四肢虽禀气于胃，但必须经过脾的转输，若脾不能为胃行津液，则不仅四肢不用，脉道也出现不利，脉象自然出现变化。

那么，什么是有胃气的脉象呢？《灵枢·终始》曰："邪气来也紧而疾，谷气来也徐而和。"《素问·玉机真脏论》则具体描述："脉弱以滑是有胃气。"张景岳在《景岳全书·脾胃》中明确指出："大都脉来时，宜无太过，无不及，自有一种从容和缓之态，便是有胃气之脉。"《素问·平人气象论篇》曰："知胃气之渐至，胃气至则病渐轻矣。即如顷刻之间，初急后缓者，胃气之来也；初缓后急者，胃气之去也。此察邪正进退之法也。"概言之，有胃气的脉象应是不浮不沉，不快不慢，从容和缓。其中从容和缓，是脉有胃气的主要标志，也即"春胃微弦，夏胃微钩，长夏胃微软弱，秋胃微毛，冬胃微石"。

反之，若脉缺乏从容和缓之象，是脉少胃气的表现，即为病脉，如春脉弦多胃少，夏脉钩多胃少，长夏脉弱多胃少，秋脉毛多胃少，冬脉石多胃少等。若脉毫无从容和缓之象，是无胃气之表现，即真脏脉，亦为死脉。如《素问·平人气象论篇》曰："平人之常气禀于胃，胃者，平人之常气也，人无胃气曰逆，逆者死。人以水谷为本，故人绝水谷则死，脉无胃气亦死。所谓无胃气者，但得真脏脉，不得胃气也。所谓不得胃气者，肝不弦，肾不石也。"春脉但弦无胃，夏脉但钩无胃，长夏脉但弱无胃，秋脉但毛无胃，冬脉但石无胃等，皆属无胃气之脉。

（二）脾胃气化与脉之有神

脉之有神，是指心气在脉象上的表现。有神即脉的跳动柔和有力，节律整齐。由于心主血脉,脉之有神首先要从心的功能表现上考察。心主血而藏神,脉为血之府,神者,血脉之所藏,故脉神的表现就是心气功能正常与否的表现。脉贵有神,脉神的形态是柔和有力,即使微弱之脉,微弱之中不至于完全无力的为有神;弦实之脉,弦实之中仍带有柔和之象的为有神。

对于脉之有神的表现,大致有以下三种认识。

(1)有胃即为有神。《灵枢·平人绝谷》曰:"平人胃满则肠虚,肠满则胃虚,更实更虚,故气得上下,五脏安定,血气和,则精神乃居,故神者水谷之精气也。"水谷之精气,就是胃气。脉来柔和即为有神气。脉之有胃、有神,都是具有冲和之象,有胃即有神,故有胃、有神的脉象特征是一致的。此外,脾主四时之脉,在四时脉象弦钩浮营的变化中,脾土能使脉顺四时之变。如《素问·玉机真脏论篇》云:"春脉如弦……夏脉如钩……秋脉如浮……冬脉如营。"春弦、夏钩、秋浮、冬营是脉的四时之序,顺之则不病,逆之则病。"帝曰:四时之序,逆从之变异也,然脾脉独何主?岐伯曰:脾脉者土也,孤脏以灌四傍者也。帝曰:然则脾善恶,可得见之乎。岐伯曰:善者不可得见,恶者可见。"说明四时之序由脾所主,脾善则中央灌四傍,脉顺时而有神;反之,脾恶则不能灌四傍,脉不能顺时则少神,而出现病脉。故脾主四时之脉,使四时之脉依次顺变,正是体现脾胃的升降之性。

(2)脉来有力即为有神。心气是推动血脉的动力,因此脉之有神的表现跟脉有胃气的表现类似,故脉来充滑有力为脉有神气的表现。如李东垣曰:"脉中有力,即有神也。"但也有相反的看法,如《三指禅》曰:"岂知有力未必有神,而有神正不定在有力。"所以柔和有力即为有神更为准确。有力与柔和,乃刚柔相济,阴平阳秘的体现,为正常脉象的主要特征之一。然心主血而藏神,脉为血之府,神者,血脉之所藏,若血气充盈,心神便健旺,脉象自然有神,故血脉充足是有神的必要条件之一。而气血乃脾胃所化生,故脉之有神与脾胃气化关系密切。

(3)脉来至数匀齐即为有神。脉律是否整齐,主要反映脏腑之气特别是心气的盛衰。脏腑之气旺盛,有力推动血液在脉管中运行,则脉动有序。若脏腑之气不足,无力推动血行,可出现迟数不匀,是谓少神或无神。如陈士铎曰:"按指之下,若有条理先后秩然不乱者,此有神之至也;若按指充实而有力者,有神之次也;其余按指而微微鼓动者,亦谓有神。"另外,心主脉动的节律,故凡是脉律不齐的均是失神的表现,如若脉律尚齐整是脉仍有神气之征。

脉象有神的特征,主要有两个方面:一是脉来柔和有力。二是脉律一致。《辨证录》对有神脉象的特征及脉律不齐的意义作了论述,曰:"无论浮沉、迟数、涩滑、大小各脉,按指之下,若有条理,先后秩然不乱者,此有神之至也。倘按之而散乱者,或有或无者,或时而续时而断者,或欲续而不能,或欲接而不得……皆是无神,皆为可畏。"

总之,不论脉之有力无力,必兼有一种"柔和"之象,也就是在弦实之中,仍带柔和;微弱之中,不失有力,且脉位中部,应指圆润,从容活泼,若有条理,节律秩然不乱的境象,是为有神。如脉沉细微弱,似有似无,但仍隐隐约约如有节律。病虽危而神犹存,尚有一份生机。

综上所述,脉之有神离不开气血的充养,离不开正常的脾胃气化功能。

（三）脾胃气化与脉之有根

脉之有根,是指肾气在脉象上的表现。主要表现为尺脉有力和沉取不绝两个方面,有"尺以候肾""沉取候肾"的说法。肾乃先天之本,元气之根,人身十二经脉全赖肾间动气之生发,肾气犹存,好比树木之有根,枝叶虽枯,根本不坏,当有生机,故肾脉称为根脉。肾为水火之脏,其中肾阴是全身阴液的根本;肾精是维持人体生命活动的重要物质基础;肾阳是全身阳气的根本,是促进人体生长发育的动力,也是脏腑功能活动的动力;肾间动气是人体脏腑组织功能活动的原动力,十二经脉的循行和三焦气化的出入,都由它来推动。肾气足,反映于脉象必有根;若久病及肾,本元亏乏,则预后不良。

历来诊察脉根,有两种方法：① 以尺中为根,两尺脉,左以候肾,右以候命门。尺部沉取有力,示肾气不败,即使患病而肾气犹存,先天之本未绝,便有一份生机;若脉浮大散乱,按之则无,是为无根之脉,为元气离散之象,病情危笃。若寸关脉虽无,尺脉不绝,则不致殒灭;若寸关脉虽无恙,尺脉无则必然危笃。正如《脉诀》所云："寸口虽无,尺犹不绝,如此之流,何忧殒灭。"② 以沉候为根,沉以候里,亦候肾,尺部中取不一定明显,只要沉取有力,示肾气不败,生机尚存。故凡属阴阳离绝,孤脉欲脱,阴阳失去相互依存的功能,一般脉呈浮大散乱无根之象。

脉之有根,全赖肾精之充养。而肾精的充养,必赖后天的补充。肾藏精,需靠脾胃化生的水谷精微之气不断资生化育,才能充盛不衰。《景岳全书·脾胃》云："脾胃为水谷之海,得后天之气也。何也？ 盖人之始生本乎精血之原,人之既生,由乎水谷之养,非精血无以立形体之基,非水谷无以成形体之壮。精血之司在命门,水谷之司在脾胃,故命门得先天之气,脾胃得后天之气也。"又云："是以水谷之海,本赖先天为之主,而精血之海,又必赖后天为之资。故人之自生至老,凡先天之有不足者,但得后天培养之力,则补天之功亦可居其强半,此脾胃之气所关于人生者不小。"《灵枢·决气》："帝曰：余闻人有精、气、津液、血、脉,余意以为一气耳……六气者,贵贱何如？ 岐伯曰：六气者各有部主也,其贵贱善恶,可为常主,然五谷与胃为大海也。"故脉之有根,与脾胃气化功能正常密切相关。

总之,有胃、有脉、有根是正常脉象必须具备的三个条件,是人体脏腑功能正常、气血充盛、阴阳相对平衡的生理状态的反映。有胃、有神、有根是从三个不同的角度来描述正常脉象的特征,三者是相互联系的,但均与脾胃气化功能密切相关。脾胃气化功能正常,燥湿相宜、纳化相因、升降有度、出入有序,则脉象有胃、有神、有根,否则就会出现少胃、少神之病脉,甚至出现真脏脉等死脉。

（四）脾胃气化与脉诊运用

脾胃气化功能正常,则天地之气和合在一起,肺吸入的清气与水谷之气及血脉和合为一,此即为平脉。所谓平脉,有二层含义：一为正常脉象;二为正常的参照脉象。有胃、有神、有根之脉,也即柔和有力、源源不绝的脉象就是正常的参照脉象。异于此即为病脉。对于参照脉象,《素问·六节藏象论篇》有记载:"人迎一盛病在少阳,二盛病在太阳,三盛病在阳明,四盛已上为格阳。寸口一盛病在厥阴,二盛病在少阴,三盛病在太阴,四盛已上为关阴。人迎与寸口俱盛四倍已上为关格。关格之脉赢,不能极于天地之精气,则死矣。"即是人迎与寸口之对照。

了解脾胃气化学说的原理之后,临床对于脉诊的应用有很多指导意义,现略举几例,以期学人举一反三。

二、病案举隅

案 1 谢某,男,33 岁,教师。

初诊 患者不明原因之消瘦已 1 年余,胃中时觉嘈杂,不痛不胀,饮食尚可,但体重减轻,肌肉日瘦,不咳,胸透心肺正常,肝脾不肿大,肝功能检查亦正常,最近特别感到不能耐劳,精神不佳,舌有极薄白苔,舌质红,脉右关独弱。

中医诊断饮食不为肌肉(脾气不足)。

治法:助脾益气。处方:

党参 9 g,茯苓 15 g,白扁豆 9 g,薏苡仁 12 g,陈皮 6 g,焦白术 6 g,莲子肉 9 g,葛根 9 g,黄连 3 g,芡实 9 g,怀山药 12 g,藿香 6 g,白豆蔻 6 g,山楂 6 g,生麦芽 30 g。

10 剂。水煎服,每日 1 剂。

上方基本上采用了资生丸的药物,患者在服 10 剂之后,无任何不良反应。即嘱其连续服用,服至 30 剂后,体重增加了 2.5 kg,其他症状也明显好转。

[按]本案抓住肌肉瘦削及右关独弱之脉即可诊断,以脾主肌肉,脾气亏虚,不能营养肌肉,以致肌肉瘦削。治疗用补脾益气之法最为恰当。

案 2 石某,男,17 岁,学生。

初诊 1976 年 1 月间,因与同伴玩小口径枪,不慎走火,枪弹从腹部穿入,当时送医院抢救,经过修补病愈出院,但不久发生了"右肾下垂"并有轻度水肿,乃来就诊。现右侧腰痛,不能劳累,无叩击痛,形体较瘦小,身高 1.62 m,体重 48 kg,饮食尚可,舌淡黄而腻,脉细弱。

中医诊断:腰痛(中气下陷)。西医诊断:腰痛。

治法:补气升提。处方:

生黄芪 15 g,升麻 5 g,柴胡 6 g,焦白术 6 g,当归 6 g,桑寄生 15 g,川续断 15 g,徐长卿 10 g,丝瓜络 10 g,薏苡仁 15 g。

5 剂。

二诊 一切好转,腰痛明显减轻。

原方黄芪改为 20 g、升麻 6 g、桑寄生 30 g。7 剂。

三诊 腰痛好转大半,精神饮食均好,脉较有力,舌腻苔已退净。处方:

黄芪 25 g,薏苡仁 15 g,升麻 10 g,桑寄生 30 g,徐长卿 10 g,野荞麦蔸 15 g,丝瓜络 10 g。

10 剂。水煎服,每日 1 剂。

四诊　腰痛已痊愈,其他均正常,停药,要求复学。

嘱请初诊医院拍片复查,肾下垂已完全正常,1 年后身高 1.75 m,体力甚佳。

[按]"肾下垂"中医无此病名,按其症状分析,与肾虚腰痛有关,但是临床上也有"肾下垂"并无腰痛者,则中医无证可辨。此患者脉细弱,脉少胃、少神,当务之急,先要从脾胃入手,益气健脾为要。此外,本案也可用中医的"中气下陷"来解释,从而可用"补气升提法"来治疗,本例获效,就是根据这个理论来使用的。

案3　邵某,女,41 岁,干部。

初诊　1972 年发现血小板减少,1973 年开始治疗,用过利血君片等西药。1974 年去某县某矿区工作时,因身体不适,精神极度疲倦而检查,发现白细胞计数 3.1×10^9/L,红细胞计数 2.8×10^{12}/L,血小板计数 50×10^9/L。1975 年去某地治疗,当时主要症状为饮食不思,低热,精神不好,四肢乏力,曾昏倒数次。服西药及中药均少效,乃来此就诊。现头昏,精神极度疲乏,有时昏倒(昏倒时,面色苍白,不能讲话,出冷汗,恶心,但心中明白),昏倒前自己有预觉,故未有跌伤情况,饮食不佳,大便干结,夜尿多(原有慢性肾盂肾炎),口干思热饮。脉细,左更弱,舌质淡红有齿印,少苔。

中医诊断:头晕(中气大虚)。西医诊断:血小板减少症。

治法:助气升提。处方:

黄芪 25 g,红参 10 g,焦白术 6 g,升麻 6 g,柴胡 5 g,红孩儿 15 g,当归 10 g,鸡内金 10 g,白豆蔻 6 g,麦芽 30 g,陈皮 5 g。

7 剂。

二诊　精神饮食均转佳,血小板计数 90×10^9/L,红细胞计数 3.4×10^{12}/L,舌淡黄苔,脉细稍好。处方:

黄芪 25 g,党参 25 g,焦白术 6 g,升麻 6 g,柴胡 5 g,云茯苓 15 g,阿胶 10 g(另烊),红孩儿 30 g,当归 10 g,鸡内金 10 g,白豆蔻 6 g,麦芽 30 g,丹参 10 g。

10 剂。

三诊　精神饮食均转好,经事已行第二日,量较少(停经已 3 个月),体重近有增加,有时头昏,脉左仍较细,舌净。

处方用二诊方,丹参改 12 g。10 剂。

四诊　患者因路途较远,服上方有效,又自服了 10 剂,精神渐复原,饮食亦大增,脉有力,舌质淡。血象转好,白细胞计数 7.1×10^9/L,血小板计数 100×10^9/L,红细胞计数 4.0×10^{12}/L。患者已恢复上班工作。处方:

黄芪 25 g,党参 20 g,焦白术 6 g,云茯苓 15 g,阿胶 10 g(另烊),红孩儿 30 g,当归

10 g,制何首乌 20 g,枸杞子 10 g,炙甘草 6 g,丹参 10 g。

10 剂。水煎服,每日 1 剂。

10 剂后,患者来函谓一切正常,血小板计数升至 $120 \times 10^9/L$,其他如前,2 个月后,因公来南昌,谓上个月又去了一次某矿区,又感不适,检查后,血象又较低,于是又自服上方 10 剂后,检查血象又正常,此后未敢再去某地,随访 1 年,一切尚正常。

[按]本案患者颇似虚劳患者。辨证着眼点在于脉细,左更弱,脉少胃、少神,根脉亦弱,故首先要从脾胃入手,并以后天补先天;此外左肝右肺,左升右降,患者左脉更弱,为中气下陷,清阳不升之象。另患者舌质淡红有齿印,少苔,且神疲乏力,头晕不适。皆为中气下陷,清阳不升之故。所以治疗用补气升提为主而取得满意疗效。

第三节 脾胃气化学说在糖尿病中的应用与发挥

随着经济水平、生活习惯及膳食结构的改变,糖尿病及糖尿病慢性合并症的发病率呈逐年上升趋势。糖尿病排名仅次于恶性肿瘤和心血管疾病,成为席卷全球的威胁人类生命及子孙后代健康的一种慢性代谢紊乱性疾病。糖尿病已然成为影响人类健康的重要疾病。

糖尿病多属中医"消渴"范畴。一般认为,其病理性质是本虚标实,本虚以肺、胃、肾阴虚为主,标实以燥热、阳亢为主,常可夹杂瘀血、痰浊。主要病位在肺、胃、肾,常可累及心及血脉,痰瘀为消渴病病理产物,病久不愈,痰瘀又加重五脏损害,严重者使五脏亏虚,精气衰败。临床按一般理法论治,疗效较差。

我们通过临床观察并挖掘传统中医理论,认为当今社会,伤食已悄然成为糖尿病的重要病因,但未得到足够重视。其实,中医学关于内伤饮食的论述,历史悠久。如《素问·阴阳应象大论篇》云:"水谷之寒热,感则害于六腑。"又如《素问·痹论篇》云:"饮食自倍,肠胃乃伤。"都说明饮食水谷不当与糖尿病的发生密不可分。伤食发展下去,最后出现水寒土湿,木气下陷,郁而化风,就成为糖尿病的病机关键。故临床论治多从"脾瘅""风消"入手,现从理论及临床角度对此加以探析。

一、从"脾瘅"认识糖尿病

（一）伤食是糖尿病形成的重要原因

传统医学对糖尿病的认识,其理论基础源于《内经》,方治始自《金匮要略》,证候分类始于《诸病源候论》,体系形成和发展始于唐宋,成熟于明清,历代医家对消渴的辨治论述宏富。

1. 膏浊乃糖尿病伤食的主要病机 糖尿病在《内经》主要称为"脾瘅"。《素问·奇病论篇》云："有病口甘者,病名为何? 何以得之? 岐伯曰：此五气之溢也,名曰脾瘅。夫五味入口,藏于胃,脾为之行其精气,津在脾,故令人口甘也。此肥美之所发也。此人必数食甘美而多肥也。肥者令人内热,甘者令人中满,故其气上逆,转为消渴。"《素问·通评虚实论篇》亦曰："肥贵人,则膏粱之疾也。"以上论述表明"脾瘅"乃过食膏粱厚味所致,尤其是脂肪的过量摄入即膏浊,是其发病的关键因素。其病变中心在胃肠,初起可见中满内热表现。

膏浊的形成与伤食密切相关。膏脂是人体的重要组成部分,由水谷所化生,并有赖于肾的气化,肝的疏泄,脾的运化,肺的宣发敷布,心气的推动等使其敷布全身。如《类经》曰："膏,脂膏也。津液和合而为膏,以填补于骨空之中,则为脑为髓,为精为血。"然膏脂过多则易成膏浊,变生百病。清代张志聪云："中焦之气,蒸津液化其精微;溢于外则皮肉膏肥,余于内则膏肓丰满。"

膏浊在一定条件下易于化热。刘完素认为"三消当从火断",他在《三消论》中指出："三消渴者,皆由久嗜咸物,恣食炙煿,饮酒过度,亦有年少服金石丸散,积久化热,结于胸中,下焦虚热,血气不能制石热,燥甚于胃,故渴而引饮。若饮水多而小便多者,名曰消渴;若饮食多而不甚饥,小便数而渐瘦者,名曰消中;若渴而饮水不绝,腿消瘦而小便有脂液者,名曰肾消。"表明过食膏粱厚味,导致脾胃内热,耗伤气津,最终形成糖尿病的病理转变过程。

2. 膏浊病机与脾"化"机障碍的关系 胃主受纳,脾主运化。而运化包括了运与化两个方面。运即转输,是由物质到物质的过程,是将经胃受纳消磨的细微水谷物质初步消化并转运的过程,属由阴至阴的量变范畴;化则为气化、变化,是将水谷精微(主要为葡萄糖)转化成能量的过程,是由物质到能量的过程,属由阴至阳的气化、质变范畴。

纳、运、化是脾胃气化的 3 个阶段。纳为饮食的受纳和腐熟,类似于"饮入于胃,游溢精气"的过程;运是水谷精微的转运,是水谷到精微之间的形质间的转运,由阴到阴,类似于"上输于脾,脾气散精,上归于肺"及肺的宣发布散精微的过程;化是物质转化为能量的过程,是由阴到阳,是气化的最终阶段,类似于"水精四布,五经并行"的过程。而糖尿病的根本病机乃脾之运化中的"化"机障碍。其最初病因主要是饮食不节,过量摄入膏粱厚味,同时又少劳多逸、久坐少动,致使脾之"化"机障碍,则饮食不化精微,变为营浊,堆积于体内肌肤即为"膏浊"。膏浊积于腹部皮下,则成"多气而皮缓"之膏人;若分布于全身各处,则成周围型肥胖;若流于血脉之中,成为"血浊",随血液周流全身。

(二)糖尿病伤食方式探讨

当今社会存在着许多饮食导致的健康问题,如饮食文化陈腐、科普宣传混乱、饮食结构颠倒、饮食时间紊乱、饮食追求口味、营养品泛滥等,还有多种多样的食品污染如激素、农药、化肥残留、食品添加剂、着色剂、防腐剂、防潮剂、化学包装、转基因食品等,这些问题都可归结为伤食。一般而言,引起糖尿病的伤食方式大概有以下三种。

1. 饮食不节或失时　摄食过量、暴饮暴食，或非时而食，饮食没有规律，均会扰乱胃肠的蠕动，使脾胃功能失调，机体代谢功能紊乱，致使饮食不化精微，而化为膏浊，沉积于焦膜各处或血脉之中，日久化热，耗伤阴液。如《丹溪心法·消渴》指出"酒面无节，酷嗜炙煿……于是炎为上熏，脏腑生热，燥热炽盛，津液干焦，渴饮水浆而不能自禁。"《景岳全书》云："消渴病，其为病之肇端，皆膏粱肥甘之变，酒色劳伤之过，皆富贵人病之而贫贱者少有也。"

2. 饮食偏嗜

（1）偏嗜肥甘：偏嗜肥甘，如高脂、高糖饮食及海鲜等，不仅导致营养不均衡，而且扰乱人体的内环境和正常代谢，是糖尿病发病的主因。其中，以嗜糖的危害最大，也最为隐匿。研究者通过动物实验证明，糖会让人上瘾，并且具有双重作用。一方面，糖可使大脑无法发出饱腹的讯号；另一方面，糖对体内激素的影响还表现在会使大脑不间断发出要摄入糖分的讯号。糖尿病并不是糖摄入过多引起热量过高而致的肥胖间接引发，其真正原因是糖的毒性作用引发的代谢综合征——糖在肝脏中代谢，肝脏将糖转化为脂肪，进而致使三酰甘油升高，造成胰岛素抵抗，从而导致糖尿病。

（2）偏嗜五味：《素问·生气通天论篇》曰："阴之所生，本在五味；阴之五宫，伤在五味。"说明五脏之精气来源于五味，然而五味偏嗜，又易耗伤五脏之精气。正如《灵枢·五味》："咸走血，多食之，令人渴。"因咸味入于胃，其气上循中焦，随脾气升清功能，注入于脉管中，血亦由中焦化生，奉心神而化赤，而咸为寒水之味，因而血遇咸而凝。凝则燥结，津液不能上承，脏腑不能为胃行其津液，因而导致口干口渴，发为消渴。故偏嗜五味，可损伤脾胃之阴津，致使阴虚燥热，形成糖尿病。

（3）偏嗜生冷：偏嗜生冷也是现代社会伤食的重要问题，寒凉伤脾肾之阳，饮食不化精微，最终化为痰饮，日久形成糖浊附着于身体各处，最终亦容易形成糖尿病。

（4）饮食结构失衡：饮食结构失衡是现代社会伤食的一个非常突出的问题，主要表现在副食多，主食少；肉食多，菜蔬少。以动物蛋白为主食，多生内浊，饮食中的动物蛋白即中医"膏脂"。脾位居中焦，为后天之本，主运化，正常状态下膏脂为人体气血的重要组成部分，病理状态下脾之"化"机障碍，水谷不化精微，反形成痰湿脂浊，注入血脉，最终形成糖尿病等脂质代谢性疾病。

3. 非天然饮食　包括反季节食品、营养品、食品添加剂、转基因食品等，皆由饮食中的不正之气合成，对人体来说均属食邪，但不同的非天然食品其食邪性质不一，如反季节食品中的冬春季西瓜乃食生寒邪；营养品多属食生浊邪、热邪等。

（三）伤食是糖尿病并发症形成的主要原因

过剩的膏粱厚味不能完全被运化输布，堆积于体内形成"膏浊"，"膏浊"变化多端，可导致各种糖尿病并发症的出现。如《素问·生气通天论篇》："高粱之变，足生大疔。"《素问·通评虚实论篇》："凡治消瘅、仆击、偏枯、痿厥、气满发逆，甘肥贵人，则高粱之疾也。"

瘀阻于肢端,可成"脱疽"。《灵枢·痈疽》云:"发于足趾名曰脱疽,其状赤黑,死不治。"《素问·阴阳别论篇》指出:"二阳之病发心脾,有不得隐曲,女子不月,其传为风消。"此外,食积于中,水液不得输布,敛津聚液为痰,痰郁化火,上干于肝络,目中生翳或目赤肿痛,即可成"内障""云雾移睛"。

"膏浊"形成糖尿病并发症的机制,主要与虚损、瘀血有关。一方面,"膏浊"不化,脾胃运化失司,脾之"化"机障碍更甚,水谷不化精微,脏腑、经络、肌肉失于濡养,虚证丛生,渐成虚劳之证。另一方面,"膏浊"内蕴,阻滞血脉,血脉不行,瘀血渐生。故《金匮要略》有云:"五劳虚极,羸瘦腹满,不能饮食,食伤、忧伤、饮伤、房室伤、饥伤、劳伤、经络营卫气伤,内有干血,肌肤甲错,两目黯黑,缓中补虚,大黄䗪虫丸主之。"其中食伤、饮伤就是典型的伤食,逐渐出现虚损、瘀血,最终导致干血劳。同样符合并揭示了糖尿病"膏浊"病机的发展规律以及糖尿病变证百出的发展过程。

(四)结语

中医学对于糖尿病与伤食关系的论述众多,有待于我们更加深入地探讨,从传统医学中深入挖掘糖尿病的理论基础,为治疗及预防糖尿病提供新途径、新方法、新思路,具有十分重大的理论及临床价值。

二、从"风消"论治糖尿病

(一)对糖尿病病机及本质的再认识

糖尿病临床表现不一,有出现多饮、多食、多尿三多症状者,亦有不出现三多症状而直接表现并发症者,有消瘦者,亦有肥胖者,不可概论。然不论其表现如何,其根本病机乃脾之运化中的"化"失司,脾主运化,运即转输,是由物质到物质的过程,是将经胃受纳消磨的细微水谷物质初步消化并转运的过程,属由阴至阴的量变范畴;化则为气化、变化,是将水谷精微(主要为葡萄糖)转化成能量的过程,是由物质到能量的过程,属由阴至阳的气化、质变范畴。糖尿病实质即是脾之"化机"障碍。然"阳化气,阴成形",脾为阴土,为至阴之脏,饮食不能自化,其化必赖体阴用阳之脏——肝之疏泄,此谓木疏土也。故糖尿病不论有无消渴症状,实为厥阴病也。

对于出现多饮、多食、多尿症状者,即为"消渴",多属"厥阴"热证,有实热证与上热下寒证之分。厥阴为阴中之阳,可热化而为实热证,此多为手厥阴心包病,正如《灵枢·经脉》曰:"心主手厥阴心包之脉……是主脉所生病者,烦心,心痛,掌中热。"可予白虎加人参之属。但目前临床更多见的是上热下寒证,厥阴者,阴尽阳生,邪至其经,从阴化寒,从阳化热,故其为病,易于上热下寒,阴阳错杂。故黄元御《四圣心源》明确提出:"消渴者,足厥阴之病也。"《伤寒论》326条厥阴病提纲曰:"厥阴之为病,消渴,气上撞心,心中疼热,饥而不欲食,食则吐蛔,下之利不止。"其病机关键是三阴之尽,正衰邪盛,君相之火不能下达则下寒;精亏血少,风气乘之,郁而化火为上热。风火相煽,耗伤津液,上热下寒发为消渴。

消渴传统论述有"三消"之说,然《内经》对于消渴甚者,非常重视风的因素。《素问·阴阳别论篇》曰:"二阳之病发心脾,有不得隐曲,女子不月,其传为风消。"二阳乃少阳阳明,其病多风燥,风燥又多源于心脾受病,精血虚少,土虚则风气乘之,精血亏虚风亦易动。郑钦安在《医理真传》中指出:"消证生于厥阴风木主气,盖以厥阴下水而上火,风火相煽,故生消渴诸症。"《素问·六微旨大论篇》曰:"厥阴之上,风气治之,中见少阳。"而"厥阴之上,风气主之""少阳之上,相火主之",又厥阴与少阳相表里,厥阴风动,极易波及相火。且风邪善行而数变,无所不到,故风火相煽,火随风行,横贯上下,殃及内外。

对于不出现消渴症状者,名为"脾瘅",其病机亦与风有关。《素问·奇病论篇》言:"有病口甘者,此五气之溢也,名曰脾瘅。夫五味入口,藏于胃,脾为之行其精气,津液在脾,故令人口甘也;此肥美之所发也,此人必数食甘美而多肥也,肥者令人内热,甘者令人中满,故其气上溢,转为消渴。"即是说痰湿内盛,土实而木不疏土,郁而化风,发为脾瘅。一般理解,此段条文主要谈及的是由于过食甘美肥味,痰湿内盛,内热中满蓄积于脾,脾气上溢于口,日久可转发为消渴病,未涉及厥阴风木。但若仅仅是脾的问题,就不可能出现"其气上溢"。脾瘅的病理基础虽为痰湿内盛,脾失健运,但日久脾气下陷,肝气亦随之郁结不升,木郁则化风,风性疏泄,故"其气上溢"。故在临床上许多糖尿病患者虽舌淡、边有齿印、脉濡弱等脾虚湿盛症状明显,但食欲不减,此即为木郁化风,横逆犯胃(脾)之证。《伤寒论》云:"阳明病,能食者为中风,不能食为中寒。"刘完素《素问病机气宜保命集》曰:"中风多食,风木盛也,盛则克脾,脾受敌,求助于食。"不论外风内风,均有消谷之能。故其人虽多饮食,但水谷精微不化,不能转化为能量,为人体所用,故临床可见多食而消瘦等症。水谷精微不化,变生痰湿也可出现肥胖等症。

综上所述,糖尿病从其临床表现看,其病因不离风、火、虚,其病机不离厥阴风木。精虚为基础,消渴症状明显者或为(厥阴)实热,或为风火相煽,消渴症状不明显者土虚木郁而化风。

(二)糖尿病根源之分析

在当今临床中,随着不良(伤阳)生活方式及寒凉药食的流行,糖尿病消渴症状明显者越来越少,无消渴症状者越来越多。亦即传统阴虚燥热的病机越来越少,土虚木郁的病机越来越多,应更受重视。

若细究糖尿病根源,则不单关乎肝脾,亦关乎肾。糖尿病病机根本虽不离厥阴风木,然木郁化风的基础在于脾虚湿郁导致木气不升,郁而化风。而脾虚的基础又在于肾阳不足,因命火生脾土,肾阳不足则脾阳不足,脾失运化则水湿、痰湿郁而不化。再进一步追究,肾阳温煦的物质基础又在于肾精。故糖尿病根源实为脾肾的虚损。

历代文献对于糖尿病的虚损病机均有描述。《灵枢·五变》指出:"五脏皆柔弱者,善病消瘅。"《灵枢·五脏》中亦有此类描述:"肾脆,则苦病消瘅,易伤。""五脏皆脆者,不离于病。"明代戴元礼《证治要诀》指出:"三消久而小便不臭,反作甜气,在溺中滚涌,更有浮溺,面如猪脂,此精不禁,真元竭也。"清代张志聪《素问集注》:"消瘅者,五脏精气皆虚,转而为热,热则消肌肉,故为消瘅也。"均可看出本虚是本病的发病基础。然细究起来,肾为先天之本,脾为后天之本,脾肾的虚损在五脏的虚损中至为重要。

现代医学所论糖尿病其病理表现主要是:绝对或相对胰岛素分泌不足和胰升糖素增高引起糖、蛋白质等营养物质的代谢紊乱,以血糖高为主要表现。食物经口入胃,经过各种消化酶的作用,分解出食物中的糖类,转换成能量,经由血液循环供给全身,维持人体日常活动。若血糖升高,则说明糖类没能被人体分解,人体供能就不足。故临床糖尿病患者,常表现体虚乏力之症。在其机制方面,西医对糖尿病的认识与中医不谋而合。

糖尿病临床表现虽虚损症状不一定多见,但尤应重视脾肾的虚损,此为糖尿病之根源。只有解决糖尿病患者的脾肾虚损问题,糖尿病才有可能真正地被治愈。

(三)糖尿病演变之分析

糖尿病临床症状复杂,并发症多,病机多变。

糖尿病病机根本不离厥阴风木,风木由寒水而生,其性本寒,然木能生火,又易化热,故易寒易热为厥阴风木的特点。若化热则风火相煽,火随风行,横贯上下,首先可横犯脾胃。脾胃与厥阴肝同处中焦,且肝性疏泄,主调畅一身气机。脾胃升降,水谷运化,必赖肝之条达。若肝气郁滞,则横犯脾胃,木不疏土,土气壅塞,郁火内生,火为阳邪,耗伤津液,则口渴多饮;火性燔灼,消磨水谷,故善饥多食;脾胃气机不通,水谷运化失常,精微不得外养,故消瘦。厥阴风火内动,亦可直接消耗脾胃之阴,使津亏燥热。若化寒则寒伤脾,风犯胃,形成胃强脾弱之结局,虽中风而多食,但食而不化。

厥阴风火还可上走心肺。肺居上焦,为阳中之阴,其气肃降;肝位居下,为阴中之阳,其气升发;且厥阴肝脉循行,其支者,复从肝别贯膈,上注肺;两者一升一降,共同维持一身气机调达。然肝性疏泄,其属木;肺性宣肃,其属金,金木五行本相克。若肝风妄行,引动相火,风火相煽,循经上扰,则致木火刑金,耗伤肺津。肺为相傅之官,主治节,调水道。肺津亏虚,则肺失濡养,功能失常,水液输布失司,而津不得上承于口,故临床多见口渴、多饮、饮不解渴等症。心为阳中之阳,厥阴风火扰心,两阳相劫,心阴耗伤,心血不行而为瘀,变生诸证。

厥阴风木还可引动相火,风火相煽,耗伤肾阴。肾者先天之本,"水火之宅",元阴元阳之所居处。五脏之精藏于肾,经肾元阳之气化,其阴精复蒸腾以养五脏。若肾阴精不足,则五脏皆失其所滋养,阴精亏虚,燥热内生,而现消渴之症。然肾阴精亏虚,乃由厥阴风木引动相火,火性伤阴所致。肾水涵养肝木,但厥阴肝木风火妄动,亦可耗竭肾水,此乃"子病及母"。此外,厥阴风火妄动,则肝疏泄失常,体内气机不畅,致水液精微不得输布,五脏之精亦不能下藏于肾,肾失精养,其气必虚,则风火实邪必趁虚而入,扰肾封藏之性,故临床可见多尿,日久则出现蛋白尿、血尿等精微物质的泄漏。

厥阴风木寒化也可损及肾阳,进一步伤及脾阳,最终可导致脾肾气阴两虚、脾肾阳

（气）虚、阴阳两虚等证。

综上所述，糖尿病病机演变主要为肝脾受病，精血亏虚，风火相煽，最终脾肾两虚，复加肝郁化火、气滞血瘀、水湿、痰浊（糖毒、脂毒）等病理产物，互相影响，互为因果，形成本虚标实、虚实夹杂的一种恶性循环的复杂证候。

（四）糖尿病治疗应重视厥阴风木

目前，中医临床对于糖尿病的治疗，以清热生津、益气养阴为总则，然长期临床观察，发现此等治法，仅消近愁不解远忧。乃因医者不知其病涉及厥阴风火，故疗效惘然。据笔者经验，糖尿病治疗当从厥阴风火入手，以寒热并用、散敛相合、刚柔相济、上下共治、阴阳并调为法。其主方乌梅丸辛开苦降，温下焦之寒，清上焦之热。味备酸甘焦苦，性兼调补助益，为统治厥阴病之方。方中乌梅味酸入肝体，补肝阴以息风；桂枝味辛助肝用，补肝阳以展气机；当归甘辛而温，可升可降，阳中之阴，虽有上下之分，而补血则一。三药配伍，兼顾厥阴之体用，补阴阳而疏风气，是为厥阴主药。以其加减化裁，减去辛药，偏于清热；减去苦寒药，则偏于温阳。增葛根、花粉而生津；加石菖蒲、半夏则化痰；重干姜则温脾，加补骨脂则温肾。随其脉证，加减变化，消渴之治过半矣。

（五）病案举隅

邹某，男，74 岁。

初诊（2012 年 10 月 29 日）　主诉：口干多饮，尿多伴口中麻辣感 2 月余。近 2 月来口干多饮，口中麻辣感，夜尿频数，体重减轻。10 月 27 日于南昌大学第一附属医院查空腹血糖 20.3 mmol/L，餐后 2 h 血糖示 31.62 mmol/L，建议住院并紧急处理。患者亲戚乃中医学子，说服其求治于张小萍处。刻下症见：口干多饮，口黏，口中麻辣感，头眩欲仆，如坐舟车，尿多，夜尿尤频数，每晚 5～6 次，纳可，大便偏干，2～3 日一行。望其形体瘦削，面色青白，舌质暗红，苔中白边少；询其小便清；切其脉细弦滑，重按无力。建议患者住院治疗，患者拒绝。

中医诊断：消渴（厥阴风火上扰，上热下寒）。西医诊断：2 型糖尿病。

治法：寒热并用，清上温下法。处方：乌梅丸化裁。

乌梅 35 g，制附片 10 g（先煎），细辛 5 g，干姜 10 g，桂枝 10 g，炙甘草 10 g，当归 10 g，党参 15 g，黄连 6 g，黄柏 12 g，石菖蒲 15 g，薄荷 15 g。

7 剂，文火煎取 400 mL，分二次温服，每日 1 剂。

嘱避风寒，舒情志，清淡饮食。因血糖过高，为安全故，暂配以西药口服降糖药：糖适平（格列喹酮）30 mg，每日 3 次，餐前 30 min 服；拜唐苹（阿卡波糖片）80 mg，每日 3 次，餐时服。并嘱有情况随诊。

二诊（2012 年 11 月 3 日）　口干及口中麻辣感减轻，头眩不显，精神好转，纳可，大便 2 日一行，夜尿减，每日 1～2 次。舌质紫暗，苔少，脉细弦数。

考虑肾精不足，守方加山茱萸 50 g。7 剂，文火煎取 400 mL，分 2 次温服，每日 1 剂。

嘱测空腹血糖。

三诊(2012年11月10日)　诸症缓解。行走有力,纳可,大便2日一行,夜尿2~3次。舌质暗红,有裂纹,苔少。脉细弦滑,寸弱。11月3日查空腹血糖示:8.5 mmol/L。治疗有效。

守方加怀山药15 g。7剂,文火煎取400 mL,分2次温服,每日1剂。嘱测空腹及餐后2 h血糖。

四诊(2012年12月8日)　患者已停西药降糖药1周余。前方一直服用,偶感目矇,精神好转,夜尿转少,纳可,大便平。舌质淡红,苔薄白,脉细弦滑,左寸弱。12月3日在江西省武警总队医院查空腹血糖示5.32 mmol/L,餐后2 h血糖未做。

守方乌梅加至50 g。7剂,文火煎取400 mL,分2次温服,每日1剂。

此后患者停药,随访半年血糖均稳定。

[按]　本例消渴,治疗即从厥阴入手,以息厥阴风气为关键。主方以乌梅丸加石菖蒲、薄荷辛开苦降,寒热并用,攻补兼施,温下焦之寒,清上焦之热;后加山茱萸、怀山药以固肾精,乃息厥阴风气之根。总之,糖尿病治疗重在厥阴风火,值得深入研究!

三、从脾胃气化论治糖尿病

糖尿病乃临床常见病,尤以2型糖尿病为多。目前临床多将糖尿病归属于古之"消渴"范畴,认为其主要病机是阴虚燥热,其中以阴虚为本,燥热为标;病变主要涉及肺、胃、肾三脏;主要表现为多饮、多食、多尿、消瘦,概括为"三多一少"。然笔者临床中发现大部分糖尿病患者,特别在早期并没有"三多一少"的典型症状,有些患者无明显症状表现,有些反而表现为形体偏胖、倦怠、纳差、苔腻等,这些患者毫无热象,从养阴清热论治自然疗效甚微。

王茂泓系江西省名中医,第三批全国优秀中医临床人才,师承于首届全国名中医张小萍,为张小萍全国名中医传承工作室主任,和张小萍共同主编出版《张小萍脾胃气化学说及临证经验》,深得张小萍真传,擅从脾胃气化学说论治各种内伤杂病及疑难病症。他认为,现代社会随着人们生活作息、饮食结构及地球环境气候的改变,疾病谱也发生了重大变化。古之消渴病与今之糖尿病在临床中显现出越来越大的差异,糖尿病的中医理论急需创新与完善,以更好地指导临床实践。他认为糖尿病的关键病机乃"脾之化机障碍",并从脾胃气化学说论治糖尿病每获良效。

(一)从脾胃气化认识糖尿病病因

李东垣提出"内伤脾胃,百病由生"。古往今来不同医家关于糖尿病病因的论述层出不穷,论述中多有强调脾胃功能失调在糖尿病发生发展中的重要作用。如《灵枢·本藏》曰:"脾病则善病消瘅。"赵献可《医贯·消渴论》曰:"脾胃既虚则不能敷布津液故渴。"然现代临床多重胃而轻脾,甚至对脾避而不谈,或者只论脾而不谈胃。王茂泓认为,糖尿病的发病,与脾胃都有关系。脾胃共同协作,其功能的发挥在于脾胃"和"的状态,两者实为一个整体,可分而不可离。如《脾胃论·脾胃盛衰论》曰:"饮食不节,则胃先病,脾无所禀而后病;劳倦则脾先病,不能为胃行气而后病,其所生病之先后虽异,所受邪则一也。"在李东垣脾胃学说的基础上,张小萍首先提出了脾胃气化学说,将脾胃平衡协调的生理状态概括为"升降有度,纳化相因,燥湿相宜,出入有序"。张小萍认为,气化是人体功能活动的基础,脏腑经络、气血津液各种功能的发挥及其相互之间的平衡变化,都必须依赖气机不断的升降出入,而脾胃为气机升降出入的枢纽。王茂泓从脾胃气化学说出发,认为凡能导致脾胃不和、运化障碍的因素都可能成为糖尿病的发病因素。

传统认为糖尿病的病因包括情志不调,饮食不节,五脏柔弱,劳逸失调,禀赋不足等。王茂泓通过挖掘传统文献及临床总结发现,以上诸多因素最后都可能通过影响脾胃气化功能而致病。脾胃的升降失度,纳化失调而导致的"脾之化机障碍"是最终导致糖尿病发生发展的关键。当今社会,人们普遍面临较大压力,情志失调已经成为一种越来越重要的致病因素。如《灵枢·五变》指出"怒则气上逆,胸中蓄积,血气逆流……故为消瘅",情志不调首先影响肝之疏泄,而肝失疏泄随之影响脾胃气化,使得脾胃升降纳化逆乱,脾能运而不能化,发为消瘅。《金匮要略》更是提出"见肝之病,知肝传脾,当先实脾",所以肝脾不调为病,情志失调的始动点在肝,而致病点多在脾胃。

此外,伤食也是糖尿病致病的关键因素之一。如《素问·奇病论篇》言:"帝曰,有病口甘者,病名为何?何以得之?岐伯曰,此五气之溢也,名曰脾瘅。夫五味入口,藏于胃,脾为之行其精气。津液在脾,故令人口甘也。此肥美之所发也。此人必数食甘美而多肥也。肥者令人内热,甘者令人中满,故其气上溢,转为消渴。"即是说五味入于胃,赖脾之运化,如多食肥甘者,则有碍于脾运化,久之则致中满内热,而生消渴之病。饮食失调在当今社会主要表现为饮食不节或失时、偏嗜及一些非天然食物流行,同时寒凉类中药及西药、抗生素的滥用等均可通过损伤脾胃,特别是损伤脾阳,导致脾不运化水谷,形成痰浊瘀毒内蕴而最终导致糖尿病及其并发症。

另外,五脏柔弱、素体虚弱之人,更易罹患糖尿病。《灵枢·五变》指出"五脏皆柔弱者,善病消瘅"。而脾胃为后天之本,在虚损性疾病中脾胃是发病及治疗的关键。现代人生活方式多脑力劳动,普遍缺乏运动,恰合中医"久坐伤肉"之说,最终即是伤及脾胃,而肌肉腠理失于均衡,出现消瘦或肥胖的表现,故现代社会糖尿病发病率较高。现代医学也认为久坐缺乏运动会导致胃肠蠕动减弱。此外,一般认为遗传因素也是糖尿病发病的因素之一,中医可归属于先天禀赋不足,治疗也可从后天脾胃入手,以后天培补先天。

(二)从脾胃气化认识糖尿病病机

《素问·经脉别论篇》有云:"饮入于胃,游溢精气,上输于脾,脾气散精,上归于肺,通调水道,下输膀胱,水精四布,五经并行。"《灵枢·营卫生会》谓:"中焦亦并胃中,出上焦之后,此所受气者,泌糟粕,蒸津液,化其精微,上注于肺脉,乃化而为血,以奉生身。"上文描述了水与谷入胃后经脾胃气化作用清升浊降的生理状态,此中的任何一个环节出现问题都会牵一发而动全身，影响水谷的运化。而脾胃气化是水谷运化的关键，糖尿病的发生发展便是以脾胃气化失调为中心环节，其中以脾之化机障碍为核心。如张锡纯《医学衷中参西录》言："脾气不能散精达肺则津液少，肺不能通调水道则小便无节，是以渴而多饮多溲也。"阐明了消渴以"脾不散精"为始，继而发生一系列的气化失调，其核心在于"脾不散精"。脾主运化，脾之运乃由阴到阴，是水谷到精微的过程；而脾之化乃由阴到阳，是精微化气（转化为能量）的过程。故"脾不散精"实则为"脾之化机障碍"。亦符合现代医学阐述的糖尿病以血糖升高实即精微不化为特征。

　　糖尿病早期，临床多无明显症状表现，或有轻微口干，易疲乏，腹胀，大便秘结，形体偏胖，舌苔薄腻等。此期多出现"胃过纳"而"脾不运"或"脾过运"的问题。王茂鸿认为，"运"是水谷进入人体后转化为精微物质的过程，是由阴到阴的量变过程，大致对应现代西医即饮食物分解成糖、氨基酸等物质被人体吸收。"脾不运"多由于寒中脾胃或饮食不节，损伤脾胃或素体脾气虚导致脾升无力，出现食少、易疲劳、精神软，清气不升化为痰湿壅滞中焦，进而影响胃降。《素问·五脏别论篇》有云："水谷入口，则胃实而肠虚；食下，则肠实而胃虚，故曰实而不满，满而不实也。"从而可出现大便秘结、腹胀、食欲减退等。"脾过运"则多由于风中脾胃或多食辛辣炙煿之物，中焦积热，亦有情志因素导致肝气郁结，郁久而化火，从而肝火横犯脾土而"过运"，此类患者常多食、易烦躁、时腹胀、胁肋满胀。但不管是"脾不运"或"脾过运"，此时"脾化"已开始逐渐出现障碍。

　　至糖尿病中期，"脾之化机障碍"已成为主要矛盾。"脾化"即腐熟温化作用，是由阴到阳的质变过程，大致对应西医就是将糖、脂肪、氨基酸等营养物质转化成人体生命活动所需要的能量。即"水精四布，五经并行"的环节出现了障碍。

　　至糖尿病后期，此期患者多在脾气虚的基础上进展至脾阳虚衰。火生土，脾阳来自肾中相火温煦，故后期脾阳虚多与肾阳虚同时出现。肾阳虚失固出现夜尿增多、尿蛋白等，肾阳虚失于蒸腾气化而出现水肿等。此期多脾肾阳虚，痰湿浊瘀内生；水寒土湿，则肝木失养，木郁而化风化火，风火挟湿蕴于肌表，可导致皮肤瘙痒等症；木郁化火犯胃，胃纳不制，还可形成易饥、消渴等症；胃纳虽多，但脾不运化，精微不生，机体不能吸收，患者又可表现为消瘦；肾阳虚损，饮而不能蒸腾气化，加之肾失封藏，导致小便频数，甚至精微物质下漏，出现泡沫尿。日久阳损及阴，也可出现阴虚燥热，或呈阴阳两虚、阴阳失调诸证。

　　而至于糖尿病并发症的发生，古今皆有论述。如刘完素《河间六书·宣明论方》指出："夫消渴者，多变聋盲、疮癣、痤痱之类。"究其缘由，其认为脾胃为气血生化之源，如若脾胃气化失司，则变证多端：一是气血生化乏源，正气不足，易感外邪，外感内伤相兼，引发多种病症；二是土虚木壅，郁而化火，变生内风，加之卫外不固，外风侵袭，风邪内外相引，发为风消，传为"息贲"等；三是气不行血，血行涩滞，瘀血内结，阻滞经脉，又气血不足，而肌肉关节失养为痿痹之病；四是中土一虚，水湿不化，痰浊由生，积而生热，流注诸身；五是脾阳亏虚，则土不制水，肾阳不足，则水寒不化，形成水肿。

（三）从脾之化机障碍入手论治糖尿病

消渴之治，以养阴生津、清热润燥为基本治法，从以上病因病机分析，有以偏概全之弊。而糖尿病之病位"胰腺"实即中医之"脾"，故不可舍近求远，舍脾胃而单纯求于他脏。临床所见，脾胃气化失调的病机贯穿糖尿病发生发展的各个阶段，其中"脾之化机障碍"是病机关键，故需从脾之化机障碍入手论治糖尿病。不同阶段据其病机不同而各有偏重。早期治疗多以益气健脾、疏肝理脾、理气化湿或化痰祛湿等为主，王茂鸿多选六君子汤、柴胡疏肝散、逍遥散、四逆散、温胆汤等加减；中后期以温补脾肾，调理肝脾，清热养阴润燥，调和阴阳等为主，王茂鸿多选乌梅丸、温脾汤、附子理中丸、白虎加人参汤、肾气丸等加减；并发症期则多补泻兼施，在顾护脾胃的前提下，泻湿化浊，活血化瘀，利水消肿，驱散外邪，平肝息风等，选方多用温胆汤配合桂枝茯苓丸、济生肾气丸、仙方活命饮、五积散等加减变化。此外王茂鸿临床多喜用谷芽、麦芽，苍术、鸡内金，牡蛎、天花粉，柴胡、枳壳等两两组合成药对使用，顺脾胃之性，多升降、补泄配伍，相得益彰。

（四）病案举隅

李某，男，48岁，身高172 cm，体重80 kg。

初诊（2020年12月5日） 因2个月前当地体检发现空腹血糖升高（7.2 mmol/L）、胆固醇（6.0 mmol/L）、低密度脂蛋白升高（4.4 mmol/L）就诊，欲调理。患者既往有脂肪肝病史3年余，未予处理。刻下症见：精神尚可，偶感疲乏，纳食减，口稍干，饮水不多，无口苦，平素易烦躁，夜寐一般，梦多，偶有腹部胀满感，进食后明显，小便平，大便2～3日一行，质初硬后软，舌质淡红边有齿痕，苔薄黄腻，脉弦细浊。

中医诊断：消渴（肝郁脾虚证）。西医诊断：2型糖尿病；高脂血症；脂肪肝。

治法：疏肝健脾。处方：逍遥散加减。

当归15 g，炒白芍15 g，柴胡12 g，茯苓30 g，炒白术15 g，炙甘草6 g，干姜10 g，薄荷10 g（后下），山楂30 g，炒麦芽15 g，炒谷芽15 g，炒枳壳15 g，厚朴10 g，法半夏15 g。

7剂，水煎服，每日1剂。

嘱患者适当增加运动，晚餐应清淡及少食。

二诊（2020年12月13日） 患者诉服上药后身体感轻松，食欲较前增，腹胀较前减轻，偶进食过快过多时感腹胀，大便1～2日一次，排便较前顺畅，小便平，舌淡红边有齿痕，苔黄腻，脉弦细浊。

继守原方去当归，加丹参30 g，14剂。

三诊（2021年1月5日） 患者2日前于当地医院复查空腹血糖（6.4 mmol/L）、胆固醇（5.4 mmol/L）、低密度脂蛋白（3.9 mmol/L），服药3周后，患者纳可，寐安，二便平，复查空腹血糖及血脂明显下降，舌淡红，苔薄腻，脉弦细浊。

予原方续服14剂。

[按]王茂泓主张临床治病应有是证用是方，此患者烦躁，腹胀，食欲减，结合舌脉辨

证为肝郁脾虚,予逍遥散加减,其中当归、白芍养肝体助肝用,柴胡疏肝,茯苓、白术健脾祛湿,甘草、干姜温脾,助脾阳温升,薄荷气薄能醒脾疏肝,法半夏、厚朴降气除满,炒麦芽、炒谷芽一升一降恰合脾胃之性,助消米面之食积,山楂消肉食之积,炒枳壳能升能降顺脾胃之气。全方共奏疏肝理脾之效,结合生活饮食调整,服上方后患者诸证减轻,后考虑当归偏滋腻且患者脂肪肝已久,改成丹参凉血活血,血行气顺。

（五）结语

糖尿病以其逐年增长的发病率及其居高不下的病死率和致残率越来越被人们关注,中医应该发挥其治疗糖尿病独特的优势。然今之糖尿病与古之"消渴"在临床中表现出的差异越来越多,随着时代环境的改变,疾病谱在不断变化。关于糖尿病的中医理论需要不断补充完善,以更好地指导临床。王茂鸿从脾胃气化论述糖尿病的病因病机及治疗,切合临床糖尿病各期特点,临床疗效可观,期望能为糖尿病的中医防治提供新思路。

参考文献

［1］王茂泓.张小萍教授脾胃气化学说的学术思想及临床应用的传承研究[D].南京:南京中医药大学,2012(2).

［2］胡冬玲,涂思,戴丁辉,等.糖尿病与伤食关系探讨[J].亚太传统医药,2018(12):73-74.

［3］张颖微,王茂泓,张小萍.从"风消"论治糖尿病[J].中医临床研究,2015(14):41-43.

第四节　对现代生活方式病与伤食的认识

近半个世纪以来,随着经济的发展及生活方式的变化,与生活习惯密切相关的疾病——生活方式病(life-style related diseases),如高血脂、高血压、冠状动脉粥样硬化性心脏病(简称"冠心病")、肥胖症、糖尿病、恶性肿瘤等已取代了传染性疾病,成为人类生命的"头号杀手"。现代人所患疾病中有45%与生活方式有关,而死亡因素中有60%与生活方式有关。卫生部发布的《中国心血管病报告2010》显示:我国估计有2亿人高血压,血脂异常至少2亿人,身体超重有2.4亿人,肥胖有7000万人,烟民有3.5亿人。据最近统计资料,有1/3的成年人患上了"生活方式病",在北京血脂异常者占15.1%,高血压者占11.7%,肥胖者10.7%,糖尿病者占4.4%,冠心病者占3.8%。这些以老年患者为主的慢性疾病现在已经有明显的"年轻化"趋势。生活方式病也有人称为"富裕病""文明病",主要是由不健康生活方式引起,如不合理饮食、吸烟酗酒、缺乏运动和体力活动、心理压力和紧张情绪等,伤于饮食是生活方式病最主要的致病原因。

现代社会死亡率最高的三大疾病心脑血管病、肿瘤和糖尿病,饮食不节是其最主要致病因素之一。动脉粥样硬化是心脑血管病的病理基础,而高血脂、高血压、高血糖和吸烟等是动脉粥样硬化的最主要易患因素。半个多世纪以来，本病在欧美国家发病率明显增高，成为流行性常见病，近30年来随着我国人民生活水平的显著提高，饮食结构从以素食为主向高热量饮食转变，动脉粥样硬化导致的心脑血管病发病率不断增加，现已跃居成为人类死亡的头号杀手。恶性肿瘤严重地危害着人类生命健康，随着现代化、工业化、城市化的进程，环境污染和食品污染日益严重，肿瘤的发病率每年都在迅猛上升，许多恶性肿瘤与饮食有关，如食管癌、胃癌、结肠癌与饮食习惯和食物污染密切相关，吸烟是肺癌发生的主要致病因素，酗酒也是肝癌发生的重要原因之一。我国糖尿病患者已超过4 000万人，其中以2型糖尿病占绝大多数，目前尚无根治的药物和方法，合并症也不能得到有效的控制。糖尿病虽然是一个遗传倾向显著的疾病，但发病与饮食起居密切相关。过去我国民众生活比较清贫，人们以素食为主，糖尿病发病率较低。而随着经济的发展，人均收入大幅度提高，用于增加膳食的开支也不断增加，摄取高热量饮食，体力活动减少，肥胖者增多，糖尿病患病率随之攀升。由此可见，危害人类健康的三大疾病均与伤食有着密切的联系。

对于形形色色的生活方式病和危害人类健康的三大疾病，目前的医疗方法缺乏治本之策，探索防治这些疾病的更有效手段和方法是人类健康事业的当务之急。中国医药学源远流长，博大精深，其"生物—心理—社会—环境"整体医学模式，"治未病""治病求本""三因制宜""药食同源"等治疗思想，孕育着现代医学观念更新、方法创新的胚胎与萌芽。中医学包含着丰富的伤食理论和防治伤食病的经验，中药学蕴藏着逾万种天然药材和十万多首治疗验方，把脾胃气化学说及相关中医药学术经验与现代出现的新情况、新问题紧密结合起来，深入探讨当代疾病谱变化的内在要素，发挥中医药优势，提出新理论，探索新方法，为人类健康作出新贡献，是中医药学"与时俱进"的历史责任。

一、伤食为百病之长

传统中医理论认为"风为百病之长"，随着现代疾病谱的变化，传染性疾病已经不再是危害人类健康的第一杀手了，而与饮食所伤关系密切的心脑血管病、肿瘤、糖尿病等已经成为死亡率最高的疾病，还有许许多多的疾病也由饮食失节所致，所以说"伤食为百病之长"。

伤食有狭义与广义之分。狭义的伤食是指因饮食伤于胃肠而致食物不化的病证，如《素问·痹论篇》说："饮食自倍，肠胃乃伤。"《灵枢·小针解》说："寒温不适，饮食不节，而病生于肠胃。"狭义伤食临床症状显而易见，通过"问诊求因""审证求因"方法就能确立，治疗也较为容易。广义伤食是指因饮食不节所导致的五脏六腑、形体官窍的各种病变，如《素问·阴阳应象大论篇》说："水谷之寒热，感则害人六腑。"《素问·通评虚实论篇》云："消瘅、仆击、偏枯、痿厥、气满发逆，肥贵人则高粱之疾也。"广义的伤食多隐伏难明，变化多端，无处不到，可生痰、浊、湿、风、热、寒、燥等病邪，可致痛、痹、眩、悸、咳、喘、呕、膈、积、瘀、石、痒、痫等病症。广义伤食可以通过"辨证求因"和"实验检测"来确定,因为大多数是慢性疾患,故治疗也较为困难。

许多疾病的发生与伤食相关,如消化系统的食管炎、食管癌、急性胃炎、慢性胃炎、消化性溃疡、胃癌、慢性结肠炎、结肠癌、急性胰腺炎、传染性肝炎、酒精性肝硬化、肝癌、胆囊炎胆石症等,与饥饱失常、进食习惯不良、饮食不洁、饮酒过度等关系密切;代谢性疾病中的肥胖症、高脂血症、糖尿病、痛风、脂肪肝、低钙血症、低血糖症等,均与饮食不节相关;营养性疾病中的营养不良症、维生素缺乏症、微量元素缺乏症等,多与食物营养缺乏或吸收不良所致;呼吸系统的支气管哮喘、慢性支气管炎、肺癌等,与吸烟密切相关;心脑血管的动脉粥样硬化病、冠心病、高血压病等,与进食肥甘厚味和食盐过多等有关;内分泌系统的性早熟、呆小病、缺碘性甲状腺肿等,造血系统的缺铁性贫血等,五官疾病的夜盲症、舌炎等,也多与饮食失常有关;过敏性疾病中的荨麻疹、过敏性肠炎等常由食物过敏引起。可以说:"饮食内伤,百病由生。"

二、伤食致病的新变化

《素问·六节藏象论篇》说:"天食人以五气,地食人以五味。"食物是人类生存不可缺少的物质基础,是机体化生水谷精微及气血精津,维持生命活动的最基本条件。但是,饮食失宜,又常常成为重要的致病因素。当今存在着许多饮食导致的健康问题,如饮食结构失衡、饮食时间紊乱、食物烹调失度、食物严重污染、饮食文化陈腐、科普宣传混乱等。当前导致饮食所伤的主要原因大致分为三大类:

(1)饮食失节,摄食过度。以往饮食不节的主要问题是饥饱失常、摄食不足所导致的脾胃所伤。而当今社会进入了"饱食年代",饮食不节的主要表现形式已是摄食过量、暴饮暴食和食无定时,如宴席、夜宵,日日肉饱酒醉,日久必损伤脾胃,不仅会出现消化吸收功能障碍,还可导致水谷精微和能量的转化、输布、化生、贮藏失常。目前,摄食过量、运动减少已成为现代社会的突出问题,营养过剩已经成为一种"过饱"的新形式,我国已有2亿人体重超标,肥胖症成为很多疾病的发病温床,严重地影响着人们的健康,正如《管子》所云:"饮食不节……则形累而寿命损。"孙思邈《千金要方》所说:"饱食即卧,乃生百病。"

(2)膳食失衡,饮食偏嗜。平衡膳食,是维持机体生命需求的保证。经济落后时期,因食品的匮乏而造成营养不良,当今生活富裕同样因不合理饮食而导致营养失衡,如偏食、挑食,晚睡晚起不进早餐。随着生活水平的提高,大吃大喝、奢侈浪费也悄然成风,饮食偏嗜成为伤食的又一突出原因。偏嗜肥甘厚味,最易酿生痰浊,变生他病,如肥胖、胸痹、肝癖、消渴等病证。《素问·奇病论篇》说:"肥者令人内热,甘者令人内满。"食物五味和调,滋养五脏六腑,但五味偏嗜,则反会伤及脏腑气血。《灵枢·五味论》说:"酸走筋,多食之令人癃;咸走血,多食令人渴;辛走气,多食之令人洞心。"如食酸、辛太过易致胃肠损伤,食盐太过易致头痛眩晕。人们多喜甜食,过去糖是营养之品,食之滋补脏腑,但今日多食则令人生湿生痰,后患无穷,故有人把糖称为伤人的"毒品"。生活方式的现代化,偏嗜生冷成为伤食的又一重要原因,大人生吃鱼虾,小孩恣进冰饮,生冷伤脾胃,寒凉损肺肾,可致胃痛、泄泻、痰饮、痹病、虚劳等病证。由于物质的丰富、文化的交流,人们不断追求饮食口味的变更,各种烹调方法争奇斗艳,过度炙煎炸烤的食品,其性燥热。《素问·阴阳应象大论篇》说"热伤气""热伤皮毛",燥热易伤阴、伤肺、伤皮毛,引发咳嗽、鼻衄、便秘、痔疮、痤疮等疾患。生活富足,烟、酒、茶更被人们所青睐,少量喝酒饮茶有益健康,但嗜酒酗酒,损伤肝心胃。过度嗜好浓茶、咖啡,同样有损心神,不利健康。吸烟是现代社会的白色瘟疫,烟雾中含有 5 000 多种有害物质,致癌物质达 69 种,嗜烟最伤肺心,可引发咳喘、肺癌、胸痹等众多疾患。

(3) 食物污染,饮食不洁。对饮食不洁的传统认识,是指食用不清洁、不卫生或陈腐变质的食物。因经济条件的极大好转,人们的卫生观念与卫生习惯的转变,食品保鲜设施的改善,饮食卫生带来的显性食物中毒和寄生虫病越来越少了。但随着工业化进程,环境污染日益严重,再加上人们生态观的偏差,现代饮食不洁的问题危害性更大,多种多样的食品污染如潜伏的杀手时时刻刻毒害着人类的生命,是许多肿瘤、代谢病、免疫病、过敏病的罪魁祸首。《道德经》曰:"人法地,地法天,天法道,道法自然。"《灵枢·邪客》说"人与天地相应",人类在自然规律面前不能随心所欲,生命活动也必须遵循自然规律,否则必然受到惩罚。如《素问·天元纪大论篇》所说:"敬之者昌,慢之者亡,无道行私,必得夭殃。"非天然食品、反季节食品、转基因食品等乃饮食中的不正之气,对人体来说均属食邪,过度食用必然有损健康。

三、伤食病理机制的再探讨

"饮食自倍,肠胃乃伤",一般认为伤食是因饮食不节导致的脾胃损伤,病位在脾、胃、肠,病机是饮食不节、伤于胃肠、胃失和降、肠失化物、食滞不化,主要病症是脘腹痞满胀痛、嗳腐吞酸、厌食纳呆、肠鸣矢气、泻下不爽、臭如败卵等,这是显性伤食,即狭义之伤食,采用消食化滞之法治疗,效果显现。而当今伤食之病,已远远超越了狭义伤食的范畴,病位涉及五脏六腑、形体官窍、气血经脉,病机有虚有实,生痰生瘀,夹寒夹热,化风化燥,错综复杂,可导致诸多疾病的发生。

饮食所伤,可致实致虚,实证多以痰浊为患,虚证多以营亏为主。"脾为生痰之源",食邪伤人,先伤脾胃,脾失健运,水谷精微不化,生痰生浊,无形之痰随气流行,内而五脏六腑,外而四肢百骸、肌肤腠理,引起许许多多的病证。如《杂病源流犀烛》所说:"痰之为物,流动不测,故其为害,上至巅顶,下至涌泉,随气升降,周身内外皆到,五脏六腑俱有。"痰阻心脉,血行瘀滞,则胸痹、怔忡、心痛;痰阻于肺,气道不利,则咳嗽、哮喘;痰蕴于肝,肝络瘀阻,则肝癖、肝积;痰扰头目,脑络失畅,则头痛、眩晕;痰窜四肢,经络痹阻,则痛风、肢痹。痰浊内蕴,亦可化热、生寒、生风、化燥,内扰脏腑,外犯体肤。反之,饮食所伤,脾胃虚弱,纳运失权,水谷精微生成不足,气、血、精、津液生化无源,脏腑失荣,机体失养,则发生消瘦、倦怠、头晕、健忘、肢麻、乏力、儿童五迟、成人早衰、男子不育、女子不孕等。可见,食邪致病,病机错杂,变幻多端。

四、中医药防治伤食大有作为

中医药学是中华民族几千年来同疾病作斗争的极为丰富的经验总结,为我国人民保健事业和中华民族的繁衍昌盛作出了不可磨灭的贡献。在科技发展日新月异的今天,中医药学历经数千年而不衰落,并逐渐被各国人们所接受,正在走向世界,为全人类的健康做出更大的贡献。中医药学在"治未病"思想的引领下,在养生保健方面创立了独特的理论和方法,尤其是对伤食病证的预防和治疗特色鲜明,效果突出。

《内经》是中医学的理论渊源,书中有大量关于伤食的精辟论述,如《灵枢·小针解》曰"饮食不节,而疾生于肠胃",《素问·太阴阳明论篇》云"饮食不节,起居不时者,阴受之",《素问·生气通天论篇》曰"高粱之变,足生大丁"等,指出了饮食失节的致病作用。汉代张仲景在《伤寒杂病论》中特别强调饮食不洁的致病性,如"秽饭、馁肉、臭鱼食之皆伤人""肉中有朱点者,不可食之"等。李东垣在《脾胃论》指出"饮食自倍,则脾胃之气即伤,而元气亦不能充,则诸病之所由生也",指出食伤脾胃的病理机制。后世医家进一步加深了对伤食的认识,已观察到伤食与噎膈、反胃、癥瘕等恶性疾病的因果关系。如《医学统旨》说:"酒面炙煿,黏滑难化之物,滞于中宫,损伤肠胃,渐成痞满吞酸,甚则噎膈反胃。"《医门法律》说:"滚酒从喉而入……此所以多成膈症。"《济生方》说:"过餐五味,鱼腥乳酪……久则积结为癥瘕。"

对于饮食调摄及预防伤食,中医学积累了丰富的经验。早在夏商、西周及春秋战国时期,已出现了食医,创造了"食治学"。对于饮食烹饪,也注意到五味调和,如《吕氏春秋·本味篇》云:"调和之事,必以甘、酸、苦、辛、咸,先多后少,其齐甚微,皆由自起。"《内经》提出了合理的饮食结构:"五谷为养,五果为助,五畜为益,五菜为充,气味合而服之,以补益精气。"这种饮食结构对现代的饮食观及膳食指南的制定仍然具有十分重要的指导意义。孙思邈在《千金要方》提出了不少健康的饮食观,如"食欲数而少,不欲顿而多""须知一日之忌,暮无饱食"等。

中医药具有治疗伤食病证的丰富手段和方法,不仅对显性伤食具有药到病除的显著疗效,治疗隐性伤食所致的众多疾病也有独到之处。以中医药为主的综合方法治疗高血脂、脂肪肝、冠心病、肿瘤等已取得可喜的成就,针灸、按摩、气功、足疗、药浴等特色疗法,对机体物质代谢平衡具有良好的调节作用。

五、创立"中医伤食学"意义重大

随着社会的变迁,疾病谱已发生了显著变化,内伤病已取代了外感病成为人类最大的健康危害,而伤食是内伤病的主要病因,所以伤食已成为"百病之长"。防治伤食引发的代谢性疾病、心脑血管病、变态反应性疾病和肿瘤等,中医药具有比西医药更明显的优势,也越来越受到人们关注与重视。建立中医药学与现代生物化学紧密结合的"中医伤食学",对于传承和发扬中医药学术特色,战胜现代难治性疾病,保护人类生命健康具有十分重要的现实意义。

中医伤食学,是以中医理论为基础,以物质代谢和能量代谢障碍为切入点,以临床疗效为目的,以文献学、实验医学和循证医学为手段,从理论、临床和动物实验三个方面对伤食进行宏观和微观的系统研究,包括伤食的基本概念、食物代谢的生理机制、伤食的病理机制、伤食的宏观和微观诊断、伤食的辨证论治等,并从中医阴阳学说、气化学说、体质学说、脾胃学说、经络学说等方面,深入对与伤食关系密切的难治性疾病如糖尿病、冠心病、肥胖症、脂肪肝、高脂血症、痛风等的病因病机研究,并提出防治这些疾病的新理论、新思路、新对策。

中医学理论的经典著作《内经》蕴含着大量的生命科学先进理念,如"人与天地相应""五脏一体""成败倚伏生乎动""生病起于过用""不治已病治未病""治病求本""正气为本""三因制宜""药食同源"等,这些是我们深入研究伤食病的坚实思想基础。中医药学是中华民族几千年与疾病作斗争的经验总结,在历代医家的著作和民间大众中蕴藏着大量的防治伤食病的宝贵经验,药疗、食疗、针疗、灸疗、气功、推拿、按摩及民间丰富多彩的方法和手段,已在人们的日常健康保健中发挥着不可替代的重要作用。我国有中药材12 800多种,医籍记载的方剂10万多首,目前生产的中成药有5 000多种,还有全国东西南北中数不胜数、特色各异的药膳处方,这都是防治伤食病新药开发的巨大资源。中医药学是一个伟大的宝库,是中医伤食学研究取之不尽、用之不竭的学术源泉,相信通过广大中西医工作者的共同努力,中医药学能为战胜饮食所伤的难治性疾病,促进人类健康作出新贡献。

第五节 脾胃气化学说在危急重证及疑难杂症治疗中的应用

一、脾胃气化学说在温病中的应用

温病为外感热病中具有流行性为特点的热象偏重,容易化燥伤阴的一类疾病,多具有传染性、流行性、季节性、地域性。其特殊性表现为发病急、变化快、变证多,除必具发热外,大多热势较高,同时伴有心烦、口渴、尿黄赤、舌红、脉数等证。常见的变证有斑疹、吐衄、便血、痉厥、神昏等。根据病证的性质,可将温病分为温热和湿热两大类。感受温热病毒,不兼湿邪者,称为温热类温病,包括风温、春温、冬温、秋燥等,一般起病急、传变快、病程较短;兼湿邪者,称为湿热类温病,包括湿温、伏暑等,一般多起病较缓,传变慢,病程较长。对于湿热类温病,重视脾胃是常法;即使是起病急迫的温热类温病,也要注意脾胃气化学说的运用。张佩宜受吴门温病学说及喻嘉言学说影响甚巨,由此,对温病也有独到见解并有所阐发。他认为温病与伤寒都为外感热病,只是病因不同,侵袭渠道不同,所以发病的表现也不尽相同。他主张不能以伤寒六经诸方来通治温暑、温疟、温毒、温疫,强调寒温分治,要视其寒热、虚实、表里而仔细辨别伤寒、温病,该温则温,该寒则寒,不可执一而行。

（一）卫气营血,重视病程

张佩宜认为,温病首先应分温热和湿热两大类,温热以挟风、生燥、伤津为特点;湿热以阻滞气机、伤阴耗阳为基本特点。而春温、风温、暑温、暑湿、秋燥、冬温、伏暑等病一定要分辨清楚,避免陷入见热退热的盲目局面。

治疗上,张佩宜继承了通过动态观察邪在卫气营血不同阶段的表现进行治疗的吴门温病治法的特点,并指出:①"在卫汗之可也",是辛凉解表,使温邪能通过畅汗而解。此即透邪治法,治疗温病初起,病在肺卫,可用辛凉兼以少量辛温之药辛凉清解,透邪外出。②"到气才可清气",明确指出邪在气分才能清,只有在这个病程中才能用寒药,否则苦寒败胃,或抑遏邪气,或表邪不解,或邪无出路,耗伤阴血。③"入营犹可透热转气"就是用清透之法,使邪有出路,转出气分,此时用药,不可用厚味酸收之品。④"入血就恐耗血动血,直须凉血散血",就是采取凉血散血法,通过甘寒或辅以咸寒的方法救阴,使阴液充足而无亡阴之患,用凉血散血方法,防止瘀血内停,血不归经。这是温病治疗的基本大纲,但临床治疗必当顾护脾胃。

（二）升降出入,重视脾胃

张佩宜认为,温病中卫气营血的变化、病邪的进出其实也是气机升降出入的一种方式。"在卫汗之可也"至"透营转气",都是使邪有出路,也就是说使气机有正常通路,治疗上要因势利导,使病邪能退,生生不息。正如吴又可所言:"诸窍乃人身之户牖,邪自窍而入,未有不由窍出,导引其邪从门户出,可为治疫之大纲,舍此皆治标云尔。"吴又可立疏利透达膜原法就是气机升降出入理论的具体使用。张佩宜辨证非常注重温病中气机的使用,直言湿温为患,当用"通阳"而使气机宣畅、水道通调,使湿有去路,此即"通阳不在温,而在利小便"。而所谓的"气分流连""分消上下""战汗而解",也都是气机升降,使邪有出路,这也是张佩宜临证常用法则之一。

张佩宜在治疗温病中非常重视脾胃功能,时时顾护脾胃。这既继承了张仲景治外感病重视顾护脾胃的学术思想,也体现了吴鞠通、叶天士等的学术观点。张佩宜认为顾护脾胃有两点:①要安未受邪之地,阻止病邪深入。如温邪在卫,投以辛凉轻剂,不使其化热入里伤及津液。正如吴鞠通提出:"病初起,且去入里之黄芩,勿犯中焦……"邪在气分,清热透表,不使邪热入腑内结,都是其表现。②顾护脾胃的气与津液,不使脾胃功能逆乱。

只有脾胃的气津充足，胃的降浊功能和脾的升清功能才能正常；胃气得降，脾气得升，则气血津液化生有源，其他脏腑阴津才有所养和功能才能顺利恢复。其在治疗温病的过程中擅长选用陈仓米、谷芽、麦芽、厚朴等开脾醒胃；人参、沙参、麦冬等甘味之品益气生津，补养脾胃；薤白、厚朴、黄芩、黄连等辛开苦降，开达病邪。

（三）因时制宜，用药轻灵

张佩宜用药因时制宜、以轻灵见长，用药量少而精，这也是顾护脾胃思想的一种反映。如春温多处以辛凉疏散；暑温病为患治以辛凉微苦，宣化淡渗；秋燥之邪，治以辛凉甘润。此外，对于湿邪，其认为"湿为阴邪，自长夏而来，其来有渐，且其性氤氲黏腻，非若寒邪之一汗即解，温热之一凉则退，故难速已"（《温病条辨》）。若不知其为湿温，见其头痛恶寒、身重疼痛也，以为伤寒而汗之，汗伤心阳，湿随辛温发表之药蒸腾上逆，内蒙心窍则神昏，上蒙清窍则耳聋目瞑不言；见其中满不饥，以为停滞而大下之，误下伤阴，而重抑脾阳之升，脾气转陷，湿邪乘势内渍，而出现洞泄。惟以三仁汤轻开上焦肺气，盖肺主一身之气，气化则湿亦化也。

二、脾胃气化学说在外感疾病及危重病中的应用

（一）脾胃气化学说在外感疾病中的应用

外感疾病的过程实质上是正邪交争的过程，正气充足则抗邪有力，有利于疾病的向愈。因此，保护正气是治疗外感病证的关键环节。对伤寒来说，邪在太阳，正气受损最轻，抗病能力最强；而到了阳明、少阳则渐次减弱，仲景正是掌握了正邪在伤寒病过程中的消长规律，所以时时处处及早防范以图最大可能地保护正气，使其更有效地抗御病邪。李东垣在《脾胃盛衰论》中曰："脾胃之气伤则中气不足，中气不足则六腑阳气皆绝于外，故营卫失守，诸病生焉。"说明了脾胃之气与中气和卫气的关系。张小萍认为，脾胃为人身正气之本，气血生化之源。脾胃强健，正气充足，则卫气充足而抗邪有力。故治疗外感疾病须重视脾胃。仲景治外感病，在《伤寒论》中列太阳、阳明、少阳、太阴、少阴、厥阴六经病篇，立113法，在各篇中都贯穿着养胃气、存津液的学术思想。许多治疗外感病的经方都兼顾胃气，如麻黄汤用甘草，桂枝汤中用甘草、生姜、大枣，小柴胡汤用人参、甘草、生姜、大枣，由此可见一斑。

在外感疾病过程中，卫气出而抗邪，因卫气来源于中焦，故脾胃之气多虚，而出现食欲不振等症，此时宜助胃气，胃气强者卫气始固。若误用滥用寒凉更易导致脾胃内伤，而逐步出现器质性病变。张小萍认为，防治外感病须助胃气，胃为卫之本，卫气来源于中焦，胃气强者卫气始固。故治疗感冒等病，在辨证方中必加生姜、大枣，对于老年感冒或体虚者多从气虚感冒立法，常用参苏饮甚则以补中益气汤加紫苏叶、防风为主方进行治疗。

此外，外感疾病的治疗，发汗是常用之法。在桂枝汤服法中，提到"服已须臾，啜热稀粥一升余，以助药力，温覆令一时许，遍身，微似有汗者益佳，不可令如水流漓，病必不除"。

麻黄汤的服法也是"复取微似汗,不须啜粥,余如桂枝法将息"。以上两方发汗均为微汗,否则,汗大出伤津伤卫,病必不愈。但在临床中微汗难于把握,疗效亦欠佳,我们临证时常在麻黄汤中加入理中汤,大汗中不伤卫气,往往一剂而病愈。

对于外感病证的坏病,临床中亦遵仲景"观其脉证,知犯何逆,随证治之"之法,并注重调理脾胃,诚所谓"有胃气则生,无胃气则死"也。

（二）脾胃气化学说在危重病中的应用

脾胃乃后天之本,人以胃气为本。《伤寒论》说:"胃气和则愈。"《脾胃论》说:"善治斯疾者,唯在调和脾胃。"《景岳全书》曰:"正以人之胃气,即土气也。万物无土皆不可,故土居五行之中,而旺于四季,即此义也。由此推之,则凡胃气之关于人者,无所不至,即脏腑、声色、脉候、形体,无不皆有胃气,胃气若失,便是凶候。"此可谓要言不烦。李东垣指出:"人以水谷为本,故人绝水谷则死,脉无胃气亦死。""胃气一败,百药难施。"《内经》曰:"有胃气则生,无胃气则死。"叶天士谓:"留一分胃气,便有一分生机。"喻嘉言治疗外感及内伤病,均十分注意调脾胃、护中气。如《寓意草》所说:"理脾胃则百病不生,不理脾胃则诸疾续起。"他对许多疑难病证治疗,多从脾胃入手,收效甚佳。《寓意草·善后之法》认为"善后之法,以理脾为急,而胃则次之,其机可得言也,设胃气未和,必不能驱疾。惟胃和方酸减谷增,渐复平人容蓄之常。"把调治脾胃作为疾病善后之要。这些学术思想,足以启迪后世,也说明脾胃之重要。故凡疑难、急重之病,皆时刻以保护胃气为急,补养脾气为先。

"得胃气者生,无胃气者死",在危重病治疗的全过程中,要牢固树立"胃气为本"的理念。喻嘉言创立"大气论",认为大气是诸气之主持,大气与胃气密切相关,"唯是胃中水谷之气与胸中天真灌注环周,乃得清明在躬。若有所劳倦,伤其大气、宗气,则胸中之气衰少,胃中谷气因而不盛,谷气不盛,胸中所伤之气愈益难复"。故治疗危重病都要顾护大气,而脾胃为气机升降的枢纽,和降胃气则有利于胸中大气的调畅,而大气的调畅又有助于中焦脾胃之升降。他在《寓意草》中提出"治气三源"论:"治气之源有三,一曰肺气,肺气清则周身之气肃然下行;一曰胃气,胃气和则胸中之气亦下行;一曰膀胱之气,膀胱之气旺,则吸引胸中之气下行。"此论对临床有重要的指导意义。对于复杂及危重病症,应以"保胃气"作为首要治疗目标,提高食欲,增强胃气,药物也才能吸收,生命也才有保障。《万病回春》说:"善用药者,必以助胃药助之。"俾后天资生有源,中气斡旋得复,顽疾总有转机,"留人治病",此之谓也。而目前临床普遍存在"只重检测指标,不重整体疗效"的对症用药弊端,许多复杂及危重病症患者经大量用药后,饮食难入,胃气一败,则了无生机。应纠正这种主次不分的弊端,临床要善抓主要矛盾,先救人,再治病。

（三）病案举隅

彭某,男,67 岁。

初诊(2016 年 11 月 5 日)　全身皮肤潮红,伴恶寒发热,咽痛 5 日。患者因血尿酸升高服用"别嘌呤醇"后,而出现全身皮肤广泛性(超过体表 2/3 面积)潮红、肿胀,伴有片状鳞屑脱落,考虑为剥脱性皮炎,而急诊入院。刻下症见:全身皮肤潮红,散在红斑,压之褪色,伴有皮屑,瘙痒,寒战,发热,咳痰,量少,色白质黏,咽痛,吞咽时加重;双眼睑及脸面水肿,神清,精神欠佳;纳差,恶心,时呃逆,无呕吐,口黏,口臭,大便两日未解,小便平,夜寐一般,喜寐;舌暗淡,舌尖红,苔白腻,舌下脉络粗,脉弦滑硬而散,沉取无力。

中医诊断:厥阴阳明合病(厥阴伏邪外透少阳,转入阳明)。西医诊断:剥脱性皮炎。

治法:当厥阴阳明同治,兼顾太阴;以敛肝息风,散寒清热调中为法。处方:乌梅丸合白虎汤加减。

乌梅 30 g,制附片 24 g(先煎),干姜 21 g,细辛 6 g,桂枝 12 g,当归 10 g,党参 20 g,黄连 9 g,黄柏 6 g,花椒 9 g,石膏 45 g(先煎),知母 10 g。

3 剂,水煎服,每日 1 剂。

二诊(2016 年 11 月 8 日) 患者神清,精神一般,皮肤暗红减轻,红斑少发,瘙痒减,额部及四肢末端可见正常肤色,面目肿缓解,无恶寒发热,偶有咳痰,量少,色白质黏,咽痛缓解,吞咽时加重,呃逆缓解,无呕吐,纳食一般,夜寐一般,大便日行 1 次,小便平,舌暗红,苔白,舌下脉络粗,脉弦硬略散,沉取有根。处方:

乌梅 30 g,制附片 12 g(先煎),干姜 12 g,细辛 6 g,桂枝 12 g,当归 10 g,党参 20 g,黄连 9 g,黄柏 6 g,花椒 9 g,石膏 45 g(先煎),知母 20 g。

3 剂,水煎服,每日 1 剂。

三诊(2016 年 11 月 11 日) 患者神清,精神一般,皮肤暗红减轻,瘙痒,背、胸、额部及四肢末端可见正常肤色,面目肿缓解,无恶寒发热,偶有咳痰,量少,色白质黏,咽痛缓解,吞咽时加重,呃逆不显,无呕吐,纳食一般,夜寐一般,大便日行 1 次,小便平,舌暗红,苔薄白,舌下脉络粗,脉弦硬,较前柔和,沉取有根。

原方 3 剂继服。

四诊(2016 年 11 月 13 日) 患者神清,全身皮肤如常,面目不肿,无恶寒发热,无咳嗽咳痰,咽痛缓解,吞咽时略有不适,纳可,夜寐可,大便日行 1 次,小便平,舌暗红,苔薄白,舌下脉络粗,脉弦滑略硬,沉取有根。予参苓白术散加减善后。处方:

党参 20 g,茯苓 10 g,白术 10 g,白豆蔻 12 g(后下),山药 10 g,砂仁 6 g(后下),薏苡仁 15 g,土茯苓 30 g,陈皮 12 g,法半夏 9 g,炒枳壳 12 g,木香 6 g。

3 剂,水煎服,每日 1 剂。

[**按**]剥脱性皮炎是一种严重的全身性疾病,药物引起者,起病急骤,有较高的死亡率,为 10%~20%。中医将剥脱性皮炎的皮肤表现称为"斑",其直接原因乃血溢脉络,散于皮肤。一般分"阳斑"和"阴斑"论治,阳斑多为外感温热邪毒,内生火邪等火热邪气,迫营血外出而致;阴斑多由体内气不摄血,或阴寒内盛伤络所致。

该患者全身皮肤潮红,散在红斑,发热,咽痛,表面看乃热伤血络,血溢脉外之象;但此热的来源,从脉象看,乃厥阴伏邪外透少阳,转入阳明。因其脉弦滑硬而散,沉取无力。脉弦滑乃阳明热象，但其脉散且沉取无力，当属厥阴，故知其热邪乃厥阴伏邪外透所生。此患者阴阳皆病，且其脉硬而少胃、散而少神、沉取无力少根，虽其病来势汹汹，断不可只顾清阳明之热，否则胃气一败，则生机陨灭。一方面当从病之来源入手，从厥阴而治其本；另一方面当从阳明治其标，控制其皮疹发展。最为重要的是当顾护脾胃中气，一者有胃气则生，无胃气则死；二者阴阳皆病，当从脾胃调和。患者脾胃素虚，已见脾胃升降失常，故纳差，恶心，时呃逆，此时若再不顾其脾胃，则阴阳势必离绝，而致不救矣。

第六节　脾胃气化学说在养生中的应用

一、饮食与养生

《汉书·郦食其传》云："民以食为天。"《素问·六节藏象论篇》说："天食人以五气，地食人以五味。"饮食是供给机体营养物质的源泉，是维系人体生存、生长发育、各种生理功能发挥的基础。古人早就认识到了饮食与生命的重要关系，并形成了一套系统、完善的饮食养生理论。所以说，调整饮食，注意饮食宜忌，合理地摄取食物，是增进健康，益寿延年的基本养生方法。

饮食养生是中医养生学中的重要组成部分。饮食养生的作用大致有以下两个方面：① 养身延年。饮食调摄是养身及益寿延年的重要环节，健康的饮食，不仅保证机体充足的营养供给，使气血充足，五脏六腑功能旺盛，还可以达到抗衰防老、益寿延年的目的。中医认为精生于先天，而养于后天，精藏于肾而养于五脏，精气足则胃气盛，肾气充则体健神旺，此乃益寿延年的关键。② 防病抗衰。合理饮食不仅可以使人体新陈代谢活跃，适应自然，抵御致病因素的能力增强，还可以调整人体的阴阳平衡。《素问·阴阳应象大论篇》有云："形不足者，温之以气，精不足者，补之以味。"根据食物四气五味的特点，予以适宜的饮食，根据人体阴阳盛衰的不同，或养精，或补形，是预防疾病发生的重要措施。此外，还发挥某些食物的特殊作用，直接用于某些疾病的预防，如用生姜防治感冒和腹泻；用绿豆汤预防中暑等，都是利用饮食来达到预防疾病的目的。同时，饮食对延缓衰老尤其重要。《养老奉亲书》言："高年之人真气耗竭，五脏衰弱，全仰饮食以资气血。"清代养生家曹廷栋认为，以粥调治颐养老人，可使其长寿。他指出："老年有竟日食粥，不计顿，饥即食，亦能体强健，享大寿。"

人体最重要的物质基础是精、气、神，统称"三宝"。机体营养充盛，则精、气充足，神自健旺。《寿亲养老新书》云："主身者神，养气者精，益精者气，资气者食。食者生民之大，活人之本也。"明确指出了饮食是"精、气、神"三宝的物质基础。此外，饮食对人体的作用，还表现在其对人体脏腑、经络、部位的选择上，也即有"归经"的不同。如：粳米入脾、胃经，黑豆入肾经,茶入肝经,赤小豆入心经,梨入肺经等,有针对性地选择适宜的饮食,对五脏的营养作用更为明显。另外,由于食物的五味各有不同,对脏腑的营养作用也有所侧重。《素问·至真要大论篇》云:"五味入胃,各归所喜,故酸先入肝,苦先入心,甘先入脾,辛先入肺,咸先入肾,久而增气,物化之常也。"

饮食可以养生,不当的饮食或饮食失调也可以危害身体,如龚廷贤在《万病回春》云:"人知饮食所以养生,不知饮食失调亦以害生,故能消息使适其宜,是故贤哲防于未病。"在《寿世保元》曰:"嗜欲伤脾,此富贵之患也,资以厚味,则生痰而泥膈。""脾和乃化血,行于五脏五腑,而统之于肝,脾不和乃化为痰。"又云:"人道至要,饮食以节为主。"龚居中在《福寿丹书》云:"太饿伤脾,太饱伤气,盖脾藉于谷,饥则水谷自运而脾虚,气转于脾,饱则脾以食充而塞气。""养生家,使常谷气少,则百病不生,而寿永矣。"危亦林在《世医得效方》云:"饱食即卧,乃生百病。"李梴《医学入门》也云:"脾不克化,郁而为痰,变生咳喘、眩晕等症。"喻嘉言《医门法律》曰:"肥人气虚生寒,寒生湿,湿生痰。"指出过食膏粱厚味,伤于脾土,失于运化,痰浊内阻,百病由生。故节制饮食是养生保健的重要措施。正如《万病回春》所云:"饮食以节为主,滋味以淡为主。"

饮食对养生如此重要,然而,其发挥作用的关键在于脾胃的气化,若脾胃燥湿相宜,纳化相因,升降有度,则饮食能化精微,滋养人体;否则脾胃不健,燥湿不宜,纳化升降失司,则饮食不化精微,反成浊邪,危害人体健康。

故历代许多医家,均认为顾护脾胃,乃养生延年之法宝。《寿世保元》曰:"至哉坤元,万物资生,人之一元,三焦之气,五脏六腑之脉,统宗于胃,故人以胃气为本。"《医学入门》直接指出:"保全脾胃可长生。"

二、脾为卫之主

"脾主为卫"出自《灵枢·师传》:"脾者,主为卫,使之迎粮,视唇舌好恶,以知吉凶。""脾主为卫"是脾主运化、主升、主统血等作用产生的保卫机体、抗邪防病的综合功能,包含未病先防、已病防传、虽病易愈等内容。

张仲景在《伤寒论》脉法论述中,强调了荣卫与三焦、脾、胃、宗气的盛衰关系,以说明人之强弱,疾病与否,无不同荣卫相关。

中医的"脾"与机体的免疫功能密切相关。在现代医学,淋巴系统是最重要的免疫器官,脾脏则是人体最大的免疫器官,人类所罹患疾病几乎都与免疫调控有关。现代医学认为,脾虚证的发生涉及免疫学的非特异性免疫、体液免疫、细胞免疫、分子免疫以及免疫遗传等各方面。20世纪初,血型血清学的奠基者 Karl Landsteiner 发现芳香族有机分子偶联到蛋白质分子上,具有抗原特异性。血清中多种不同的特异性反应物质称为抗体(antibody),能诱导抗体产生的物质统称为抗原(antigen)。芳香族物质启发抗原免疫的机制,可能与"芳香化湿、健脾除湿"等中药的功效有关,如桂枝、生姜、干姜、细辛、花椒、荆芥、薄荷、藿香、防风、苍术、砂仁、豆蔻等中药,气味芳香,含有挥发油类物质,都有芳香化湿、健脾除湿之类的功效,在预防或治疗感冒、提高机体免疫力等方面发挥重要作用,如李东垣的升阳益胃汤,以健脾升清为主,但其药物组成与治疗四时感冒的荆防败毒散极为相似。

以脾为主导的由免疫系统与神经系统和内分泌系统一起组成的神经—内分泌—免疫网络,在调节整个机体内环境的稳定中发挥的作用,中医称为"正气存内,邪不可干"。一些医家认为,"正气"代表着人体正常的免疫功能,脾胃虚元气不足则免疫功能低下,易致病邪的侵袭;脾胃健运,元气充足则脏腑气血丰盛,肌腠固密,即可提高机体的免疫力,达到预防疾病的目的。张小萍认为,《金匮要略》即有"四季脾旺不受邪"之说,说明脾胃功能强健,则人体的免疫功能就强,卫外之力就健,玉屏风散用白术健脾可防外感,即本于此。目前社会存在许多亚健康人群,张小萍认为与饮食失调、脾胃虚弱有关。对于较轻的患者,她首先强调食疗,她十分认同朱丹溪所说的"夫胃气者,清纯中和之气也。惟以谷、肉、菜、果相宜。盖药石皆偏胜之气也,虽进参芪辈为性亦偏,况攻击之药乎"。常嘱患者使用山药、薏苡仁、小米等食疗,并告诫患者饮食及作息要规律,以增强体质,预防疾病。对于较重的患者,治疗多使用补中益气汤、归脾汤等方或参苓白术散等成方。

三、养生当实元气,实元气当调脾胃

元气是人体脏腑活动的原动力,也是人体寿命的根本。故李东垣谓"养生当实元气","欲实元气,当调脾胃"。龚廷贤曰:"凡年老之人当以养元气健脾胃为主。"并总结出一套调理脾胃及饮食调养的方法,创制了多种健脾益胃、益寿延年的保健处方,如太和丸、参术调元膏、阳春白雪糕、八仙长寿丸、琼玉膏、神仙粥等诸多药食结合的养生保健之方。

然脾胃是元气之本,李东垣在《脾胃论·脾胃盛衰论》中云:"真气又名元气,乃先身之精也,非胃气不能滋之。""元气之充足,皆由脾胃之气无所伤,而后能滋养之。""脾胃之气既伤,而元气亦不能充,而诸病之所由生也。"故倡导"养生当实元气,欲实元气,当调脾胃"等治未病的预防思想。可见脾胃是元气之本,元气是健康之本,脾胃具有维持与增强元气以抗御病邪的能力。

而脾胃也离不开元气之温煦,《景岳全书·脾胃》云:"脾胃属土,惟火能生,故其本性则常恶寒喜暖,使非真有邪火,则寒凉之物最宜慎用,实所以防其微也。若待受伤,救之能无晚乎?此脾胃之伤于寒凉生冷者,又饮食嗜好之最易最多者也。"又举例曰:"故昔有柳公度者,善于摄生,或问其致寿之术,则曰,我无他也,但不以气海熟生物,暖冷物,亦不以元气佐喜怒耳。此得善养脾胃之道,所以便能致寿。"

综上所述,脾胃与元气相辅相成,共同维系着健康之本,生命之源。

四、内伤脾胃,百病由生

脾胃为后天之本,五脏六腑、四肢百骸、五官九窍、十二经脉等皆依赖脾胃而得以滋养。脾胃健旺则生化有源,五脏安和,百病不生;脾胃失和,则气血不足,脏腑不安。此即李东垣所说:"内伤脾胃,百病由生。"故身体健康与脾胃关系极其密切。

养生保健不仅与脾胃纳化、升降有关,与脾胃气机的出入也密切相关。脾胃气机的出入包含两方面的内容:① 物质交换,即食气化精。脾胃肠腐熟传化水谷,吸入精微物质,所谓"味归形,形归气",是入;将精微物质敷布到全身,所谓"气归精,精归化",是出。② 储存合成,即形能转化。精微物质化生气血,维持脏腑肢节日常功能,即所谓"精食气,形食味",为出;精微物质提供各脏腑肢节将日常所需之外,剩余的被储存起来,既充养形体以供不时之需,又藏于肾,补益肾精,即所谓"化生精,气生形",为入。具体到气而言,李东垣提出:"元气、谷气、荣气、清气、卫气、生发诸阳上升之气,此六者,皆饮食入胃,谷气上行,胃气之异名,其实一也。"已明确指出谷气入于胃,经脾输布,产生出卫气、荣气,固护荣养全身,卫气、荣气即是脾胃出入之气。卫气在外,防御外邪;荣气在内,滋养全身,并反哺脾胃。

从这个意义上来说,脾胃出入失常等于是营卫失和,发病则外易感邪,内伤脏腑,损耗气血,出现免疫功能低下的表现。言脾胃气机的出入,犹言营内卫外之功能,从而将外感和内伤疾病联系并统一起来,而很多疑难病症循此思路就能得到较好的解释,如溃疡性结肠炎,属中医"痢疾""肠澼"范畴,病位在结肠,却常伴有非特异性关节炎、结节性红斑、坏疽性脓皮病等免疫系统疾病的外在特有症状。

关于脾胃在发病中的作用,龚信《古今医鉴》曰"正气乃胃气真气",明确指出正气就是胃气,"胃气弱则百病生,脾阴足而万邪息",认为脾胃虚损是百病之源。黄宫绣《本草求真》亦云:"盖谓脾气安和,则百病不生;脾土缺陷,则诸病丛起。""脾土即亏,生气将绝,是犹土崩而解。"强调脾胃在发病中的重要作用。

对于脾胃虚弱而导致百病由生的机制,李东垣在《兰室秘藏》中云:"推其百病之源,皆因饮食劳倦。"《景岳全书·脾胃》则谓:"是以养生家必当以脾胃为先,而凡脾胃受伤之处,所不可不察也。盖脾胃之伤于外者,惟劳倦最能伤脾,脾伤则表里相通,而胃受其困者为甚。脾胃之伤于内者,惟思忧忿怒最为伤心,心伤则母子相关,而化源隔绝者为甚,此脾胃之伤于劳倦情志者,较之饮食寒暑为更多也。"龚廷贤《寿世保元》则进一步发明:"盖内伤之要,有三致焉。一曰饮食劳倦即伤脾,此常人之患也,因而气血不足,胃脘之阳不举……二曰嗜欲伤脾,此富贵之患也,资以厚味,则生痰而泥膈……三曰饮食自倍,肠胃乃伤者,藜藿人之患也。"提出了脾胃内伤的几种原因。并深入探讨了百病由生的机制:"盖脾土一伤,则不能生肺金,金衰不能生水,是肾绝生气之源,则肾水枯竭而根本坏矣。其余诸脏者,皆失相生之义,则次第而衰惫焉。正气既虚,则运用无藉,血滞不行,以致气血耗散,传变失常。侵淫日甚,一虚而百虚出矣。"

第七节　升清降浊法论治慢性肾脏病

慢性肾脏病据其证候当属中医"水肿""癃闭""关格""腰痛""虚劳""尿血"等范畴。目前大多数医家对慢性肾脏病的认识,一般认为其基本病机为"虚""湿""瘀""毒",治疗也大多从这四方面入手。而《内经》云"出入废则神机化灭,升降息则气立孤危",我们通过对中医经典的深入探究,认为肾是人体气化的根本。慢性肾脏病是涉及清浊逆乱的整体性疾病,从单个病机入手疗效不佳,需整体辨治,并运用升清降浊法治疗慢性肾脏病取得了较满意的疗效。

一、对慢性肾脏病病因的认识

(一)禀赋不足,肾精亏虚

"人始生,先成精",先天之精禀受于父母,亦即先天。《素问·金匮真言论篇》说:"夫精者,身之本也。"父母肾精不足,遗传缺陷,胎中失养,孕育不足及生后喂养失当,营养不良,致使小儿先天不足,阴阳偏颇,体弱多病。先天禀赋薄弱,与肾气的强弱和肾中阴阳的盛衰密切相关。因肾为先天之本,肾主水,司开阖,为全身气化之根,肾虚是疾病之根。"正气存内,邪不可干",若先天禀赋不足,正气虚弱,肌表不固,外邪易于侵害人体而致病。先天禀赋不足,阴阳偏颇,体质不强是慢性肾脏病形成的病理基础。现代医学同样认为慢性肾脏病多与免疫功能失调有关。

(二)外邪侵袭

外邪侵袭,是慢性肾衰竭发生发展的主要诱发及加重因素。如刘完素说:"虚损之疾寒热,因虚而感也。"慢性肾衰病的发生,多在慢性疾病日久不愈,脏腑气血亏虚,复遭外邪侵袭,多从皮毛、口鼻而入,咽喉为肺系之门户,肝脾肾通过经络与此相系,故感受外邪后往往由咽喉沿肾经而犯肾脏,使肾脏疾患发生或者加重;或久居湿地、冒雨涉水,水湿内侵,困阻脾阳,不能健运水湿或化生气血,均可使脾阳虚衰,久则及肾,使正愈虚,邪愈实,水湿浊邪不得气化而变生诸证,反复外感六淫,最终形成本病。

(三)伤于饮食劳倦

现代社会,伤食是慢性肾脏病发病的一个重要因素。《素问·五脏生成篇》曰:"多食咸,则脉凝泣而变色;多食苦,则皮槁而毛拔;多食辛,则筋急而爪枯;多食酸,则肉胝皱而唇揭;多食甘,则骨痛而发落。"饮食偏嗜,长期嗜食肥甘厚味、辛辣刺激之品,易伤脾胃,助生湿邪,郁久化热致湿热蕴结,损伤脏腑,阻滞气机。李东垣《内外伤辨惑论》说:"苟饮食失节,寒温不适,则脾肾乃伤。"过食生冷,伤及脾阳,健运失职,气血化生乏源,先天之肾精无以充养等,均可引起脾肾亏虚,湿浊内生,水湿壅盛。另《灵枢·口问》指出:"中气不足,溲便为之变。"脾虚日久,使其运化水谷,化生精微,生养气血功能受到影响,气血精微化源不足,后天无以充养先天,故肾脏亦损,脾肾亏虚,清气不升,浊阴不降,水湿停聚,发为本病。

劳倦内伤主要是房劳过度、劳神过度、劳力过度。房劳过度,施泄过多,损伤肾脏,耗散肾气,致精亏火衰。如《景岳全书·关格》认为:"总有酒色伤肾,情欲伤精,以致阳不守舍,故脉浮气露,亢极如此,此则真阴败竭,元海无根,是亢龙有悔之象,最危之候也。"劳神过度则伤脑,脑为髓之海,脑伤则髓耗,髓耗则精衰,而肾主骨生精。肾乃作强之官,故劳力过度则伤肾。《素问·生气通天论篇》说:"因而强力,肾气乃伤。"因此,劳倦过度可致肾中精气不足,命火耗损,是导致慢性肾衰发生或发展的重要因素。

(四)情志失和,气机不畅

《内外伤辨惑论》说:"喜怒忧恐……损耗元气。"怒伤肝,思伤脾,恐伤肾,若情志不遂,肝气不舒,气机郁结,疏泄不及,导致气滞血瘀或者气不布津,久则津凝为痰,从而影响三焦水湿的运行及气化功能,致使水道通调受阻,发为本病。

总的来说,慢性肾脏病的病因有先天禀赋不足、外邪侵袭、伤食、过劳以及情志过极等。但中医讲究三因制宜,不同时代病因重点有所不同,在当今社会,伤食已逐渐成为慢性肾脏病的重要病因。

二、对病机的认识

我们认为慢性肾脏病的基本病机,从局部及静态看是虚、湿、瘀、毒,但从整体及动态看则是升降失司,清浊逆乱,病机特点为本虚标实,其中以脾肾亏虚为本,湿浊痰瘀为标,本虚与标实交织而致清浊逆乱。

(一)脾肾亏虚是慢性肾脏病的发病基础

我们认为慢性肾脏病的发生根本原因在于肾精亏虚,只有填补先天元气之不足,才有可能有效阻断肾脏病的发生发展进程。脏腑气血精微均赖后天充养,生命的维持皆赖肾阳的温煦及推动,肾阴的濡养和润滑。后天赖于先天,脾土为命门之火所生。《傅青主女科》曰:"脾胃之气虽充于脾胃之中,实生于两肾之内。"故但补脾以促运化,无肾阳之温煦,犹无根之土,精血无以化,无肾阴之濡润,犹无水之土,精微何以生。而当今社会生活节奏快,人们偏嗜肥甘厚腻之品,损伤脾气,致使湿热内生,日久伤阳,致水湿内停,壅遏三焦,阻滞气机升降。《脾胃论》曰:"元气之充足,皆由脾胃之气无伤,而后能滋养元气。"认为脾胃是元气之源泉,脾胃亏虚,肾气失充。肾气本已不充,加之现代人多喜熬夜、嗜食辛辣,暗耗肾精,致使精气进一步亏虚。

《诸病源候论》曰:"水病无不由脾肾虚所为,脾肾虚则水妄行,盈溢皮肤而令周身肿满。"脾虚不能输布水谷精微,水湿内停,脾失统血;肾虚而开阖不利,水液泛滥肌肤,封藏失司,固摄无权,精微下泄,从而形成水肿、蛋白尿、血尿。肾藏先天之精,内藏精气以生其形;脾为后天之本,主司运化以养其形,且肾中精气有赖于水谷精微的充养,脾之健运借助于肾阳的温煦,故脾肾二脏协调则精满形充,体健神明。我们认为本病因感受外邪、劳倦体虚、饮食不节等导致脾肾亏虚、三焦功能失司,病机是以脾肾亏虚为基础,并由此衍生诸多变化,形成湿浊、痰饮、瘀血等标实之证。如血尿病机多因脾气虚损,脾不统血,肾气不固,气不摄血,致血不归经而随精微物质下流所致;另因阴虚火旺,伤及血脉,或瘀血阻络,血不归经所致。而蛋白尿的形成实与脾肾两脏虚损相关,因蛋白是人体精微物质,精微物质由脾生化,由脾统摄,肾封藏。脾能升清,脾虚则不能升清,则谷气下流,精微下注;肾主闭藏,肾虚则封藏失司,肾气不固,精微下泄。

(二)湿浊痰瘀贯穿于慢性肾脏病病程的始终

《素问·经脉别论篇》曰:"饮入于胃,游溢精气,上输于脾,脾气散精,上归于肺,通调水道,下输膀胱。水精四布,五经并行,合于四时五脏阴阳。揆度以为常也。"一旦脏腑功能失调,致使胃能受纳而脾虚运化无力,水谷精微不能化生津液或脾脏布津无力,均可致津行不畅,停聚成湿,蕴久成痰。脾肾亏虚,三焦气化失常,肾的分清泌浊功能失职,痰浊弥漫三焦,阻滞气机,生风动血。痰湿内停,水道不通,水液停留,痰湿愈盛,阻滞脉络,气无以行血,血行不畅,加重瘀阻,浊毒内蕴。血不利则为水,水津内停,成湿成痰,由瘀致痰。如此即形成由湿成痰,由痰成瘀,由瘀而致痰浊的恶性循环。慢性肾脏病,脾肾两脏本已亏虚,酿生痰浊,再加之肾脏其泄浊功能下降,导致浊毒内聚,故谓痰湿浊毒存在于整个慢性肾脏病的过程中。

《血证论》曰:"脾其气上输心肺,下达肝胃,外灌四旁,充溢肌肤,所谓居中央畅四旁者如是,血即随之运行不息。"明确指出当脾转输气机不利时可出现瘀血证。《读医随笔》:"气虚不足以推血,则血必有瘀。"又指出脾脏虚损,气血化生无源,气虚运血无力,血滞为瘀。《活血化瘀专辑》载:"血与水,上下内外,皆相济行,故病血者,未尝不病水;病水者,亦未尝不病血也。"即水病可以及血,血病也可以及水。若水湿内停,气机受阻,气机不畅则血行涩滞而成瘀。《内经》曰:"孙络水溢,则经有留血。"瘀血内停,又可影响水液的正常运行而致水湿内停,出现水瘀互患之候,故称瘀血贯穿慢性肾脏病始末。

(三)升降失调,清浊相干为慢性肾脏病的主要矛盾

《素问·六微旨大论篇》曰:"气之升降,天地之更用也……升已而降,降者谓天;降已而升,升者谓地。天气下降,气流于地,地气上升,气腾于天。故高下相召,升降相因,而变作矣。"《素问·阴阳应象大论篇》曰:"清阳为天,浊阴为地。地气上为云,天气下为雨,雨出地气,云出天气。"说明天地之气有上下交错,互为因果。阴阳二气的升降交互运动是天地万物产生的根本原因,也是天地二气互相更替作用的具体表现,随着天地之气的相互变化,万物才有与之相应的生死存亡。指出气象万千的世界都是阴阳运动,升降出入的结果。

《脾胃论·天地阴阳生杀之理在升降浮沉之间论》曰:"盖胃为水谷之海,饮食入胃,而

精气先输脾归肺,上行春夏之令,以滋养周身乃清气为天者也;升已而下输膀胱,行秋冬之令,为传化糟粕,转味而出,乃浊阴为地者也。"吴东旸《医学求是》曰:"脾以阴土而升于阳,胃以阳土而降于阴,土居中而火上水下,左木右金,左主乎升,右主乎降,五行之升降,以气又以质也,而升降之权,又在中气升则赖脾气之左旋,降则赖胃气之右转也,故中气旺则脾升而胃降,四象程以轮旋,中气败则脾郁而胃逆,四象失其运行矣。"亦说明脾升胃降,升降相因,脾升则肝肾亦升,水木不郁,胃降则心肺亦降,金火不滞。脾胃为气机升降出入之枢纽,在人体形成了以五脏为主的天人合一的动态平衡。

隋代巢元方《诸病源候论》说:"水病,由脾肾俱虚所致。肾虚不能宣通水气,脾虚又不能制水,故水气盈溢,渗溢皮肤,流遍四肢,所以通身肿也。"脾肾亏虚,而致脾失健运,不能正常化生水谷精微,运化水湿,肾失其蒸化之职,久则清中之清不升,浊中之浊不降,故水湿不化,郁成湿浊,形成水毒,阻遏三焦,气机逆乱,血行瘀滞,浊毒壅塞,湿热瘀毒等俱生。它们既是脾肾虚损的病理产物,又是造成脏腑气机升降失常的致病因素。如此反复作用脏腑气机升降失司,形成恶性循环。

基于上述认识,我们认为慢性肾脏病发病的主要病机就是升降失司,清浊逆乱。慢性肾脏病的水钠潴留,代谢产物在体内蓄积,主要是由于清阳不升,浊阴不能出下窍所致。但慢性肾脏病病位广泛,病性本虚标实,病证以脾肾两虚多见。肾之本脏,阳气亏虚,蒸腾无力,则浊阴不降;久病气虚,脾气虚损,则清阳不升。肾阳亏虚,不能温煦脾阳,脾阳亦虚,则健运失司,导致湿浊内生,阻滞气机,日久必化为浊毒。影响气血运行,日久气血循行不利,"久病多瘀",故瘀血停滞。脾肾阳气俱虚,三焦气化障碍,湿热、浊毒、瘀血等内聚,清阳不升而下陷,浊阴不降而上逆,气机升降失调,清浊相混,升降反作。湿浊毒瘀内聚,弥漫三焦,波及诸脏,正气更伤,进一步影响脏腑的升降出入,最终使病情恶化,殃及全身,变证百出,成为难治之证,诸邪上扰心肺,则肺失宣降,蒙被心神,内传心包;阻滞脾胃,则斡旋中运失职,升降失常加重,脾胃更伤;伤及肝肾,则肝肾俱损,阴阳俱虚。由此看来,脏腑的虚损虽与气血阴阳失调关系密切,但具体表现形式则是升降出入的异常。故慢性肾脏病的病机虽然概括为脏腑气机升降失常,但其实质是脾肾亏虚为本,湿浊毒邪潴留、瘀血蓄积内停为标。因此,造成慢性肾脏病升降失常的关键是脾肾两虚,其中脾胃的因素不可忽视。

三、对治法治则的认识

《素问·阴阳应象大论篇》云:"其高者,因而越之;其下者,引而竭之;中满者,泻之于内;其有邪者,渍形以为汗;其在皮者,汗而发之;其剽悍者,按而收之;其实者,散而泻之。"我们遵循此治病原则,针对慢性肾脏病的主要病机,提出补虚泄实,恢复升降的治则,由于升降的重要,"升降息则气立孤危,出入废则神机化灭",故治法相应定为升清降浊,健脾益肾法。升清重在补肾健脾,目的是使先后天不虚,诸脏气机升降调和,则给邪以出路,从而使湿浊化,瘀毒祛,邪去而正安。《读医随笔》亦曰:"大抵治病必先求邪气之来路,而后能开邪气之去路。病在升降,抑之、举之;病在出入,疏之、固之。"根据我们多年来的临床经验,将对慢性肾脏病的治疗总结如下。

（一）未病先防,既病防变

"未病先防,既病防变"的思想是中医学认识疾病的重要理论,它既包括了预防疾病,又包括了对疾病的早期治疗和防止传变的治疗原则。对于慢性肾脏病的患者来说,未病时防止慢性肾功能衰竭的发生,包括改善生活方式、预防感冒、防止慢性疾病进展等。发病以后要早期治疗,围绕恢复肾功能和清除浊毒用药;同时防止病情恶化和继发其他疾病。尤其是早期治疗,对于延缓慢性肾功能衰竭的发生和发展具有非常重要的意义。慢性肾功能衰竭在其病变过程中具有病程长、发展缓慢的特点。争取早期发现、早期给予有效的治疗,用药具有针对性,同时分析引起疾病的原因和各种因素,灵活应用祛邪和扶正的方法,合理处方用药。

（二）消除病因,除邪务尽

《素问·至真要大论篇》曰:"必伏其所主,而先其所因。"提出任何疾病的产生,必有其根本的原因、病机变化,也是关键所在,如能够紧紧抓住病根,往往能起得事半功倍的效果。而慢性肾脏病的发生发展大多数存在诱发因素,如外邪侵袭、劳倦内伤、饮食失宜和七情所伤等,因此注意天气变化、预防外感、劳逸结合、合理饮食、保持乐观的心态对于防止本病的发生发展有主要意义。

（三）升清降浊,健脾益肾

脾胃居中焦,在人体气机升降和阴阳平衡中发挥着枢纽作用。肾居下焦,主纳气,为气机升降之本。脾肾在调节气机升降方面相互配合,正如《医学求是》曰:"水火之上下交济者,升则赖脾之左旋,降则赖胃之右旋也。故中气旺,则脾升胃降,四象得以轮旋。"若脾不能升清,肾的封藏、气化功能也难以维持。因此慢性肾脏病的治疗应重视重建和维护人体升降协调之气机。

慢性肾脏病的病位虽然主要在肾,但肾元虚损、精微不固是该病的重要病机之一。《医宗金鉴》言:"先天之气在肾,是父母之所赋;后天之气在脾,是水谷之所化。"即先天元气乃生而有之,各脏腑皆禀之而有生长之机;同时,后天气血对脏腑的充养也是维持生机的必要条件。因此,先天之本虚损,需依赖于后天脾胃健运而后使水谷之气充盈,滋养先天。故对于慢性肾脏病,肾虚不能一味补肾,应在健脾的基础上补肾。

肾为先天之本,脾胃为后天之本,古人云:"中土旺而五脏受益。"一方面,脾胃运化需肾气的温煦;另一方面,肾气需脾胃运化生成精微,源源不断补充。两者之间相互协调而达到调节体内水液正常输布排泄的作用。肾气亏损,肾关开合失常,水液停滞体内化生湿邪,内阻中焦,脾胃升降失司,湿浊上犯而恶心欲呕,上熏而口中秽臭或有尿味,蒙蔽清窍而致头昏目眩。湿邪停滞日久,化生热毒,内蕴体内,反伤肾脏而致气化无权,二便失调。

脾肾虚损与水湿浊毒内蕴并存。正如《金匮要略·血痹虚劳病脉证并治》言："短气、里急、小便不利、面色白、时日暝、少腹满，此为劳使然……"详细描述了本病的临床特点。

治疗当以祛邪为先，调理脾胃，健运中州，分清别浊，邪去正安。一方面改善患者症状，提高生活质量；另一方面，可以控制病情发展，为进一步治疗打下良好的基础。

（四）扶助正气，固本培元

《内经》曰："正气存内，邪不可干。"提示疾病的发生本来就是由于正气的虚弱引起脏腑功能的失职。从本病的病因病机可以看出，由于病程较长，致使正气耗损，从而使脏腑调节气机升降的功能失调，水湿浊毒排泄障碍，蓄积于内。故扶助正气，改善脏腑功能，恢复气机升降是阻断慢性肾功能衰竭造成的各种症状的关键，也是延缓和阻止慢性肾功能衰竭进程的根本方法。由于正气虚弱所在的脏腑不同，精微物质消损也不同，个体差异较大，表现类型较多，所以治疗方法因人而异。常见的证型有脾肾气虚、脾肾气阴两虚、脾肾阳虚、肝郁肾虚、阴阳两虚等，然在使用补虚时，用药不可过于温燥或滋腻防止出现疾病的加重或发展。

四、升清降浊法治疗慢性肾脏病的理论依据

（一）升清降浊法的来源

《素问·阴阳应象大论篇》中云："清阳为天，浊阴为地。地气上为云，天气下为雨，雨出地气，云出天气。故清阳出上窍，浊阴走下窍，清阳发腠理，浊阴走五脏，清阳实四肢，浊阴归六府。"根据云雨形成的自然之理，道出了阴阳转化及清浊的生理意义。在人体生命运动过程中，清浊共存，升清则是把代谢过程中的精微物质输送到全身以营养机体，降浊即是把"糟粕""废物"等通过各种方式排出体外。而肾主藏精与分清泌浊的功能正与此吻合，据此，王茂泓在治疗慢性肾脏病时提出了升清降浊的理念。

（二）升清降浊法以脾胃为中心，以肾为根本

在人体"升清降浊"的过程中，脾胃起着最为重要的作用。脾胃为全身气机升降之枢纽。"土分戊己……戊土为胃，己土为脾。己土上行，阴升化阳，阳升于左，则为肝，升于上，则为心。戊土下行，阳降而化阴，阴降于右，则为肺，降于下，则为肾。"故土为中气，脾升则肾气、肝气皆升，胃降则心气、肺气皆降。脾气宜升，主运化，若失于升清，则水谷不能化为精微物质，水湿痰浊内生；胃气宜降，主腐熟水谷，若失于和降，则胃气上逆，水谷糟粕不能下行，气机壅滞，则血瘀、食积、痰结、火郁等相因为患，或导致阴阳反作。可见，中土对全身气机升降具有重要的调节作用，斡旋中土实为以不变应万变之妙策。

另外，肾亦有升清降浊之能，在水液代谢过程中有清有浊，清中有浊，浊中有清，清者上升，浊者下降，清升浊降在体内不断地运动。正如《素问·经脉别论篇》云："饮入于胃，游溢精气，上输于脾，脾气散精，上归于肺，通调水道，下输膀胱。水精四布，五经并行。"在这一过程中各脏腑功能都离不开肾阳的蒸腾温煦，肾为先天之本，肾阴、肾阳分别是全身

阴阳之根本,肾的气化是全身气化的总动力,且火能生土,故脾胃的升清降浊功能,以肾的气化为动力。肾气充足,则脾胃气化功能正常;若肾气亏虚,则脾胃气化失常,三焦输布障碍,而致水液不布,停聚体内,则为痰饮、水肿等症。肾的"升清降浊"除肾主水外,其实包括了水液代谢原动力的含义。

故脾胃升清降浊的根本,实由于肾。脾胃之能生化,赖肾中元气为之鼓舞。但肾精之能固密,也需脾胃生化阴精以涵育。脾肾互补,则阳气得升,浊气得降,水湿得运,精气得固,故脾肾在升清降浊中均属重要。简言之,升清降浊是以脾胃为中心,以肾为根本。

（三）升清降浊法治疗慢性肾脏病探讨

慢性肾脏病总的病机是以正虚为主的虚实夹杂证。在疾病发展过程中,脾肾逐步衰败,水湿浊毒壅滞三焦,从而影响全身气机的升降平衡。如此,则清浊相干,当升不升,当降不降,混沌一气,出现各种代谢紊乱。

在慢性肾脏病早期肾功能损害不明显,临床表现为蛋白尿、血尿。一般认为脾失统摄、肾失摄纳是蛋白尿、血尿形成的常见原因。但王茂泓认为,肝之疏泄与肾之摄纳是一对阴阳,肝疏泄太过常导致肾失摄纳。故在临床治疗中不仅升脾肾之阳以降浊阴,也要平衡肝之体用以行疏泄。此外,王茂泓认为,伏邪发病也是蛋白尿、血尿形成的重要原因。《内经》指出:"夫精者,身之本也。故藏于精者,春不病温。""肾者主水,受五脏六腑之精而藏之。"肾为元气之本,作为生命的原动力,也是人体卫外之基础,当少阴肾不足时,外邪通过循咽喉的足少阴肾经循经入里,伏于少阴而成伏风;而肾水寒时水不生木,肝木下陷,疏泄不及而化风;或感受风邪,内外风与伏风相引,遇时而发。故在临床治疗中,除升清外,常佐以祛风透邪之品。

在慢性肾脏病的中晚期,浊邪壅盛,常以水钠潴留、代谢紊乱、毒素蓄积为主要矛盾,此时治疗则以降浊为主,降浊以升清。虽其病机错综复杂,标实可有水饮、湿浊、瘀血、浊毒等,但病机重点仍以脾肾的气机升降失调为主,治疗首当恢复脾肾的升清降浊功能。

五、治疗慢性肾脏病应用升清降浊法的经验

（一）升阳善用风药

我们根据多年的临床经验认为,脾土为制水之脏,故慢性肾脏病早期,常以后天补先天;而到晚期,肾之虚损已至损不可复的地步,更需治脾以治肾。故治疗慢性肾脏病,应首重太阴湿土——脾,治疗旨在健脾以升清,健脾常使用黄芪、党参、白术等药,但健脾并不能完全代替升清之功,故少佐升清药物,以达到醒脾祛湿之功。正所谓升阳必用风药,风药气轻味薄,其性发散,可升可散。对于少阴不足之人,常感受邪气成为伏邪,风药恰好外可祛风透邪,内可健脾升清,对于临床难治性蛋白尿、血尿有良好的疗效。风药大多性偏燥,燥可化湿浊,解脾湿之困,以助脾运。风药具疏泄之能,有木疏土之功,土气不壅滞则升;风药大多归肺经,肺脾两治,正所谓"治脾莫忘理肺,治肺莫忘究脾";风药可通经畅络,

使气机调畅,升降协调。在临床上我们常选用的风药有:升麻、柴胡、葛根、防风、羌活、蝉蜕、防风、青风藤、鹿衔草等。

（二）升清莫忘降浊

己土左升戊土右降,脾阳升则胃浊降。脾气升则水谷之精气上归于肺,而输注百脉;胃气降则肺气、腑气通降,水谷之浊气下达于大小肠,从便溺而消。故治脾宜升,治胃当降。在慢性肾脏病进展过程中,常伴有湿、瘀、毒等病理产物的不断生成,要达到良好的改善肾功能效果,降浊是一个重要的治法。因"六腑以通为用",对于降胃的药物,常选用辛苦之品。辛与苦,主通主降,且苦燥湿,故入胃。辛苦降胃虽与甘温升脾相反,然在临床上有异曲同工之妙,共奏化浊祛湿之功。但总的治疗宗旨是顺应胃的生理特点,"以通为用""以通为补"。我们临床上常选用的通降胃气的药物有半夏、枳实、鸡矢藤、竹茹、蚕沙、大黄等。

（三）分经辨证选药

慢性肾脏病病情变化复杂,尤其到了疾病的中晚期,常常病及多个脏腑,涉及六经病位,标实也有所偏重。如以湿浊阻滞为主者,若辨为太阴病,常选半夏泻心汤,加入土茯苓、泽泻、猪苓等药;若辨为厥阴病,常选鸡鸣散,加入蚕沙、鸡矢藤等药。如以瘀血阻络为主者,则应活血化瘀通络,病在太阴常选当归芍药散,病在厥阴常选桂枝茯苓丸,随证加入绣花针、制大黄等药。如以阳虚寒湿为主者,则应温阳散寒通降,病在少阴常选真武汤,病在厥阴常选吴茱萸汤等,随证加入草豆蔻、肉豆蔻等药。如以痰热内蕴为主者,以温胆汤为主方,随证加入积雪草、爵床、土茯苓、虎杖等药。

六、慢性肾脏病治疗要点

（一）治疗以调升降为主,以脾肾为中心

慢性肾脏病的病性是本虚标实,虽病在肾,但其主要兼夹的湿浊等病理产物会导致脾胃升降失调。脾胃乃气机升降的枢纽,脾胃虚弱,则浊阴不降、清阳不升,导致水钠潴留、代谢产物在体内蓄积。因此,脾胃虚是慢性肾脏病升降失常的关键因素。临床中,要从脾升胃降及肾既升也降的生理功能和慢性肾脏病升降失常的病理关键,确定以脾肾为中心,调升降为主的治则治法。

（二）轻用下法,慎用大黄

下法是治疗慢性肾脏病的有效方法,也是最常用的方法,几乎所有的医生都用过下法治疗慢性肾衰竭,几乎所有的慢性肾衰患者都被用过下法。但从临床实践来看,不同的医生用下法的效果不一样,不同的患者使用下法以后结果也不一样,也就是说使用下法的患者有的效果好,有的效果不好,有的甚至会加重,但这好像并不影响这种治疗方法在慢性肾衰竭中的广泛运用。大黄作为泻下药物的代表更是被广泛运用。我们认为慢性肾脏病使用大黄要辨证对待,应用得好有效,用得不好或滥用会加重病情。慢性肾脏病病情缠绵不愈,正气已亏,妄用下法会使正气更伤,致使中气下陷,大黄本乃苦寒峻药,久用苦寒败伤脾胃,脾胃乃伤,气血生化乏源,将在脾肾亏虚的基础上进一步加重病情发展,特别对于体质虚弱或老年患者更应慎重使用。

（三）择药宜平和甘温,忌用燥热苦寒峻药

《内经》有言:"劳者温之,损者益之。"《素问·五常政大论篇》曰:"能毒者以厚药,不胜毒者以薄药,此之谓也。""病有久新,方有大小,有毒无毒,固宜常制矣。大毒治病,十去其六;常毒治病,十去其七;小毒治病,十去其八;无毒治病,十去其九。谷肉果菜,食养尽之,无使过之,伤其正也。"指出身体强壮,能够耐受药物治疗的人,可以选用一些药力峻猛的药;身体虚弱而不能耐受峻猛药物治疗的人,可以选用一些药性药力平和的药缓图之。病有宿疾和新发,方有大小奇偶复,药有有毒和无毒,大毒治病,十去其六,衰其大半而止。即使是药力平和、药性温和的药,也只能十去其九。如果药过其量,则伤正气,应该"谷肉果菜,食养尽之",才能达到病除而正气复的目的。因慢性肾脏病3期病程久,正气已虚,邪毒未甚,故在选方择药上应以平和甘温为主,而忌用燥热苦寒峻药以防止燥热伤阴,苦寒败胃。

七、病案举隅

患者,朱某,女,56岁。

初诊　主诉:发现血肌酐升高10余年,腰酸腰胀1个月。患者于2005年无明显诱因出现颜面及双下肢水肿,腰酸乏力。于当地医院检查,查尿常规:蛋白＋＋;肾功能:肌酐223 μmol/L。长期坚持口服黄葵胶囊、金水宝胶囊、肾衰宁胶囊及门诊中药汤剂治疗,症状控制良好,水肿逐渐消退,之后未见复发。实验室检查:尿常规示蛋白＋－～＋,肾功能示肌酐在120～130 μmol/L波动。既往高血压病史10余年。近日来,患者因工作劳累,出现腰酸腰胀、神疲乏力、食欲欠佳等不适,遂来我院门诊求治。已于门诊查:蛋白＋,肾功能:肌酐267 μmol/L。现症见:精神欠佳,神疲乏力,腰酸腰胀,双下肢微水肿,畏寒怕冷,纳食欠佳,咽喉不利,夜寐可,二便平。舌质暗淡,苔薄白满布,舌下络脉迂曲,脉滑浊,寸微浮,尺沉。

中医诊断:慢性肾衰病(肾虚夹痰浊内阻、兼受表邪证,太阳、少阳、少阴、太阴同病)。西医诊断:慢性肾脏病3期。

治法:升清降浊,化痰祛瘀,解表透邪。处方:柴芩温胆汤合桂枝茯苓丸加减。

柴胡12 g,黄芩10 g,法半夏10 g,竹茹30 g,枳壳10 g,茯苓20 g,桂枝12 g,赤芍15 g,牡丹皮15 g,桃仁10 g,麻黄6 g,附片15 g(先煎),细辛6 g。

20剂,水煎服,共取汁150 mL,早晚两次温服。

二诊　患者自觉诸症改善,但仍腰酸畏寒,查蛋白±,肾功能:肌酐200 μmol/L。守方去麻黄、细辛,加补骨脂20 g、杜仲20 g,继服20剂。

三诊 患者诉未有明显不适。

守方继服 20 剂。

四诊 查肾功能：肌酐 135 μmol/L，遂暂停中药，改用中成药肾衰宁胶囊、参苓白术颗粒治疗，并嘱患者注意饮食调摄，定期门诊随诊。

[**按**] 根据患者慢性肾功能不全 10 余年，腰酸乏力，畏寒怕冷，纳食欠佳及舌脉象，中医辨为太阳、少阳、少阴、太阴同病。方中柴胡升肝气之下陷；黄芩降胆气之上逆；法半夏、竹茹降胃浊；枳壳宽胸理气；桂枝温肝阳而升肝气；赤芍、桃仁、牡丹皮活血祛瘀；茯苓健脾渗湿而升脾阳；细辛入手少阴肾经，补肾阳而透伏邪；附片温肾助阳、补元阳，助麻黄、细辛鼓邪外出。

第八节　脾胃气化学说与新型冠状病毒感染

一、中医学对新型冠状病毒感染的认识

1. 中医药对疫病的认识　中医药历史上把传染病称为瘟疫，也有谓之疫病。"疫"是指疾病具有强烈传染性和流行性的情况而言。《说文解字》曰："疫，民皆病也。"早在《内经》当中就有关于疫病防治思想的完整记载，如《素问遗篇·刺法论篇》云："五疫之至，皆相染易，无问大小，病状相似。不施救疗，如何可得不相移易者？岐伯曰：不相染者，正气存内，邪不可干，避其毒气。"《难经正义》载："疫者……遍相传染者是也，天地渗疠（疠）之气。"强调了该病具有极强的传染性和流行性。《素问·六元正纪大论篇》云："初之气，地之迁，气乃大温，草木乃荣，民乃疠，温病乃作，身热、头痛、呕吐、肌肤疮疡。"《伤寒论·自序》云："余宗族素多，向余二百。建安纪年以来，犹未十稔，其死亡者，三分有二，伤寒十居其七。"明代吴又可《温疫论》载："大约病遍于一方，延门阖户，众人相同，皆时行之气，即杂气为病也……疫气者亦杂气中之一，但有甚于他气，故为病颇重，因名之疠气。"又载："夫瘟疫之为病，非风、非寒、非暑、非湿，乃天地间别有一种异气所感，其传有九，次治疫紧要关节。"不仅提出"杂气"一词，并区别于外感六淫致病的异同，而且对其治则给出方向。叶天士的《温热论》提出了"温邪上受，首先犯肺，逆传心包"。《尚论篇·详论瘟疫以破大惑》曰："然从鼻、从口所入之邪，必先注中焦，以此分布上、下……此三焦定位之邪也。"由此可见，古籍中也明确指出了疫病的相关病位，外邪致病首先犯表，肺主表；戾气从口鼻而入，侵袭肺脏，邪气化湿，下及脾胃三焦，重者逆传心包引发厥证。中医药历史上防治传染病的理论和经验，应当从战略上予以认识。这些理论和经验必须很好的继承、整理，并且进行有效方剂的筛选，采用现代科学手段，进行深入的研究。中医药历史上防治传染病的著名医家的经验也充分说明他们不但继承了前人完整的经验，而且在自己的实践中进行创

新,如张仲景的小柴胡汤、麻杏石甘汤,吴又可的达原饮,杨栗山的升降散,余师愚的清瘟败毒饮等。

2. 中医对新冠感染的认识 2020年2月11日世界卫生组织将新型冠状病毒感染(以下简称"新冠感染")命名为"COVID-19"。从《新型冠状病毒肺炎诊疗方案(试行第三版)》开始纳入了中医诊疗方案。随着中医药的介入,COVID-19的治疗效果也有了很大改善。国家卫生健康委员会发布的《新型冠状病毒肺炎诊疗方案(试行第八版)》将COVID-19归属于"疫"病范畴。为进一步做好新型冠状病毒感染(COVID-19)的诊疗工作,2023年颁布了《新型冠状病毒感染诊疗方案(试行第十版)》。国内通过对新冠病毒感染者的临床特点分析指出:患病者症状频率较高的是发热、倦怠乏力、干咳、纳呆、口干、腹泻等,基本符合中医学疫病的临床特点。

(1) 病名:COVID-19发病迅速,传播很快,传染性极强。《素问·刺法论篇》中讲:"五疫之至,皆相染易,无问大小,病状相似。"明代吴又可在《温疫论》中曰:"疫者,感天行之疠气也。"疫是自然界疫疠之气,"此气之来,无论老少强弱,触之者即病"。

COVID-19临床表现以发热为主,具有发病迅速、传播很快、传染性极强、主症类似、季节性等特点。

(2) 病因与病机:清代吴鞠通在《温病条辨》中曰:"疫者,疠气流行,多兼秽浊。""疫"既为疫疠之气,又为秽浊之气。COVID-19的传染源是新型冠状病毒的感染者,通过呼吸道飞沫和接触传播。因此,中医学病因为"疠气"。

因此病因属性以"湿"为主。湿困脾闭肺,使人体气机升降失司,湿毒化热,阳明腑实,湿毒瘀热内闭,热深厥深。湿与热结合而成湿热,湿与寒结合而成寒湿,湿与燥结合而成燥湿,但是"湿毒"是COVD-19患者的核心病因。杨华升等观察了非京地区67例COVID-19患者,探讨研究其中医证候及病机特点,认为中医病机为"湿热证",舌质红兼苔黄,说明患者热象突出,"热重于湿"更明显。

(3) 病位:COVID-19的病位在肺胃,疫邪从口进入必然先伤肺气。COVID-19临床表现多以发热为始,主症为咳嗽、气喘,均为肺司呼吸所主的病。《内经》曰:"肺病者喘咳气急。"咳、喘、气急均属肺系疾病。肺与胃、大肠关系密切,《灵枢·经脉》云:"肺手太阴之脉,起于中焦,下络大肠,还循胃口,上膈属胃。"因此在疫病病变过程中,许多患者伴有胃肠道的症状,比如泛恶、欲呕,甚至便溏。

3. 现代中医医家对新冠感染的认识 现代医家结合古籍记载及临床研究总结出自己防治新冠感染的新思想,指导新冠感染的防控。仝小林等认为新冠感染发病属于"寒湿疫","寒湿"为致病的关键。寒湿易伤阳,兼有化热、变燥、伤阴、致瘀、闭脱等变证,存在于新冠感染发展的各个阶段,对其防治应采取"三因制宜"的策略,即因人、因时、因地辨证论治。郑榕等认为疫病的发生与疫疠毒邪相关,提出"寒湿疫毒"是新冠感染的关键病因,防治当先辨"毒",再以散寒除湿、避秽化浊为基本治疗原则。范伏元等对湖南新冠感染患者观察总结,认为此疫毒同时具有湿、毒、燥的特征,提出"湿毒夹燥"的说法,认为"湿毒"是病理基础,"夹杂燥邪"是病理特点,主要损伤脏腑在肺、脾,后可伤及五脏,防护当扶助正气、肺脾兼顾。

王宇亮等从《瘟疫论》探析,对"杂气"作了详细解释,强调"伏而后发",即新冠感染存在一定的潜伏期。防治强调既要扶助正气,亦要祛除邪气,同时指出了良好的精神心理对人体免疫的正面作用。刘媛等从伏气温病角度提出"有病无症",由于人体因自身体质对环境的适应力和疾病的易感性不同,认为"有病无症"存在于疾病发展的始终,这也与上边所论述的"伏而后发"相吻合,增加了防护的难度。防治当分期、分型论治,药物的选择也应灵活改变。舒劲等结合中医"湿"为疫病致病的关键,脾主运化水湿,提出从"后天之本"论治的理论依据。从脾论治不仅能从后天提高机体的防御作用(卫气),而且能够助宗气的生成,从疾病的根源起到预防及治疗作用。丁瑞丛等同样从脾论治新冠感染,临床应用疗效良好。郑立夫等从脏腑致病角度分析,认为脏腑运转失衡是致病的要害所在,提出导引能够起到调整脏腑功能,顺应脏腑气机的散布,使后天精气充实,对病患及医护人员的防护有很好的作用。周铭心从五运六气分析新冠感染的发病,综合天时方域气化,认为新冠感染发病以温热为主,又兼湿邪与风邪;所犯脏腑,肺当其首,次则脾胃与肝。杜宏波团队发现诸多新冠感染患者除发热、干咳少痰、腹泻等症状外,还存在失眠、抑郁及焦虑等心理障碍性症状。基于此他们提出新冠感染患者中存在肝郁为本,神乱为标,肺病及肝,金木克伐的旁路病机,并且指出脾胃运化功能的强弱对于该病预后起到重要作用。夏衍婧、唐凌、郑一等从"肺与大肠相表里"理论探讨新冠感染防治。从中医基础理论的角度而言,肺与大肠存在表里的关系,肺气降则大肠之气亦降,大肠通畅则肺气亦宣通。因此在治疗的同时应密切关注肠道症状的变化。姜良铎认为"气不摄津"是新冠感染的关键病机,气不摄津,则痰湿内阻,气阴外脱,治当顾护胸中大气,强调早用补气之品,防止阴伤。苏凤哲等紧扣本病高热、多痰两个主症,认为本病起源于湿,痰湿贯穿于本病的始终,同时要辨清痰的性质,从"痰"论治。贾振华从络病理论研究新冠感染,认为气络和血络的畅达是病情转归的关键,并以络病理论为指导研制的连花清瘟防止其转化。张燕从"治未病"理论探讨新冠感染的防治,认为新冠感染的防治应根据疫情的形成、发展、转变各个阶段着手,对于普通大众要采取存正气、避邪气的方法,而对于医护等高危易感者应主动出击,对于已病者应防止其转变。

《新型冠状病毒肺炎诊疗方案(试行第八版)》的 4 种证型,针对新冠病毒感染后发展变化的 4 个阶段(即病理生理状态),分别采用 1 号方初期(寒湿郁肺),治则宣肺散寒化湿;2 号方中期(疫毒闭肺),治则解毒宣肺;3 号方重症期(内闭外脱),治则开闭固脱;4 号方恢复期(肺脾气虚),治则补肺健脾益气。符合中医治疗补偏救弊,即通过天然植物中阴阳互补物质来调节生命体阴阳的偏盛偏衰。当机体处于以上状态时,中药复方进入机体后,机体的自我监控、双向调节、保持平衡、维系生命的功能,对药物作用机体的反应,遵循

"双调自稳规律",对治疗性作用反应强。

二、张小萍脾胃气化学说对新型冠状病毒感染的认识

张小萍认为,脾胃一阴一阳,一寒一热,一燥一湿,一升一降,相反相成,协调为用,共同构成气机升降之枢纽。其脾胃气化学术思想的主要内容可概括为:升降有度,纳化相因,燥湿相宜,出入有序。脾胃的功能有多种,一般记载除消化系统功能外,还有益气统血、主四肢、主肌肉等。而归其关键,不外升与降、纳与化、湿与燥、出与入四个方面。

而此次新冠感染乃感受湿邪疫毒,病性主湿,湿为土气,脾为湿土,胃为水谷之海,湿土相召,则病在脾胃。其病在肺,而本在脾,即母病及子也。脾为中土,脾胃升降失常,水谷精微不能正常运化而停聚成内湿。"同声相应,同气相求",内湿易感外来湿毒,外湿亦可引动内湿。湿病多责之于脾,脾喜燥恶湿,湿易伤脾。湿邪疫毒困脾,脾胃升降失衡,出现恶心呕吐、头身困重、腹胀、胸闷等症;湿邪疫毒困脾,脾胃纳化失常,可见食欲不振、腹胀、苔腻等症;湿为阴邪,脾胃为湿所困,则脾胃阳气受损,失于运化,内湿加重,同气相求,更易招致外湿,而致脾胃燥湿失宜,导致口黏、涎多、便溏等症;寒湿侵犯人体,脾胃气机出入失常,卫气失于护表,营气失于内守,出现自汗、畏风寒、失眠等症。

脾胃气化功能失调是新冠感染发生及演变的中心环节,脾胃症状贯穿新冠感染病程始末,治疗上应将固护脾胃贯穿新冠感染治疗的全程。我们认为,预防期重在健脾祛湿,可通过药膳、茶饮、口服汤药等以治未病;治疗期病邪传变迅速,故以祛邪为主,但不可过用苦寒伤脾伐胃之品;恢复期百脉皆虚,不可大补,只可清养脾胃之气,总以益肺健脾为主。

三、张小萍脾胃气化学说在新型冠状病毒感染中的临床应用

案1 钟某,男,61岁。

因发热、咳嗽、胸闷5日入院,入院后经抗病毒、抗炎、化痰止咳等治疗,无发热、咳嗽,胸闷症状缓解,核酸检查2次阴性,正准备出院,但患者又受凉出现发热,干咳,伴纳差,乏力。新型冠状病毒核酸检测示"阳性",胸部CT示"两肺异常密度影,考虑感染性病灶"。西医开始要求加强抗感染、抗炎治疗。舌质淡,脉濡滑,寸浮。

中医诊断:疫病(肺脾气虚,外感寒湿,气机升降失司)。西医诊断:新冠感染。

治法:益气健脾,散寒化湿。处方:停用抗感染、抗炎药物,改用六君子汤合藿香正气散加减。

党参15 g,紫苏梗10 g,葛根15 g,白术15 g,法半夏10 g,茯苓15 g,神曲15 g,川芎15 g,木香6 g,厚朴10 g,陈皮10 g,前胡10 g,藿香15 g,谷芽20 g,麦芽20 g,生甘草3 g,桔梗10 g。

5剂。文火煎取400 mL,分2次服,每日1剂。

第二日体温下降、第三日体温正常,随后痊愈出院。

[按]感染新冠病毒的患者,感受湿毒,湿邪易遏阳气,阳气被遏,气机升降失常,久则耗气伤阴,导致脾肺气虚,今复感风寒,故方选六君子汤合藿香正气散加减。用六君子汤益气健脾;藿香正气散散寒化湿,加入谷芽、麦芽、神曲健脾开胃并以杜绝生痰之源,川芎活血行气。

案2 邱某,男,68岁,退休工人。

患者于 2020 年 2 月 2 日左右,出现发热、咳嗽。最高体温 38.5℃。发热时伴有乏力、四肢酸困。自服药物治疗,症状缓解不明显。2020 年 2 月 9 日胸部 CT 显示:双肺斑片状磨玻璃影。诊断为新冠感染疑似病例。收入发热病房。2020 年 2 月 11 日,咽拭子阳性。收入感染病区住院,经抗病毒、抗感染、对症治疗 3 日,效果不佳。

患者反复发热,咳嗽频繁,胸闷、喘息逐渐加重。

2020 年 2 月 13 日复查胸部 X 线:双肺感染加重。2020 年 2 月 13 日血液检查:白细胞计数 $3.2×10^9/L$,中性粒细胞百分比 0.78,淋巴细胞百分比 0.13,血小板计数 $123×10^9/L$。血清总蛋白 71.33 g/L,白蛋白 34.38 g/L,球蛋白 36.95 g/L,血浆白蛋白/球蛋白 0.93,谷丙转氨酶 43 U/L,乳酸脱氢酶 265 U/L。2020 年 2 月 17 日血液检查:白细胞计数 $2.8×10^9/L$,中性粒细胞百分比 0.86,淋巴细胞百分比 0.11,血小板计数 $68×10^9/L$。血清总蛋白 57.57 g/L,白蛋白 28.59 g/L,球蛋白 28.98 g/L,血浆白蛋白/球蛋白 0.99,谷丙转氨酶 86 U/L,乳酸脱氢酶 371 U/L。

2020 年 2 月 20 日:患者体温 38.9℃,双肺叩诊呈清音,听诊双肺呼吸音粗,可闻及湿性啰音。心率每分钟 102 次,律齐。

初诊(2020 年 2 月 20 日) 发热,伴有咳嗽,咳白色痰,痰多易咳,活动后汗出较多,乏力,时有胸闷,喘息,舌胖大,边有齿痕,舌质淡,苔薄白腻,中后微黄腻,舌面润,脉细滑弱。

中医诊断:疫病(湿热闭肺证)。西医诊断:新冠感染(肺炎)。

治法:清热宣肺,健脾化痰,理气化湿。处方:麻杏石甘汤合五苓散合温胆汤加减。

炙麻黄 10 g,生石膏 20 g,茯苓 30 g,苦杏仁 10 g,黄芩 12 g,桂枝 10 g,藿香 15 g,射干 10 g,炒白术 20 g,枳实 6 g,姜半夏 10 g,厚朴 10 g,陈皮 12 g,党参 10 g,泽泻 20 g,炙甘草 6 g。

5 剂,水煎服,每日 1 剂,每日 2 次。

二诊(2020 年 2 月 26 日) 患者体温恢复正常,咳嗽较前减轻,胸闷、喘息明显减轻,可下床行走,患者自觉症状明显减轻。改用荆防败毒散合六君子汤加减。

荆芥 10 g,防风 10 g,枳壳 6 g,连翘 10 g,广藿香 10 g,陈皮 6 g,白术 10 g,党参 10 g,半夏 9 g,茯苓 10 g,苍术 10 g。

5 剂,水煎服,每日 1 剂,每日 2 次。

2020 年 2 月 29 日复查胸部 CT,两肺感染明显吸收好转。

三诊(2020 年 3 月 2 日) 患者偶咳,无痰,无胸闷气喘,稍感乏力,口干。两次核酸检测阴性,今日出院,出院时再次变更中药处方,用六君子汤加减健脾益气善后。

茯苓 10 g,麦冬 10 g,法半夏 10 g,党参 15 g,广藿香 10 g,陈皮 6 g,白术 10 g,枳壳 6 g,甘草 3 g,杏仁 10 g。

7 剂,水煎服,每日 1 剂,每日 2 次。

[按] 该新冠感染患者,感受湿热,湿热熏蒸,易耗气伤阴,导致脾胃气机升降失常,久则导致脾肺气虚,故方选麻杏石甘汤合五苓散合温胆汤,麻杏石甘汤清热宣肺平喘,五苓散温阳化湿行水,温胆汤理气和胃化痰。

本案治疗心得:① 早期忌大剂苦寒,以免寒遏冰郁伏外邪。② 注重调整中焦脾胃气机升降功能。③ 合理应用宣肺、健脾、渗湿三种法则。④ 几种常用治法常常合用:辛寒清热、辛开苦降、健脾益气、温阳化气诸法综合运用。

四、应用体会

1. 新冠感染的发生与脾胃气化功能失司密切相关　COVID - 19 属于中医"疫病"范畴,病因为感受疫戾之气,可以肯定的是与"湿邪"密切相关。有认为"寒湿疫",也有认为是"湿热""湿毒"。但都与"湿"邪有关。若脾胃气化功能正常则不易受湿邪侵犯,或者即使感受湿邪也不易发病。有资料表明新冠肺炎 99％发热恶寒、身痛酸困;70％口苦;60％咽干、咽痛、纳呆、乏力、无汗;50％胸闷、腹胀;40％咳嗽、气喘;30％不渴;50％舌红、暗红;40％舌质淡红;60％舌苔黄腻。从上面可以看出新冠感染的许多患者伴有胃肠道的症状,与脾胃功能失常密切相关。

2. 新冠感染患者易致脾胃病的发生　新冠感染多与"湿邪"有关,或由寒湿所致,寒湿为阴邪,易伤脾阳,而脾为太阴湿土,故"脾恶湿"。外感寒湿之邪,由表入里,或寒湿直中,则损伤脾胃之阳,脾胃受伤,运化失职,又容易引起寒湿内生,反过来损伤脾胃阳气,导致脾胃病的发生。或由外感湿热或寒湿日久,湿从热化,则多易耗伤胃阴,同样引起脾胃功能失常。总而言之,外湿发病,多犯脾胃,致脾失健运,脾胃升降失司,引起脾胃病的发生。

3. 脾胃气化功能失常易致新冠感染由轻症、普通型转为重症　疫病的辨证论治不外乎六经辨证、卫气营血及三焦辨证。其传变类型主要有以下几种:① 自表入里。② 由里达外。③ 传变不分表里渐次。④ 不传:指邪在卫分或气分,经治疗后邪从外解而病愈。而对于三焦辨证来说,上焦手太阴肺的病变多为温病的初期,中焦阳明胃的病变多为病程中期或极期,下焦足少阴肾及足厥阴肝的病变多为病程后期。但由于感邪性质不同,体质类型有异,所以温病三焦病机的发生及演变,不一定都是按照上述程序,故上焦、中焦、下焦的病变不是截然划分的,有时相互交错,相互重叠。

对新冠感染来说,该病有以下临床特点:① 起病多见表证。② 以肺系为核心,下涉中焦。③ 起病即表里同病(卫气)。④ 多数患者病程较长,但预后好。⑤ 少部分患者变化迅速,病情重。新冠感染由轻症、普通型转为重症,多与脾胃功能失常有关。胃和脾分属六经中的阳明经和太阴经,是由三阳经到三阴经的转折点,是外感病证是否传变入里的枢纽;所有外感疾病的过程(包括新冠感染)实质上是正邪交争的过程,正气充足则抗邪有力,有利于疾病的向愈。因此,保护正气是治疗新冠感染的关键环节之一。邪在肺卫,或卫气同病,只要脾胃功能正常,治疗调护得当,则病邪不易入里传变,不易转为重症。新冠感染恶化虽与病邪轻重、正气强弱及治疗调护是否得当等因素有关,但总以胃气盛衰为基础。若脾胃虚弱,无力抗邪,则病邪由表及里,由浅入深而病进;若脾胃强健,祛邪外出有力,则病邪由表出里而病退。

4. 对于感染新冠病毒患者尤其重症患者的中医救治,调理脾胃是关键　临床中对于新冠感染重症患者的中医救治,需遵仲景"观其脉证,知犯何逆,随证治之"法,并注重调理脾胃,诚所谓"有胃气则生,无胃气则死"也。张小萍推崇李东垣《脾胃论》中提及的"人以脾胃中元气为本",认为脾胃是心、肺、肝、肾四脏生理活动的枢纽,脾胃一虚,五脏即受染,如土不生金、土不制水等。脾胃为后天之本,后天失养,则可变证百出。

5. 新冠感染患者的预后往往取决于脾胃是否强健　新冠感染虽然首先侵犯肺系,损伤肺气,临床表现也多以发热为始,主症为咳嗽、气喘,均为肺司呼吸所主的病。但脾胃与肺是相生关系,肺主气司呼吸,但肺所主之气来源于脾,脾胃乃后天之本。《内经》曰:"有胃气则生,无胃气则死。"《景岳全书》云:"正以人之胃气,即土气也。万物无土皆不可,故土居五行之中,而旺于四季,即此义也。由此推之,则凡胃气之关于人者,无所不至,即脏腑声色、脉候、形体,无不皆有胃气,胃气若失,便是凶候。"可谓要言不烦。李东垣在《脾胃论·脾胃盛衰论》中曰:"脾胃之气伤则中气不足,中气不足则六腑阳气皆绝于外,故营卫失守,诸病生焉。"叶天士谓:"留一分胃气,便有一分生机。"以上均说明脾胃强弱,胃气有无决定了疾病的预后。新冠感染后期往往用六君子汤或者参苓白术散善后,即是使用"培土生金"法顾护脾胃,脾胃强健,正气充足,则卫气充足而抗邪有力,即使感受外邪,预后也佳;反之,则预后不良。

6. 预防新冠感染需顾护脾胃　脾胃为后天之本,气血生化之源。脾胃健,则正气足,正气足则抗邪有力,故不易外感疾病。此外,胃为卫之本,卫气来源于中焦,胃气强者卫气始固。纵观各地预防新冠感染方大多以玉屏风散为基础方,方中以黄芪为君药,白术为臣药,固肺卫,实肌腠,健脾胃,化湿浊等无不体现顾护脾胃的重要性。在预防新冠感染中顾护脾胃,扶助正气显得尤其重要。顾护脾胃除了药物外,还包括合理饮食、安神定志、精神调摄、体育锻炼、劳逸结合等固摄精气,调畅气机,阴平阳秘。

第九节　从脾胃气化探讨难治性免疫性血小板减少症证治

免疫性血小板减少症(ITP)是临床上的急危重症,常引起机体各部位自发的严重出血,其中难治性ITP更容易引起致命性的颅脑出血和内脏出血等,且因其治疗难度大、疗效不满意,相关用药不良反应明显、费用昂贵,对患者及其家庭和社会均带来较大的危害。我们在临床上以脾胃气化理论指导难治性 ITP 的治疗,收到满意疗效,现浅析其证治供同道参考。

一、脾胃气化失常与疾病发生

我们认为脾胃气化理论的核心即脾胃气机的调畅是脾胃保持正常功能的关键。同时作为人体气机之枢纽,脾胃气化功能的四个方面也恰恰共同保证了机体气机升降出入的正常,也是其他五脏六腑和气血津液保持正常功能和状态的关键所在。因此,我们认为脾胃气化功能的失常不但会引起脾胃疾病,同样会造成其他脏腑和气血津液疾病的发生,脾胃气化失司的长期存在正是某些疾病慢性迁延、久治不愈的重要原因之一。

二、难治性 ITP 与脾胃气化失司

(一) ITP 中医病机各家认识

ITP 是因机体免疫功异常导致血小板免疫性生成障碍和破坏过多所导致的疾病,属中医"血证""紫癜"等范畴,其病位多归属于血分,外受六淫之变,内伤七情,气血生化异常为基本病因,或热毒内盛,迫使血液妄行于外,气血俱虚,气不摄血以致血液溢于脉外,淤阻皮肤而发为紫癜瘀斑。也有医家总结热、瘀、虚是 ITP 发病的病机关键,热邪是诱发和加重 ITP 的始发因素,瘀血则贯穿了 ITP 的始终,而虚则是 ITP 发病的根本因素。治疗应以祛邪为标,注重虚实,活血化瘀法应贯穿治疗始终,且治病过程中因注重扶正补虚,以避免病情反复,只有气血阴阳调和,才能使病邪尽除。另有医家根据临床经验认为 ITP 常见是因外邪感染及劳倦过度而致肝肾功能损伤。在治疗上,应以补气摄血为主,以温阳及活血药为主要药物。也有临证大家法从《血证论》的学术思想以凉血化瘀为治疗 ITP 的基本大法,再根据辨证论治分别运用"清血分之热、散血中之瘀、解血分之毒、止妄行之血"等对症治疗。

(二)张小萍对难治性 ITP 与脾胃气化失司的认识

脾胃作为人体气血津液以及阴阳升降出入和气化的枢纽,对血液疾病的发生发展有着密切的关系,脾胃气化功能的失调也是引起 ITP 发生与发展的重要原因之一。脾气主升,以升为顺;胃气主降,以降为和;升降有度是脾胃气化功能的根本体现;脾主升清功能正常,脾主肌肉四肢、统血等功能才能够实现;若脾主升清功能失常,脾失统血,血液逸于脉外,则发为紫癜。脾主运化,胃主受纳,纳化相因,水谷精微才得吸收,《景岳全书》中指出"胃司受纳,脾司运化,一运一纳,化生精气",正是如此,脾胃被称为后天之本;脾胃纳运功能失常,水谷精微吸收障碍,则五脏六腑无以濡养,处于气虚状态,气虚无以摄血,亦可发为紫癜。脾为阴脏,喜燥而恶湿,胃为阳腑,喜润而恶燥;脾胃燥湿相宜,则脾胃纳运,升降协调;若脾胃燥湿失常,脾为湿阻,郁而化热,湿热蕴结,灼营动血,血逸脉外,同样可发为紫癜。同时,脾胃气机的出入表现为物质交换、储存和合成,在气的层面上则表现为营

气的濡养及卫气的卫外作用。脾胃出入失常易致营卫失和,发病则外易感邪、内伤脏腑,损耗气血,出现免疫功能紊乱的表现,而现代医学也证明,ITP是一种复杂的多种机制共同参与的获得性自身免疫性疾病。

作为中医治疗血液疾病的优势病种,我们在临床上运用中医中药介入、综合治疗ITP尤其是难治性ITP病例颇多,疗效优于单纯的激素、免疫抑制剂等,并且在长期探索中总结出自己的心得体会,结合脾胃气化理论认为因受疾病病程、地域气候、饮食情志、幽门螺杆菌、长期药物干预等因素影响,难治性ITP病因病机更有其特殊性,提出其病机最突出特点为"脾虚气滞、湿热瘀阻",和脾胃气化不利关系十分密切。

1. 地域气候、饮食偏嗜、起居情志、药物摄入、疾病病程和难治性ITP病因病机　我国南方地区潮湿多雨、气候氤氲,易使人体受湿生热,脾胃受损;北方虽然气候干燥,但由于现代人类饮食习惯的改变,无论南北肥甘厚腻之品均摄入过量,且喜食外卖夜宵,偏爱冷饮、辛辣杂食,且北方饮酒普遍量大,此等不健康饮食习惯均有碍脾阳伤胃阴之害,易酿生湿热。同时由于生活节奏持续加快,工作和生活压力日益增加,人们容易处于紧张焦虑状态,情志不畅、肝气郁结、横逆犯脾、气滞不化而使湿热内生、胶着难除而易致疾病缠绵难治。难治ITP病程普遍较长,患者来求诊中医之前多已是四处求治,不可避免地多有激素、免疫抑制剂用药史,且用药量大、时间长,此类药物均属中医"药毒"范畴,易加重脾胃损伤,导致水液运化功能障碍,水湿停滞化热,产生湿热夹杂的证候。疾病病程日久,本身亦会致虚致瘀,导致湿热胶着,稽留体内难除。诸因相合终致脾胃气化失司、疾病难愈。

2. 幽门螺杆菌感染和难治性ITP　我们在临床工作中发现难治性ITP患者中Hp感染率较高。早在1988年就有报道指出ITP与Hp之间存在一定的关联,自此之后两者之间的相关性研究逐渐得到重视。有研究表明ITP患者对Hp易感,且研究发现Hp感染后通过抗原模拟机制导致难治性ITP的发生。Hp按照中医论当属外来邪气,为外来湿邪、热邪,其易致湿热内生、气机不利、气化失司。相关研究也表明Hp阳性患者中属脾胃湿热证型者比例最高。

3. 难治性ITP病机关键　ITP根本的表现是血小板破坏过多和生成不足导致的血小板减少性出血。血小板是血液的重要成分,传统中医理论认为血液由胃纳饮食水谷之精微输脾化生,脾脏主统血,具有统摄血液在经脉之中运行流动,防止血溢出脉外之功效,脾经人一身之脉道以收摄血液,藏于肝,化精与肾,血之腑为脉,血自循经不妄行。从上述可见,在血小板的生成及维持正常功能、寿命过程中,脾的作用极为重要,脾胃的气化功能起着关键作用。虽然肾主骨生髓、髓生血,但如果脾胃气化功能失司、运化失常,髓虽生亦不可化血,临床常见许多血液疾病患者虽然骨髓增生活跃、髓腔内血细胞丰富,但外周却是全血细胞严重减少,即是此理。

综上,我们提出难治性ITP病机为"湿热瘀阻、脾虚气滞",其中"湿热瘀阻"总由前文所述之气候、饮食、作息、情志、药毒、病程等多方面因素交织作用而致,"脾虚气滞"核心为脾胃气化失司,即是由"湿热瘀阻"所致,反过来亦会加重"湿热瘀阻"之证,两者相互影响,终致气血难生不化,导致 ITP 缠绵难愈而成难治。

三、健脾行气、清热利湿使得脾胃气化复常

在临床上,我们以健脾化气升板汤治疗难治性 ITP 取得较好疗效。处方:党参 15 g,炒白术 10 g,炒怀山药 15 g,柴胡 6 g,连翘 10 g,羊蹄 15 g,肿节风 15 g,商陆 10 g,茜草 15 g,墨旱莲 15 g,女贞子 10 g,菟丝子 10 g,炙甘草 10 g。方中党参、炒白术、炒怀山药、炙甘草健脾益胃,脾胃健则气血生化有源,脾气运则湿易除、热易化;羊蹄、肿节风、商陆清热利湿解毒,湿热除则脾气运、气机畅、瘀结通;柴胡升清举阳于上,党参、炒白术、炒怀山药衡运脾气于中,羊蹄、肿节风、商陆清热利湿于下,使三焦气机通畅、脾胃气化复常;墨旱莲、女贞子、菟丝子滋阴补阳、补肾生髓;茜草凉血止血活血,安络散瘀;连翘疏风清热,以防外邪侵袭、内扰脾胃。诸药合用,湿热清、气化复、气血生、瘤疾除,救病患于危难之中。方中各药物用量可根据临证实际增减,同时还可根据不同情况随证加减用药如下:如气虚明显,可加黄芪 15 g;如血虚明显,加当归 6 g;如咽膈充血、出血严重者,加仙鹤草 30 g;如齿衄、舌衄者,加藕节炭 15 g;如鼻衄者,加白茅根 15 g;如为兼有表证,则去党参,加太子参 10 g;如为兼有风寒,则去连翘,加防风 10 g。其余加减还可根据临床实际灵活变通。

四、病案举隅

患儿,郑某,女,4 岁。

初诊(2019 年 1 月)　患儿被诊断为难治性 ITP 数年。此前家长已带患儿转辗于数家省级医院,经标准剂量糖皮质激素治疗疗效欠佳,来诊前仍一直口服泼尼松片每日 20 mg,且每周需输注数瓶丙种球蛋白或注射促血小板生成素针才可使血小板保持在 $30×10^9$/L 左右[正常值($100～300$)$×10^9$/L],一旦停用丙种球蛋白、促血小板生成素针则血小板计数即快速下降,甚至数量极少测值为 0。

来诊前因上呼吸道感染血小板降至 $6×10^9$/L,周身见较多散在紫癜瘀斑,口腔上颚及舌面见数个出血点,且患儿头晕、疲倦乏力感明显,考虑到患儿已出现明显出血现象,急需快速提升血小板计数,故仍立即予丙种球蛋白 10 g 冲击治疗,同时积极予以中药辨证介入综合治疗。除出血主症外,查其兼症:圆脸肥肚,胃纳不佳,口臭酸馊,大便黏滞不爽或干结难下。舌质淡红苔黄白厚腻,脉微滑略数。

虑其平素家长喂养失当,多食乳肉肥甘,且幼儿偏爱煎炸香甜之品,不加节制,湿热内生,加之外感风邪,侵袭肺卫,扰及脾胃,脾胃气化失司,气血生化失常,发为本病。

中医诊断:紫癜(外感风邪,内生湿热)。西医诊断:难治性 ITP。

治法:健脾行气,清热利湿,补肾散瘀。处方:

太子参 6 g,白术 6 g,炒怀山 12 g,柴胡 3 g,连翘 3 g,羊蹄 6 g,肿节风 9 g,商陆 3 g

（先煎），茜草 6 g，墨旱莲 6 g，女贞子 6 g，菟丝子 3 g，仙鹤草 12 g，炙甘草 6 g。

水煎服，每日 1 剂，分 2 次饭后 30 min 温服。

二诊　次日复查血小板计数已升至 45×10^9/L，周身未见新发紫癜紫斑，精神好转，停用丙种球蛋白，继续服用中药调治。

其后 1 个月内血小板计数均稳定在 30×10^9/L 上下，未再出现既往一停用丙种球蛋白血小板即快速下降的情况。方药随证加减半年余，其间逐渐递减、停用激素，亦未再使用丙种球蛋白、促血小板生成素针等，血小板始终保持在 $(40 \sim 60) \times 10^9$/L 安全范围，其后亦停用中药定期观察，至今已 3 月有余，血小板计数也保持在满意水平。

随访述小孩精神佳、纳食好，二便调，已无出血诸症，形神俱调，已正常上幼儿园。

参考文献

［1］李伟龙，王宏蔚，王琛，等.吴智兵教授治疗血小板减少症急性期经验［J］.中国中医急症，2019，28（9）：1660 - 1662.

［2］王茂泓.张小萍教授脾胃气化学说的学术思想及临床应用的传承研究［D］.南京：南京中医药大学，2011.

［3］李龙华.张小萍教授脾胃气化理论及临证经验的研究［D］.南京：南京中医药大学，2015.

［4］李欣红.升板止血汤治疗慢性血小板减少性紫癜患者临床疗效分析［J］.河北中医药学报，2017，32（4）：25 - 26.

［5］翟文生，李乐，翟盼盼.从"热瘀虚"辨治儿童特发性血小板减少性紫癜［J］.中国中西医结合儿科学，2017，9（3）：273 - 274.

［6］赵兵.归脾汤治疗老年人原发性血小板减少性紫癜的临床效果观察［J］.临床医药文献杂志，2018，5（90）：173.

［7］曹远芳，李达.国医大师辨治免疫性血小板减少性紫癜经验集锦［J］.新中医，2014，46（7）：236 - 237.

［8］王茂泓，高生，张小萍.张小萍脾胃气化学术思想探讨［J］.江西中医药，2010，41（9）：27 - 29.

［9］何凌，王茂泓，张小萍.张小萍脾胃气化学说［J］.中华中医药学刊，2016，34（1）：36 - 38.

［10］汪莉，李铁，杜红旭.李铁教授应用化湿解毒法治疗慢性原发性血小板减少性紫癜湿热蕴毒证的经验探析［J］.中国实用医药，2017，12（4）：185 - 186.

［11］刘泉，窦丹波.幽门螺杆菌感染与治疗现状［J］.中华实用中西医杂志，2010，23（1）：15 - 17.

第十节　张小萍脾胃气化学说在肺系疾病中的运用经验

脾胃气化学说不仅可以应用于脾胃系，同时在肺系疾病的临床诊治中也具有很好的临床效果，现结合跟师及笔者临证经验，对脾胃气化学说在肺系病中的临床运用体会阐述如下。

一、肺病从脾胃论治理论源流

首先,肺与中焦脾胃有明显的络属关系。《灵枢·经脉》曰:"肺手太阴之脉,起于中焦,下络大肠,还循胃口。"肺与中焦脾胃的生理病理方面的联系,以及明显的络属关系为其提供了理论依据。同时两者在水液输布代谢与气的生成方面互相协同,相互影响。肺主一身之气,主行水;脾主运化水谷,化生谷气,两者在气的生成与水液输布代谢方面互相协同,相互影响。正如《素问·经脉别论篇》说:"脾气散精,上归于肺,通调水道,下输膀胱。"这也说明脾胃运化的谷气等精微物质可以转化为肺所需要的津气。肺气的宣发与肃降的协调又能助脾胃的受纳及其运化。还有脾肺同属太阴,"同气相求"。脾与肺同属于阴气较甚的太阴,所以二者又有着"同气相求"之理,即脾在气血阴阳方面拥有和肺同步盛衰、消长变化的趋势。另一方面两者在调理气机方面有协同作用。肺为华盖,主一身之气,若肺的宣降正常,气机便能调畅,而中焦脾胃则是作为枢纽掌控着精气升降运动,肺气的宣发肃降功能对于脾的升清功能和胃的下降而通调腑气有直接的影响。如果肺的宣发肃降正常,则脾胃受到肺的治节而使一身诸气皆调。

二、脾胃气化与肺系疾病的关系

脾胃气化学说的机制包括脾胃气机的升降出入、纳化功能、燥湿平衡等,脾胃气化失常发病,可涵盖五脏六腑。肺所主之气来源于脾。张小萍认为脾土和肺金具有相生的关系,肺主一身之气、呼吸之气,但脾所运化的水谷精气又供生于肺所主之气。所以肺气不敷大半与脾有关联,当脾土虚者,母不能生子而致肺弱、卫气虚,易受外邪入侵而导致各种肺系疾病。同时痰的产生与脾胃密切相关。"脾为生痰之源,肺为贮痰之器",当脾失健运,水饮湿邪聚集,肺系疾病里常见的病理产物——痰也就应由而生。另一方面,肺气之降必承胃气之降。从气化角度讲,肺气和胃气均主降,张小萍认为肺之降必承阳明之气而降,故必先胃降而后肺气乃降。张小萍经常通过"补土生金"以治肺病。脾生肺,当脾气亏虚必致使肺气不足,则宗气亦虚,这便是"土不生金"。

由于肺在生理特性和功能上和脾胃有一定的联系,所以肺能够直接地影响脾胃气机的调畅以及其气血津液。脾胃的布散精微功能多受到肺的宣发功能的影响,若肺不行水、治节失司,则脾失健运,而后被痰湿困阻,则为泄、为痞;胃的降浊功能同样受肺的肃降功能影响,若肺气的肃降失司,则胃气易上逆,为呃、为呕,久病后又可能表现出肺子盗其脾母的情况,致使脾胃更虚,最后造成中焦脾胃气机不畅兼有肺气宣降失常的脾、胃、肺同病之证。

三、张小萍从脾胃论治肺病经验

张小萍认为脾胃系疾病的症状有多种,但其病因多为外感、饮食、情志等。但脾胃病不管由什么病因导致,最后都为致使脾升胃降的失司,及其津液气血的亏虚而发病。

在治疗经验方面,张小萍经常通过宣降肺气以展脾胃气机。肺与脾胃气机相关。肺的气机不调畅或肺气虚也会对脾胃产生较大的影响。如果肺气出现虚损,则肺不能制肝,使得肝旺而克脾,在上扰胃而形成胃痛,在下扰脾而形成泄泻。张小萍常常通过宣降肺气以助中焦脾胃气机的升降,常用桔梗、杏仁等中药;通过补肺健脾而使肺脾气机的升降有源,常用党参、黄芪等中药。

同时也会通过补肺子以益脾母。肺金为脾土之子,两者有同步盛衰、消长变化的生理病理关系。中焦脾胃不断地化生水谷精微从而滋养肺金。当脾土亏虚,母虚不得生其子,致使肺气津亏虚,故补肺时常常要补脾。当脾气虚时也不能忘记要补肺气,因为肺金气虚,常常会不能制肝木,而致木伐土,导致脾胃进一步虚弱,此时应当及早健补肺气以制肝木、疏肝健脾。同时,补益肺金也能助脾胃的健运,这是“子盗母气”理论的具体运用。

张小萍在咳嗽、气喘等肺系疾病的治疗上,外感初起者经常使用香苏散,平素气虚之人外感后多予参苏饮。等症状平稳,几乎都以“补土生金”作为后续治疗之法,常使用参苓白术散、六君子汤二方。

四、升阳益胃汤方在肺系疾病中的应用

脾胃气化学说的核心是“脾宜升则健”,张小萍认为脾气以升为主是它的特点,脾的各项生理功能和生理特性,其实都是通过依赖脾的“升清”而实现的,脾气主升未受影响,才能使“清阳出上窍、实四肢”。对于升阳益胃汤的医治所在,多为素体本有脾胃功能虚弱,兼有长期湿热之邪蕴结于体内,湿邪多、热邪少,清气被阻而不得上升,水谷精微物质下走而流失。升阳益胃汤中药物以补脾益气为主,脾的运化功能正常,加之除湿热之药,共奏健脾祛湿之效。从脾胃气化学说的观点看,健运脾胃,全身气机能够调畅,能推动津液循行,可助清湿热,且通过诸药使得清阳得以升举,也可助肺气固表;同时培土则可生金,肺金亦可得益。升阳益胃汤处方分析方面,升阳益胃汤是李东垣的一系列升阳方中极具代表性的名方。李东垣对于脾胃的功能阐述得十分透彻,其倡导脾胃为滋元之本,其作为枢纽管控着精气的升降运行,脾胃一伤,诸病皆生。如脾胃内伤,脾气亏虚,脾阳不得升,健运失常,脾气不能散精归于肺,则其土生金功能失常,肺卫之气受其影响而虚。

在升阳益胃汤中,其包含六君子汤方,健脾益气、理气化湿除痰,重在脾虚之本,使脾胃健运化滋元充卫气;同时也有玉屏风散处方,意在益气固表;本方加痛泻要方组方,以补脾柔肝、祛湿止泻;柴胡、羌活、独活、防风除湿升阳,外散风寒。茯苓、泽泻、黄连相配清利湿热;白芍益阴敛营、散中有收、汗中寓补,相反相成,四药皆入营分,营卫同治。同时含有生姜、大枣补脾和胃、益营助卫。综上分析,升阳益胃汤具有升阳益卫、内清湿热、外散风寒湿的作用。本方证多由肺脾不足,湿浊内停,阳郁化热,卫气亏虚,风寒湿外袭,浸渍肌腠所致。

关于升阳益胃汤在肺系疾病中应用的探讨,我们认为肺病与脾胃气虚有紧密的联系。现如今社会人群由于多食生冷之品,或肥甘厚腻、辛辣之品,或经常多饮多食,致使经常会有脾胃内伤的情况出现。一旦脾胃内伤,运化失常,水谷聚集化作痰湿,清气上升受阻,肺的肃降失常而致使肺气上逆,而出现咳、喘;气血化生失源而出现卫气虚不得固表,反复感受外邪;机体肺脾气虚而又湿邪偏重,则出现神情肢体倦怠,少气懒言,身体沉重疼痛。该方为虚实并治,可应用于治疗肺脾气虚、略感风寒湿的虚人感冒、咳嗽、哮喘、慢性阻塞性肺疾病。

五、病案举隅

毛某,男,83 岁。

初诊　因"发现肺癌6月余"于我科就诊,现症见:胸闷,气喘,动则尤甚,背部疼痛,少许咳嗽,腹部胀满痛,双下肢水肿,尿少,怯寒明显,汗出,口干口苦,纳差,大便量少,舌质淡苔厚微黄。既往有高血压、血吸虫、蛋白尿、肾病综合征等病史。

中医诊断:肺癌病(痰湿蕴结肺脾)。西医诊断:肺恶性肿瘤。

治法:补脾益胃,升阳祛湿。处方:升阳益胃汤加减。

黄芪20 g,党参15 g,甘草6 g,白术10 g,防风10 g,羌活10 g,独活10 g,柴胡10 g,半夏10 g,橘皮10 g,茯苓20 g,泽泻10 g,白芍10 g,黄连5 g,茵陈10 g,大腹皮15 g,葶苈子15 g。

7 剂。

二诊　服上方诸症状好转,稍咳嗽,胸闷气喘较前好转,纳食一般,舌质淡苔薄黄。

守上方14 剂。诸症好转。

[按]　患者老年男性,平素体弱多病,脾胃气虚,运化功能欠佳、摄纳功能失司,所以胸闷气喘较为明显;体内水液内停,清气上升受阻,肺的肃降失常而致使肺气上逆出现咳;脾胃气虚,而又受外邪侵袭,故出现恶风寒、胸背痛之症;湿邪郁而化热,则致口干口苦、苔厚微黄。方中含六君子汤以健脾益气、理气化湿除痰,重在脾虚之本,使脾胃健运化;黄连清热除烦;羌活、独活、防风散寒祛湿;黄芪、党参、甘草益气健脾;因患者双下肢水肿,予以葶苈子、茵陈、大腹皮行气利水。肺癌早期一般无明显症状,病情发作时主要以咳嗽、咳痰为主要表现,使用此方治疗此病疗效确切,能有效缓解患者痛苦。

参考文献

[1]吴崑.黄帝内经素问吴注评释[M].北京:中医古籍出版社,1988.

[2]张小萍,王茂泓.张小萍脾胃气化学说与临床经验[M].上海:上海科学技术出版社,2016:209.

[3]黑贺英,张勤生,王艳芳,等.试述肺病从脾胃肠论治[J].中医药临床杂志,2007,19(4):409 - 411.

[4]汤冬亮,孙朋,王维,等.升阳益胃汤在肺系病中的应用[J].中医药通报,2017,16(5):64 - 66.

［5］张立山,李德莹.升阳益胃汤治疗呼吸疾病举隅［J］.中华中医药杂志,2017,32(8):3540-3542.

第十一节　张小萍从脾胃升降理论治疗心病临床经验探讨

人体是一个整体,五脏六腑之间有紧密的联系。古人早在《金匮要略》中就提出心病与五脏相关的病理变化角度论治心病。张小萍从脾胃升降理论的角度出发,认为从脾胃升降角度论治心病尤为关键。从脾胃升降角度入手治疗心病,可达到早期预防,既病防变,重病留人的效果。

从气机升降角度来说,脾胃位于中焦,为气机升降的枢纽。脾主升清,胃主降浊。心与肺主上焦,宣气之升发和宣散。脾运化出来的水谷精微上供于心,为心主血脉提供支持。故而脾胃运化功能正常,则化生血液功能强健。而脾胃运化水谷精微需要的阳气来自心阳,心阳充盛,才能往下腐熟水谷,"心火生脾土",才能运化水湿。《内经》中认为心为阳中之阳,属火,火性炎上。故而心并非有升无降,而是升已而降。心气之降是降于下焦之肾,以达到水火相济。而心火的下降必赖脾胃升降才能运行。一旦它们之间的关系发生异常,脾不能升清,胃不能降浊,就会影响到心脏功能。从经络上说,脾胃有三支经络通于心。胃不能降浊,胃的浊气因而上逆,浊气上扰于心。脾也不能升清,给心提供营养。《内经》也有脾心病和胃心病的相关论述,可见心与脾胃之间的关系。今举验案两例,以资说明。

案1　陈某,男,成年。

初诊(2019年6月1日)　主诉:全身易汗出2年余。现症:全身易汗出,活动后更甚。以上半身明显,汗出后怕风怕冷,夜间有盗汗,胸闷心慌,其人疲劳乏力,口渴喜热饮,稍口黏,食纳可,夜寐不安。大便不成形,吃冷物易腹泻,小便频,稍黄。舌暗红,苔白腻。脉弦而无力,寸浮。

中医诊断:汗证(脾气虚弱,夹有湿热)。西医诊断:多汗症。

治法:补脾益气,清热利湿。处方:东垣清暑益气汤加减。

党参10g,黄芪15g,炙甘草6g,当归10g,麦冬6g,五味子6g,陈皮10g,青皮6g,神曲10g,葛根6g,白术10g,泽泻6g,生姜1片,大枣3个,汉防己10g,浮小麦15g,煅牡蛎15g。

7剂,每日1剂,水煎服。

二诊　服上方后,汗出量减少,程度减轻。但汗出时,仍有怕风怕冷。夜间盗汗明显减轻,口渴喜热饮,口黏,白天仍觉疲劳,双下肢无力。舌淡苔黄腻,脉软。

考虑脾气有所补足,守方,浮小麦加至20g。

三诊　电话寻访,患者自述出汗已大幅度减轻,不愿就诊。嘱患者注意保暖。

[按] 首先我们要了解汗的生成和来源。《景岳全书》中说:"汗发于阴而出于阳,此其根本则由于阴中之营气,而启闭也则由阳中之卫气。"营卫二气产生于脾胃化生的水谷精微。营气化生血液,灌养周身。卫气司汗孔的关合,营行脉中,卫行脉外,这是常态。如果脾胃本身化源不足,营卫二气生成乏源而不能行使其各自职能,卫气不能固守,则营阴外出,产生汗证。再加上汗为心之液,汗出过多,也会影响心脏的功能。本案患者就是如此,患者汗后怕风怕冷更加明显,是因为卫外不能固,贼风邪气趁机往里入侵所导致的。《内经》认为卫气夜晚要入于里,如卫气由于各种原因仍停留于外,也会出汗,这就是我们熟知的盗汗。卫气的运行出现问题也会引起夜寐不安。患者疲劳乏力,是由于脾气虚导致。患者汗出过多,再加上脾虚不能升发清阳,从而引起胸闷心慌。患者脾气虚不能运化水湿,缺乏一股温煦之力;故而大便不成形,食冷物易腹泻。脉弦无力是整体不足之象。患者口黏,小便黄是体内有湿热的表现。《内经》认为"中气不足,溲便为之变"。脾气不足,不能升发清阳,反而有下陷的可能,故而小便频繁。综上所述,本案病机为脾气虚弱,夹有湿热。方选东垣清暑益气汤加减,本方出自《脾胃论》。本方升降相因,方中黄芪、党参、白术、炙甘草、葛根补益脾气,升发清阳。《内经》认为脾为阴中之至阴,本身以阴为体,得阳始运。当归、麦冬、五味子补阴体。而方中党参、麦冬、五味子,为生脉散,能养心阴。汉防己、泽泻、黄柏为方中的降药,祛湿热。陈皮、青皮疏理气机,恢复脾胃中焦升降。气机的阻滞易产生积滞,故而用神曲消积化滞。生姜和大枣调和营卫,浮小麦、煅牡蛎敛汗。本案其实暗合了《金匮要略》的防己黄芪汤,防己黄芪汤有益气祛风、健脾利水之功。合于方中,增强治疗效果。东垣清暑益气汤升中有降,以升为主,以恢复脾气升清为基本目的,契合李东垣脾胃理论。补脾胃升阳益气是李东垣的脾胃学说的核心思想,针对脾气的不足,常用黄芪、人参、白术、炙甘草四药为基础,帮助脾恢复升清功能。针对体内有湿浊,常用除湿降浊或者行气药,包括陈皮、青皮、泽泻、茯苓等。针对脾清阳下陷不升,采用柴胡、葛根、升麻。如清暑益气汤中的葛根和升麻。针对气机阻滞、湿浊停留、清阳不升,通常采用风药。因为风能胜湿,且风药秉少阳春升之气,有升阳之效,能助肝之用。常用药有独活、羌活、白芷等。从本案中看到脾不能升清对心所带来的影响。然而肺胃不降浊,浊气上逆于心,也会引起心脏的不适。

案2　彭某,男,成年。

初诊(2019年6月13日)　诉睡眠差,易烦躁,五心烦热,全身乏力,晨起干呕。肺恶性肿瘤术后15年。2019年6月12日肠镜示:升结肠多发憩室,直肠炎。口干口苦,稍咳嗽,咳黄痰。大便黏腻,胃纳一般,小便平。舌质暗红,苔黄腻。脉弦滑。

中医诊断:不寐(痰热内蕴证)。西医诊断:失眠。

治法:清化痰热。处方:黄连温胆汤加减。

黄连6g,法半夏10g,陈皮10g,茯苓15g,炙甘草6g,枳实10g,竹茹10g,生姜2片,大枣3个,浙贝母10g,鱼腥草15g,炒谷芽15g,炒麦芽15g。

7剂,每日1剂,水煎服。

二诊 服上方后诸症减轻,口干、口苦、嗳气、乏力减轻,手脚心发热,肛门有灼热感。怕风怕冷,纳一般,寐欠佳,无明显咳嗽,大便黏腻不爽,小便平。舌暗红,苔黄腻,脉弦滑。考虑痰热虽有褪去,但仍很顽固,仍有黄连温胆汤化裁。

黄连6g,法半夏10g,陈皮10g,茯苓15g,炙甘草6g,枳实10g,竹茹10g,生姜2片,大枣3个,浙贝母10g,鱼腥草15g,炒谷芽15g,炒麦芽15g,薏苡仁20g。

7剂,每日1剂,水煎服。

三诊 服上方后诸症减轻,怕风怕冷改善不明显,纳一般,睡眠有好转,大便不成形,每日2次,小便平。舌暗红,苔黄腻,脉弦滑。但患者不愿再服药,颇为遗憾。

[**按**] 本案患者病情复杂,有肺恶性肿瘤病史,还有升结肠多发憩室。中医认为肺与大肠相互表里,《内经》认为手太阴肺经起源于胃口,肺胃气机要主降,这是人体常态。本案患者不仅有咳嗽,还有晨起干呕,这是肺胃气机上逆的表现,再加上患者咳黄痰,舌苔黄腻,脉弦滑。表明患者体内有痰热,病位在肺。患者易烦躁,五心烦热,睡眠差。表明痰热扰动心神,影响睡眠。口干口苦表明素体有痰热,可能伤及津液。由于患者有长期的恶性肿瘤病史,易导致全身乏力。综上所述,选用黄连温胆汤加减,本方黄连清心火,主降。法半夏、陈皮、茯苓、枳实、竹茹配伍理气清热化痰。鱼腥草配伍浙贝母清热化痰散结。炒谷芽配伍炒麦芽固护胃气,这对肿瘤患者是非常重要的,有一分胃气才有一分生机。二诊,患者口干、口苦、嗳气有所减轻,只有手脚心发热,咳嗽已无。表明肺胃气机有所下降,痰热有所减轻。患者肛门有灼热感,表明下焦有热,表明热往下传。患者痰热有所褪去,肺卫长期受邪困扰,肌表固护不严密,易受邪风侵袭。所综上所述,在原方基础上加薏苡仁,以利水渗湿,解毒散结。三诊时患者睡眠有所好转,表明痰热无明显的扰动心神。由于是长期的顽疾,患者思想顾虑较重,不愿再次服药,颇为遗憾。

参考文献

张景岳.景岳全书[M].北京:人民卫生出版社,2012:253-254.

第十二节　张小萍从脾胃气化学说论治肿瘤经验

一、脾胃气化学说与肿瘤关系

(一)郁是肿瘤生成的关键病机

中医学很早就对肿瘤有一定的认识,3 500多年前的甲骨文中即记载有"瘤"的病名,在《灵枢》中有"石瘕""肠覃""息肉"等类似肿瘤症状和名称的描述。后来又常散见于癥痕、积聚、痞块等证中。"郁"字在古文记载中首见于《素问·六元正纪大论篇》:"木郁达之,火郁发之,土郁夺之,金郁泄之,水郁折之。"《丹溪心法》将郁证作为一个专篇论述,提出了六郁之说,创立了越鞠丸。明代《医学正传》首先采用郁证作为病名。张小萍认为"郁"是指人体的一种病理状态,并非只是朱氏笔下气、血、火等导致的六郁,而虚劳、外伤、毒邪、寒热等都能引起郁的状态。朱丹溪提出"气血冲和,万病不生,一有怫郁,诸病生焉",故人身诸病,多生于郁。戴元礼曰:"郁者,结聚而不得发越也。当升者不升,当降者不降,当变化者不得变化也。"《类证治裁·郁证》:"凡病无不起于郁者,故百病皆生于气也。"可见郁可为多病,其中包括肿瘤的发病,也与郁有着密切的关系。张小萍认为,当人体处于郁的状态时,脏腑气机逆乱,经络失调,郁而不舒,气不布津而生痰湿,气结血阻而成瘀,使得多种病理因素比如热、风、寒、湿、癌毒互为郁酿搏结,日久而成肿块。

(二)脾胃气化学说与郁

明代戴思恭结合临床实际深入地阐述朱氏"凡郁皆在中焦",认为郁病的产生是以脾胃气机的升降出入、脾胃纳化功能、脾胃燥湿平衡的失常所致,谓"中焦者,脾胃也",又曰"郁病多在中焦"。张小萍认为,人身之气皆以胃气为主,凡脏腑病变常可先使脾胃累及。脾胃居中焦,斡旋饮食精微,然后化生气血,灌溉至五脏六腑和四肢百骸,是气血津液及糟粕转输、升降、运化的枢纽,也是人体气机升降出入的枢纽。脾胃气机升降失常,津液不能正常化生和转化,致使机体脏腑功能不能正常行使,体内阳气不得升发,进而导致痰湿、瘀血等病理产物的瘀积,此类有形之邪又可反过来阻碍气机运行,从而加重郁证。《景岳全书·脾胃》云:"胃司受纳,脾主运化,一运一纳,化生精气。"胃纳和脾化相辅相成。胃受纳腐熟,为脾运化奠定基础;脾主运化,为胃继续纳食提供条件。脾胃纳化功能失常,脾不运化,食积在胃,食郁随之产生;胃纳不好,则无法生成精气,而精微物质亦不能营养全身,痰、湿、瘀随之产生并停留体内,从而使人体处于郁的状态。《临证指南医案》卷二:"太阴湿土,得阳始运,阳明燥土,得阴自安。以脾喜刚燥,胃喜柔润故也。"胃津不亏,方能受纳腐熟水谷,为脾运化水谷精微提供可能,脾不生湿,始能健运不息,从而保障胃之受纳和腐熟功效持续运转。脾胃燥湿若失衡,则脾胃不能纳化,饮食水谷不能消化吸收,从而使上述病理产物堆积在全身而为郁。总之,张小萍认为这些病理产物导致脾胃气化功能失调,使人体处于郁的病理状态。反之,无论郁在气或在血,还是郁在脏腑,其气机皆抑遏不通,或生痰湿、郁热实邪等,或使脏腑虚损,也可致脾胃气化功能失调。

(三)郁、脾胃气化和肿瘤之间的关系

肿瘤病情复杂,病因病机也相对的复杂化,其形成亦是多种病理因素长期作用的过程,大多数患者绝不是某种单一因素如寒热、气血、痰湿、外感、毒邪等所致,而常是诸多因素相互掺杂作用而成。但这些病理因素总归引起郁的状态,从而导致脾胃气化功能失调。李东垣《脾胃虚实传变论》:"元气之充足,皆因脾胃之气无所伤,而后能滋养元气。若胃气之本弱,饮食自倍,则肠胃之气既伤,而元气亦不能充,而诸病之所由生也。"可见脾胃各项功能正常是人体生命的基础,脾胃气化功能正常,水湿、痰饮、瘀血等病理产物则难以形成,即使形成,通过早期的药物干预,也可转化为正常的气血津液进行正常的机体代谢,从而进行化生正气、荡涤浊物等一系列的生理功能。故而张小萍认为,脾胃气化的协调失衡,即郁的病理状态,是导致肿瘤产生的关键。

二、重视"情志"与脾胃气化的关系

随着社会的发展,人们生活压力的增大,情志致病尤为凸显,而情志之为病,首先是涉及脾胃,从而扰乱气机升降,正如《内经》所说"余知百病生于气也,怒则气上,喜则气缓,悲则气消,恐则气下,惊则气乱,思则气结",这里的上下指的是气机升降失常。《诸病源候论》卷十三提出:"诸气病者,忧思所生,心有所存,神有所止,气留不行,故结于内。"这里的"结",是指郁的病理状态。郁者,结聚不得发越也,故脾胃之气化功能受阻。陈无择《三因极一病证方论》曰:"脾主意与思,意者记所往事,思则兼心之所为也。"《吴医汇讲》提出"胃之权在心",《素问·脉解篇》云"阳明络属心"。心主情志,说明情志与脾胃有着密不可分的关系。情志异常,久之发病,也即全身处于"郁"的一种病理状态,若脾胃受郁,气化功能失调,转输运化无力,则使清扬不升,使得痰湿积聚。同时,脾胃受困,水谷不能运化布散至全身,气血津液不能四布,故而又产生郁的状态,如此循环反复。而若脏腑气血经络通达调和,脾气升清,胃气降浊,则脾胃气化功能正常,气血津液正常运转,疾病不得生也。正如明代皇甫中《明医指掌》指出:"若人之气,循环周流,脉络清顺流通,焉有瘤之患也。"

三、临床用药规律

临床上张小萍善用对药来调理脾胃升降,如麦芽配谷芽、枳实配白术、柴胡配枳壳等。尤其是枳壳和谷芽、麦芽,枳壳能降能升,善调脾胃气机;而谷芽、麦芽一降一升,相须为用。除此之外,张小萍认为胃以通为治,下行则和;脾以补为通,上升为健。治疗主张健脾益气,药常用茯苓、党参、白术、扁豆、黄芪、半夏、吴茱萸等。若兼脾虚夹湿证,则多加薏苡仁、厚朴、白豆蔻等利湿、燥湿、化湿之药。对于补脾中药,张小萍喜重用黄芪以顾护肺卫兼甘温益气,"胃宜降则和",因此张小萍好用陈皮、厚朴、紫苏梗等降胃之品,辨证酌加麦芽、神曲、山楂、鸡内金等开胃醒脾之品,以促进脾胃气化功能的恢复。脾健始能运,故"运"法需健脾,"化"法需暖脾;胃降始能纳,故"纳"法应降胃。通、运、化三法是治理脾胃的大法。临床上通运化根据病症不同而各异,气滞者疏之以通,药用枳壳、厚朴、陈皮等;寒凝者则温之以化,药用吴茱萸、干姜、桂枝、肉桂等;血热者则泻之以通,药用栀子、黄连、牡丹皮、黄芩等。脾虚不运当健运,药用白术、党参、甘草、茯苓等;脾虚气陷,则用柴胡、升麻、黄芪等升运之品;脾阳不振,则用附片、干姜、草豆蔻等温运之药;脾阴亏虚以滋阴,药用怀山药、石斛、玉竹等;痰饮停滞以辛化,药用桂枝、干姜、椒目等;饮食停滞以疏化,药用山楂、莱菔子、鸡内金、神曲等;脾阳亏虚以温化,药用附片、白术、苍术等;木气下陷以升化,药用黄芪、桂枝、麦芽等。在治疗过程中,根据辨证用药,往往能取得满意疗效。

四、病案举隅

陈某,女,48 岁,工人。

初诊　平素性情内向,2015 年 6 月 13 日因上腹部胀痛剧烈,胃镜检查考虑为胃癌,术后病理报告示:胃腺癌Ⅲ期,部分印戒细胞癌,浸出浆膜,上下切端未见癌累及,大弯侧淋巴结阳性(1/8),小弯侧淋巴结阳性(0/2),另送第 12 组淋巴结阳性(1/1)。现症:精神差,乏力,面色少华,脘腹胀满,偶有胸胁部胀痛,无口干口苦,二便尚可,寐安。舌淡苔薄白,脉细滑。

中医诊断:胃痛(术后正气未复,肝气郁滞)。西医诊断:胃腺癌。

治法:健脾助运扶正气,理气解郁以疏肝。处方:

柴胡 10 g,枳壳 15 g,陈皮 10 g,合欢皮 15 g,黄芪 30 g,炒白术 10 g,谷芽 20 g,麦芽 20 g,炙甘草 3 g,党参 15 g,茯苓 30 g。

每日 1 剂,水煎服。

嘱患者调整心态,积极面对。

服药 7 剂后,诉腹胀满感减轻,继服原方 1 个月后,患者面色较前红润,诸症得到明显缓解,遂加当归 6 g,1 个月后患者面色红润,诸症皆除,后未再来就诊。

张小萍认为,脾胃气化功能与肿瘤的发生有着密切的联系。素常中医临证所治肿瘤患者多病属晚期,晚期肿瘤患者多由于西医治疗手段如手术、放疗、化疗后出现副作用如呕吐、腹胀、腹泻等,所以治疗上重视调补脾胃,当把调理脾胃、恢复脾胃气化功能作为治疗肿瘤的关键。

五、结语

肿瘤的发病从潜证到显证是一个极其的复杂过程,与多种因素有关,但主要是机体脾胃气化功能失衡及"郁"状态的产生,导致人体其他脏腑功能失去正常运转。所以治疗肿瘤时要使气机通畅,注重调和脾胃功能,以改善患者生活质量,延长生存期。张小萍通过运用脾胃气化学说治疗肿瘤,临床疗效较好。

参考文献

[1]何凌,王茂泓,张小萍.张小萍脾胃气化学说[J].中华中医药学刊,2016,34(1):36-38.

[2]曾永蕾.从痰瘀论治肿瘤探析[J].中医药临床杂志,2007,19(4):326-328.

[3]朱震亨.丹溪心法[M].北京:人民卫生出版社,2005:182.

[4]王树泽.金元四大家医学全书[M].天津:天津科学技术出版社,1999:627.

[5]李东垣.脾胃论[M].北京:人民卫生出版社,2005:32.

[6]巢元方.诸病源候论[M].北京:人民卫生出版社,1955:49.

［7］陈无择.三因极一病证方论［M］.北京：人民卫生出版社，1957：8.

第十三节　刍议脾胃气化学说与肠道菌群失调

一、从脾胃气化角度论肠道菌群失调所致脾胃病

人体胃肠道中栖息着大量细菌，肠道菌群在人体健康中起着极其重要的作用。人体肠道菌群中主要是由专性厌氧菌和兼性厌氧菌组成，其在菌群中占不同的比例，而又容易受各种不同因素影响。许多研究表明，肠道菌群平衡是维持脾胃正常生理功能的重要因素。脾胃气化学说的升降协调、出入平衡、纳化得当、燥湿相济的理念与肠道菌群平衡有相通之处。

脾胃之为病，多以脾胃气机失常、脾胃纳运失司为常见，常见症状有恶心呕吐、食欲不振、嗳气反酸、痞满、便溏等，而诸症多因脾胃气机不畅而致。张小萍认为其病机关键是脾胃气化失常，调理应从脾胃气机入手，重在脾胃，治脾多以健脾、运脾、补脾气为主，常用香砂六君子汤、参苓白术散、补中益气汤等方。张小萍还擅长用对药调理脾胃气机之升降，如枳壳配柴胡，一升一降，双向调节胃肠动力，而枳壳自身对胃肠动力有双向调节作用。若病机以脾胃燥湿失衡为主，则宜清热燥湿，和胃固肠。张小萍则会在辨证遣方基础上使用党参配茯苓、白及配黄连等药对，且研究表明清热利湿类中药具有调节和保持肠道菌群正常水平的作用。运用脾胃气化理论中的调整气机升降出入、脾胃燥湿平衡，结合中药对肠道菌群作用的现代研究，可以指导临床上对脾胃病的遣方用药。

张小萍注重阴阳平衡，尤其用药时注意阴阳搭配，阳药中搭配阴药以抑其刚燥之性，阴药中又加阳药以利其流通而不碍滞。如小青龙汤中用白芍以使汗出而不伤阴。菌群失调所致脾胃病，其病理变化多要表现为脾气虚证与湿热蕴脾证等。

（一）脾气虚证

脾气虚证，症见腹胀纳少、大便溏薄、水肿、肢体倦怠等，多因脾气健运失职，输散精微无力、水谷不运，气虚机体功能低下，不能充养四肢、肌肉。当机体胃肠功能失常时会导致肠道的菌群失调，而菌群失调又使得胃肠吸收功能下降，进一步加重病情。脾气主升，脾气升则脾胃功能正常。脾气不升，则会出现脾气虚证，以脾胃气化学说论治，应调整气机升降，固脾胃。张小萍认为，健脾之要应在"运"，脾气虚弱应当健运，健运常用六君子汤、补中益气汤。研究表明，补中益气汤等补气类中药能够调整肠道菌群，扶植如双歧杆菌、乳酸杆菌等肠道益生菌。由此可见，张小萍调理脾胃之法与调整菌群平衡之间有一定的联系。

（二）湿热蕴脾证

湿热蕴脾证，症见脘腹痞闷、纳呆呕恶、便溏不爽、肢体困重等。湿性重浊，易伤阳气，阻遏气机，热邪易耗伤津气。治以清热利湿之法，多用黄连温胆汤、葛根芩连汤等。王婷等通过模拟温病湿热证发病病因，建立岭南温病湿热证模型，在此基础上观察评价模型肠道菌群结构改变的特点。研究发现，湿热证模型的肠道致病菌如大肠埃希菌、肠球菌属等含量增加，明显存在肠道菌群失调现象。研究表明，清热利湿类中药可抑制肠道病原菌的生长，调整肠道菌群平衡。从运用脾胃气化学说之脾胃燥湿平衡理论来看，脾喜燥，胃喜湿，脾胃燥湿平衡才能维持脾胃正常功能。

二、从脾胃气化角度论肠道菌群失调所致相关疾病

肠道菌群参与人体免疫、营养代谢等功能。近年来，肠道菌群失调疾病的相关研究越来越多，如 2 型糖尿病、溃疡性结肠炎等，其发生发展与中医学中的脾胃功能密切相关。

（一）2 型糖尿病

糖尿病是由于遗传因素或各种致病因子导致的胰岛功能减退、胰岛素抵抗的慢性代谢性疾病，临床上以高血糖为主要特点。有研究表明肠道菌群失调后产生的代谢产物能产生内毒素血症，引起胰岛素抵抗和糖代谢紊乱，最终产生 2 型糖尿病。

糖尿病在中医学中属"消渴"范畴，《灵枢·五变》云："五脏皆柔弱者，善病消瘅。"五脏虚损，阴血亏虚，精气不足而为消瘅，即消渴病。糖尿病的病机是阴虚为本，燥热为标。仝小林提出，肥胖型 2 型糖尿病是由于过食肥甘厚腻，胃纳过甚而脾运化不及，脾运不行则生湿，湿热内阻而致胃肠湿热。并采用善清利胃肠湿热之经方葛根芩连汤治疗，能够很好地控制血糖。有研究表明，葛根芩连汤用于治疗 2 型糖尿病湿热证患者具有显著疗效，可提高肠道益生菌菌群数量，表示葛根芩连汤可能通过调整菌群以达到治疗 2 型糖尿病湿热证患者的作用。通过葛根芩连汤治疗 2 型糖尿病湿热证患者以调节其脾胃燥湿平衡，使得肠道菌群相对平衡，那么脾胃功能亦能维持正常，脾胃纳化正常，水谷精微得以运化，输布营养全身，才能达到维持血糖的目的。

（二）溃疡性结肠炎

溃疡性结肠炎是一种病因尚不清楚的慢性非特异性结肠炎症性疾病。通常发病缓慢，反复发作，迁延不愈。溃疡性结肠炎病变主要局限于结肠黏膜，主要临床表现为腹痛、腹泻以及黏液血便。目前研究认为溃疡性结肠炎的发病主要与免疫调节紊乱、肠黏膜损伤等方面有关。李丽秋等通过脾虚动物模型的造型方法，利用番泻叶灌服大鼠，再用冰乙酸化学刺激法复制溃疡性结肠炎动物病理模型，用不同剂型的健脾益肠汤治疗，提出健脾益肠汤中的补益类中药如黄芪、党参等具有扶植正常菌群生长，调节菌群失调，提高定植抗力功能，起到益生元作用。

溃疡性结肠炎属"痢疾""肠澼"范畴。《济生方》："夫人饮食起居失宜，运动劳役过度，

则脾胃不充,大肠虚弱,而风冷暑湿之邪,得以乘间而入。"指出,饮食起居失宜,运动劳役过度,易使脾胃虚损,运化不利,卫外不固,风、寒、暑、湿之邪直入肠胃,可致痢疾发生。张小萍在长期治疗溃疡性结肠炎的临床过程中认为应从脾胃气化论治。溃疡性结肠炎为病,肠中多有邪滞,气血失于调畅,故调气血为治疗之法。故张小萍多选用党参、茯苓、当归、黄芪、甘草等补益气血之药调整脾胃气机之出入,提高机体免疫功能。补气类中药通过扶植肠道优势菌群缓解了溃疡性结肠炎的症状,同时肠道菌群平衡在维持机体免疫力中起重要作用。

三、人中黄与粪菌移植

针对肠道菌群失调导致的疾病,近年来应运而生了粪菌移植(fecal microbiota transplantation,FMT)这一治疗方法,是重建肠道菌群的有效手段,被认为是近年的突破性医学进展。从医学史的角度来看,西方公认用粪菌移植治疗人类疾病的历史文献记载,首见于1958年。然而,早在东晋时期(公元300年至400年),葛洪《肘后备急方》记载有用人粪清治疗食物中毒、腹泻、发热并濒临死亡的患者,可见有奇效。现代研究表明,人中黄对于艰难梭菌感染导致的腹泻,有很好的效果。

（一）粪菌移植

粪菌移植是将健康捐赠者粪便中的功能菌群经过一定过程制备成粪菌液,通过灌胃或灌肠等方式移植到患者肠道内,重建肠道微生态,调节肠道菌群结构,从而治疗肠道菌群失调疾病。粪菌移植最早见于《肘后备急方》"绞粪汁,饮数合至一二升,谓之黄龙汤,陈久者佳"。临床上,粪菌移植应用于治疗溃疡性结肠炎较多。越来越多研究表明肠道菌群失调与溃疡性结肠炎的发生密不可分,而粪菌移植是新兴的治疗菌群失调疾病的方法。粪菌移植可以降低肠道通透性,从而降低疾病的严重程度,还可以恢复微生物群的生态失调,增加益生菌的比例与多样性,从而缓解症状。

（二）人中黄

中药人中黄是甘草的加工品,其制法是取两端有节的嫩竹筒,在其一端钻孔,将甘草粉从孔内装入,压紧,以融化的松香将孔封固。冬月浸粪坑中四十余日后取出,用水漂清,悬临风处阴干,取甘草备用。有研究表明,人中黄相比甘草,其中的有效成分甘草素、异甘草素、甘草查尔酮A含量升高,甘草酸、甘草苷含量降低。《本草汇言》:"凡一切火毒、疗毒、丹石药毒、野草毒、菌毒、百虫诸毒等,并皆疗之。"人中黄功效为清热泻火,凉血解毒,主治温病发斑、大头瘟、丹毒、疮疡等实热证。周世明用加味胃灵丹(海螵蛸、鸡内金、白术、人中黄等)随证加减,治疗慢性胃炎,87%的患者服药数疗程后上腹隐痛、胀气等症状消失,胃镜复查示黏膜色泽如常人。人中黄和甘草对大肠埃希菌、金黄色葡萄球菌、铜绿假单胞菌和白色念珠菌都有抑制作用。如今抗生素的滥用导致耐药菌株增加,并且抗菌药的研发速度已经远远跟不上了,如果把人中黄等一些相关天然药物往现代抗菌药上构思与发展,不失为一种新的途径。

（三）从脾胃气化论看人中黄与粪菌移植

不论人中黄或是粪菌移植,都是通过将人的排泄物经过一定的处理后以不同的方式进入人体治疗疾病的方法。人中黄配伍健脾类中药,可调和营卫,畅通气机。从脾胃气化来说,即调理气机升降,使脾胃升降出入、纳化、燥湿达到相对平衡。粪菌移植则是将健康人粪便中的功能菌群通过灌胃或灌肠的方式移植到患者肠道内,增加肠道菌群的多样性,调节肠道菌群平衡,从而达到治疗疾病的目的。二者在来源方面相同,且均是以脾胃功能平衡为切入点治疗疾病,均可用于治疗肠道菌群失调疾病。故张小萍之脾胃气化学说中,脾胃之升降出入平衡、纳化相宜、燥湿平衡,则脾胃功能正常,营卫相和。以脾胃气化学说为治则,调升降、理出入、御内外、兼燥湿、固肠胃为治疗理念,结合现代临床研究,治疗各种肠道菌群失调疾病,无疑是新的且亟待开发的思路。

四、结语

肠道菌群与人体保持平衡状态,起维护机体健康、参与生物拮抗、营养吸收与代谢、免疫应答调节等重要作用。在这方面,与张小萍脾胃气化学说中脾胃功能的描述十分相近。《金匮要略》中"四季脾旺不受邪"指出人体抵抗外邪能力与正气强弱有关,而正气强弱与脾胃功能有关。在张小萍之脾胃气化学说中,脾胃之气的出入,形成营气与卫气。脾胃为后天之本,气血生化之源,水谷之气入于脾胃,脾胃健旺,出入有序,则营卫相和,外邪难犯。这与肠道菌群参与调节的人体免疫功能相同。肠道菌群促进免疫系统的形成,而人体免疫系统也会影响肠道菌群的形成;同时,肠道菌群的平衡是维持脾胃正常生理功能的重要因素。人体肠道内存在着微生物群,能够合成维生素,如维生素B复合物和维生素K,供肠道吸收。如肠道菌群失调,则易出现肠道菌群失调疾病,如糖尿病、溃疡性结肠炎、脾胃病等。而疾病的治疗都可从脾胃气化学说中找到方向,与脾胃气机之升降、出入、纳化、燥湿相关。中医运用脾胃气化学说在治疗肠道菌群失调疾病方面具有独特的方式,从脾胃功能出发,立足于疾病的病机特点,以调整脾胃气机升降出入、纳化功能、燥湿平衡等方面,以调升降、理出入、御内外、兼燥湿、固肠胃等立治,通过辨证遣方,调理脾胃功能,可以通过调整肠道菌群,扶植益生菌、提高机体免疫功能等方面达到效果。在今后的研究中,可运用脾胃气化学说结合更多的关于中药治疗肠道菌群失调疾病的现代研究成果指导临床治疗。但仍需开展大量、高质量的临床试验与实验研究,为运用脾胃气化学说结合现代研究成果治疗肠道菌群失调疾病提供更多坚实的依据。

参考文献

[1]吕萍,鲍建敏,牟重临.从脏腑的形成论脾胃学说在中医学的核心作用[J].中国中西医结合消化杂

志,2018,26(8):710-713.

［2］杨志华,柳树英,任耀全,等.运脾止泻合剂对湿热泻小鼠肠道菌群调节作用[J].时珍国医国药,2016,27(5):1077-1078.

［3］彭颖,李晓波.脾虚证与肠道微生态[J].世界华人消化杂志,2012,20(34):3287-3291.

［4］冯兴忠,张娅南,姜欣,等.加味补中益气汤促进肠道益生菌生长的实验研究[J].中国微生态学杂志,2008(2):159-160.

［5］王婷,郑锋玲,骆欢欢.岭南温病湿热证小鼠模型的建立及肠道菌群的研究分析[J].中华中医药学刊,2017,35(6):1361-1365.

［6］程成,张军峰,史丽云.湿热证与肠道微生态[J].南京中医药大学学报,2018,34(2):210-213.

［7］朱建伟,冷玉琳,周秀娟,等.基于肠道菌群从气机升降理论探析糖尿病发病机制[J].中国实验方剂学杂志,2019,25(21):189-195.

［8］林璋,祖先鹏,谢海胜,等.肠道菌群与人体疾病发病机制的研究进展[J].药学学报,2016,51(6):843-852.

［9］赵林华,连凤梅,姬航宇,等.仝小林教授运用不同剂量葛根芩连汤治疗2型糖尿病验案[J].中国实验方剂学杂志,2011,17(4):249-251.

［10］冯新格,严育忠,曾艺鹏,等.葛根芩连汤对2型糖尿病湿热证肠道菌群的影响[J].世界中西医结合杂志,2016,11(8):1110-1112.

［11］王晶,岳仁宋,汪晓敏,等.基于"脾气散精"理论探讨助脾散精法对2型糖尿病患者肠道菌群及免疫功能的影响[J].中华中医药杂志,2019,34(7):2994-2996.

［12］沈春艳,朱叶珊.中医药对溃疡性结肠炎患者黏膜屏障影响的研究进展[J].湖南中医杂志,2019,35(9):163-165.

［13］李丽秋,樊华,吕方舟,等.纳米中药对实验大鼠脾虚型溃疡性结肠炎的治疗作用[J].中国微生态学杂志,2005(4):266-269.

［14］谢晶日,张瑜.中药治疗肠道菌群失调相关性慢性腹泻研究进展[J].中国中医药信息杂志,2019,26(2):141-144.

［15］王郑君,刘建强,王雯.粪菌移植在炎症性肠病中的研究进展[J].医学研究生学报,2019,32(8):891-896.

［16］周瑞,孙军,彭志洋.粪菌移植治疗炎症性肠病的相关研究进展[J].临床消化病杂志,2019,31(4):254-256.

［17］沈思嘉,李丽,黄欣,等.肠道微生物群与溃疡性结肠炎的研究进展[J].吉林医学,2019,40(10):2374-2377.

［18］王胜超,张振凌,刘艳,等.人中黄炮制前后6种化学成分的含量变化及其质量评价[J].中国实验方剂学杂志,2017,23(9):11-16.

［19］周世明.加味胃灵丹治疗慢性胃炎192例观察[J].光明中医,2007(3):81-82.

［20］陈秀琴,黄小洁,石达友,等.中药与肠道菌群相互作用的研究进展[J].中草药,2014,45(7):1031-1036.

第十四节　养阴化瘀解毒方对结肠炎相关性
结肠癌前病变及细胞凋亡的影响

　　结肠癌是我国消化系统常见的恶性肿瘤之一，严重威胁着人类的健康。研究表明，在结肠癌出现之前，至少要经过 10～20 年的癌前演变期。慢性非特异性溃疡性结肠炎伴上皮内瘤变由于其较易转化为癌组织，所以被称为结肠癌前病变。但其病因病机尚不明确，无法进行针对病因的一级预防。因此，对结肠炎相关性结肠癌前病变的有效治疗，阻断结肠炎症向结肠癌演变是结肠癌二级预防的关键。名老中医张小萍创制养阴化瘀解毒方预防和治疗结肠炎相关性结肠癌前病变取得较好的疗效。本课题将养阴化瘀解毒方用于预防和治疗结肠炎相关性癌前病变，观察其对结肠炎相关性结肠癌前病变及细胞凋亡的影响，为其临床应用提供理论依据。

　　研究团队将 40 只小鼠，随机分为空白对照组、模型组、预防组、治疗组，每组 10 只。模型、预防和治疗组均给予单次腹腔注射(ip)氧化偶氮甲烷(AOM)12 mg/kg，7 日后，在小鼠的饮水中添加葡聚糖硫酸钠[DSS(2% w/v)]，连续饮用 7 日。模型组不予处理。预防组在注射 AOM 的同时，给予养阴化瘀解毒方灌胃(ig)，连续使用 7 周；治疗组自实验第 8 周开始给予养阴化瘀解毒方(ig)，连续使用至实验结束；空白对照组首次腹腔注射生理盐水 1 次，始终饲以普通颗粒饲料，自由饮水。所有动物在 14 周后脱臼处死，取大肠组织行病理检查及细胞凋亡检测。

　　本研究寻求了一种联合使用 AOM 和 DSS 成功地复制一种结肠炎相关性结肠癌前病变模型的办法。AOM 是一种能在啮齿类动物肠道内诱导出在体征、病理变化方面与人类结肠癌相类似的致癌剂，而 DSS 则是一种能诱导出类似人类从结肠炎到结肠癌发展过程的炎症诱导剂。预实验证明，腹腔注射 AOM(10 mg/kg)1 周后，在饮水中添加 20 g/L DSS 连续使用 7 日，可于 20 周内，在实验小鼠体内诱导出 100%结肠癌。这比单独使用 AOM 诱发形成结肠癌的时间缩短将近一半。在造模的第 4 周，即可见小鼠肠道出现炎症变化，并且第 8 周炎症更加明显；造模的第 8 周，小鼠肠道已表现出炎症向腺癌过渡的趋势，出现结肠癌前病变(ACF)等结肠炎相关性癌前病变。本研究采用综合造模法造模，可相对缩短实验周期，成功率高，成本相对较低，具有较好的重复性。尤为重要的是，此模型病变形成的过程与人类结肠癌前病变的自然发生过程有些相似：结肠黏膜损伤—慢性结肠炎—ACF。病理形态与人的结肠癌前病变相似，是一种较为理想的动物模型。

　　肿瘤不仅是细胞增殖和分化异常的疾病，同时也是细胞凋亡异常的疾病。结肠癌变过程中不仅存在细胞的增殖增强，同时存在细胞凋亡的减少。细胞凋亡与细胞增殖、分化一样是细胞的基本生命活动，三者密切相关。在大多数细胞凋亡过程中，都需要有新的基因表达,近年来的研究表明,与诱导细胞凋亡有关的基因有：$ced-2$、$ced-3$、$ced-4$、$c-myc$、$c-fos$、$p53$ 等；与抑制凋亡有关的基因有：$bcl-2$、$ced-9$、凋亡抑制剂（IAP）等。由于细胞增殖、分化、凋亡三者之间的平衡失调与肿瘤的发生发展有关。20 世纪 90 年代以后,细胞凋亡已成为肿瘤学研究的一个热点。

早在 20 世纪 90 年代,张小萍就已开展了中药治疗溃疡性结肠炎的实验研究和临床观察,已证实了其自制方肠炎清和肠炎康对溃疡性结肠炎有较好的疗效。多年来,张小萍研究团队根据对文献的整理研究和临床的反复验证,认为脾肾阴虚为本,湿热瘀毒互结为标是结肠炎相关性结肠癌前病变的基本病机,确立了养阴化瘀解毒方为治疗该病的主方,并在临床上取得了较好的疗效。

本研究病理结果显示,空白对照组小鼠结肠黏膜上皮完整,为单层柱状上皮,含较多的杯状细胞。固有层见大量肠腺和较多淋巴组织,肠腺为单管状腺,开口在黏膜表面。腺体丰满,排列整齐,细胞组成与上皮相同,无潘氏细胞,未见畸形隐窝。模型组、预防组和治疗组小鼠结肠黏膜畸形隐窝较正常隐窝深染,呈深蓝色,上皮细胞增高、上皮增厚,ACF 因异形性的大小而存在着形态学差异：① 异形性大的 ACF 多由高级别上皮内瘤变的异常隐窝（AC）构成。模型组小鼠结肠黏膜组织中的 ACF 多为此类。② 异形性小的 ACF 多由低级别上皮内瘤变的 AC 构成。本研究证实,预防和治疗组小鼠结肠黏膜组织中的 ACF 数量明显减少,且多为异形性小的 ACF。说明养阴化瘀解毒对结肠炎相关性结肠癌前病变有预防和治疗作用。细胞凋亡结果显示：预防组、治疗组细胞凋亡指数与模型组比较,具有极显著性差异（$P<0.01$）；治疗组细胞凋亡指数与预防组比较,具有极显著性差异（$P<0.01$）。正常肠道黏膜存在细胞凋亡,以消除衰老的细胞,维持黏膜细胞的生理平衡。有研究表明 ACF 等结肠癌前病变其细胞凋亡指数降低,而结肠癌患者细胞凋亡指数明显降低。本研究证实,实验小鼠模型组在癌前病变阶段细胞凋亡指数较低,而预防和治疗组可有效促进细胞凋亡,这可能是养阴化瘀解毒方预防和治疗结肠炎相关性癌前病变的机制之一。

参考文献

［1］Takuji T. Colorectal carcinogenesis：review of human and experimental animal studies［J］. J Carcinog, 2009(8)：5.

［2］Takuji T, Hiroyuki K, Rikako S, et al. A novel inflammation-related mouse colon carcinogenesis model induced by azoxymethane and dextran sodium sulfate［J］. Cancer Sci, 2003, 94(11)：965.

［3］董立,石海莲,季光,等.黄连和吴茱萸水提物对大鼠结肠癌癌前病变及结肠上皮增殖和凋亡的影响［J］.上海中医药杂志,2009,44(1)：66.

［4］孙吉平.黄芩苷抑制大鼠胰岛细胞瘤细胞株增殖的分子机制研究［J］.中国中西医结合杂志,2006,26(4)：337.

［5］王勇,黄文华,彭代智.三七总皂苷对烫伤后核因子-κB 及肿瘤坏死因子的影响［J］.医药导报,2001,

20(5)：279.

［6］Huang Q, Shen HM, Ong CN. Inhibitory effect of emodin on tumor invasion through suppression of activator protein-1 and nuclear factor-kappaB[J]. Biochem Pharmacol，2004，68(2)：361.

［7］Shieh DE, Chen YY, Yen MH, et al. Emodin-induced apoptosis through p53-dependant pathway in human hepatoma cells[J]. Life Sci, 2004，74(18)：2279.

［8］张耀朋，吕愈敏，李军，等.ACF 在结肠癌早期病变中的变化及其与 PPAR-γ 和 β-catenin 的关系[J].世界华人消化杂志,2009,17(17)：1732.

［9］高亚菲，鲍德虎，陈松盛，等.溃结灵胶囊对溃疡性结肠炎豚鼠模型 IL-2-IFN-NKC 免疫调节网络的影响[J].中国实验方剂学杂志,1999,5(6)：41.

［10］谭丹，王新月，田德禄，等.溃结饮对 UC 大鼠血清 EGF 含量的影响[J].中国实验方剂学杂志,2002,8(4)：39.

［11］相宏杰，赵红，曹志群，等.运脾益肾、化瘀解毒法逆转 CAG 癌前病变的临床研究.[J].中国实验方剂学杂志,2011,17(8)：238.

［12］严小军，左铮云.中医对结肠癌前病变机理的探讨[J].辽宁中医杂志,2007,34(7)：905.

［13］徐太九，张小萍.张小萍教授治疗溃疡性结肠炎经验[J].湖南中医杂志,2008,24(2)：45.

［14］楚瑞阁，严小军，谢斌，等.张小萍治疗脾胃病经验[J].辽宁中医杂志,2008,35(4)：498.

［15］严小军.张小萍治疗脾胃病经验[J].江西中医药,2006,37(12)：8.

［16］严小军，谢斌，姚亮亮，等.养阴化瘀解毒方治疗结肠炎相关性结肠癌前病变 26 例[J].江西中医药,2011,42(12)：30.

［17］Hamilton SR, Aaltonen LA. World Health Organization classification of tumours. Pathology and genetics of tumours of digestive system[M]. Lyon：IARC Press，2000.

［18］Dixon MF. Gastrointestinal epithelial neoplasia：Vienna revisited[J]. Gut, 2002, 51：130.

第十五节　休粮调理脾胃气化防治肥胖与代谢病

　　根据《中国居民营养与慢性病状况报告（2020 年）》（以下简称《报告》），我国超重肥胖成年居民超过 50%，6～17 岁的儿童青少年接近 20%，6 岁以下的儿童达到 10%。所以可以用超重肥胖上升速度较快、流行水平较高、全人群均受影响来描述当前人群的超重肥胖形势。同时，超重肥胖也是心脑血管疾病、糖尿病和多种癌症等慢性病的重要危险因素。可以看出，当前肥胖和代谢病的防治工作任务艰巨。该《报告》还指出，除营养不足、微量营养素缺乏症这两种人们已经比较熟知的营养不良以外，超重肥胖属于第三种形式的营养不良。

　　超重肥胖的发生与中医的脾胃是密切相关的，与脾胃气化功能异常密切相关。张小萍将脾胃的升降有度、纳化相因、燥湿相宜、出入有序等功能归为脾胃气化，对调理脾胃具有重要指导价值。我们在临床应用休粮疗法防治肥胖和代谢疾病取得了较好疗效，该法对超重肥胖和代谢病的患者具有调理脾胃气化的作用。兹介绍如下。

一、休粮疗法介绍

（一）休粮概述

"休粮"即停食任何食物。"休"即"休整""休息""停止"的意思，"粮"即粮食。与休粮、却谷、绝谷、断食、禁食、断谷、绝粒等词语意思相近，均有戒断食物的意思。"休粮"一词最早出自晋代葛洪《抱朴子·仙药》："仙法欲止绝臭腥，休粮清肠。"

马王堆出土的《却谷食气篇》，约成书于公元前 200 年的西汉时期，是现存最早专门论述休粮的文献。此后，《史记》中提到西汉留侯张良休粮，从《三国志》到《宋史》等历代史书中均记载了休粮事例，可见古代王公贵族对休粮是认可和推崇的。

目前，国外已有多家禁食疗法医院和机构开展休粮疗法，如德国北莱茵威斯特法伦州埃森市中心医院设有休粮疗法住院部，澳大利亚悉尼健康中心、英国克拉斯综合病院均以休粮治病而驰名世界。国内也开展了休粮疗法对慢性疾病的防治研究及临床运用，对于高血压病、糖尿病等代谢病均显示出突出的优势。国内外大量研究表明坚持长期休粮可防治多种因饮食过剩而导致的慢性代谢性疾病。

（二）休粮定义

根据《欧洲禁食疗法指南（修订版）》（2013 年发布），休粮是在一定时间内主动戒断食物和兴奋剂（咖啡因、尼古丁等），休粮时，人体有一个良好的活力水平，并且没有饥饿感。

简而言之，休粮是通过一段时间不吃任何食物，消耗机体储备能量以维持人体生命活动所需，并激发人体自我修复的功能，激发细胞、器官、系统的内在潜能，从而达到防治疾病的一种治疗方法。

（三）休粮对代谢及生理的影响

随着对禁食状态下人体能量代谢变化的深度研究，休粮期间人体生命活动能正常进行的秘密被揭示了，休粮的操作就变得越来越科学了。休粮期间，人体分解身体内的脂肪，脂肪分解产生的游离脂肪酸，通过血液循环进入肝脏合成酮体，酮体是一种小分子的能量物质，通过血液循环供应全身重要脏器，如大脑、心脏、肌肉等的能量，从而能维持生命活动正常进行。

休粮期间，人体还会发生多种有益人体健康的生理生化的变化，如：脂肪细胞内的三酰甘油（TG）水解生成游离脂肪酸（FFA），释放到血液循环内的 FFA 被运送到肝细胞，它们在这里生成酮体、乙酰乙酸酯和 β-羟基丁酸酯（β-HB）。FFA 还可激活转录因子过氧化物酶体增殖物激活受体 α（PPAR-α）和转录激活因子 4（ATF4），进而导致成纤维细胞生长因子 21（FGF21）生成和释放，而 FGF21 是一种对全身和脑部细胞具有广泛作用的蛋白质。β-HB 和乙酰乙酸酯被主动转运到细胞内，它们在这里代谢生成乙酰辅酶 A，而乙酰辅酶 A 进入三羧酸(TCA)循环并生成 ATP。β-HB 还具有信号传导功能,包括激活环磷酸腺苷反应元件结合蛋白(CREB)和核因子 κB(NF-κB)等转录因子,以及激活神经元内脑源性神经营养因子(BDNF)的表达。断食期间葡萄糖和氨基酸水平的降低导致雷帕霉素靶蛋白(mTOR)通路的活性降低,自噬上调。此外,限制热量摄入可刺激线粒体生物发生和线粒体解耦联。详见图 4-1。

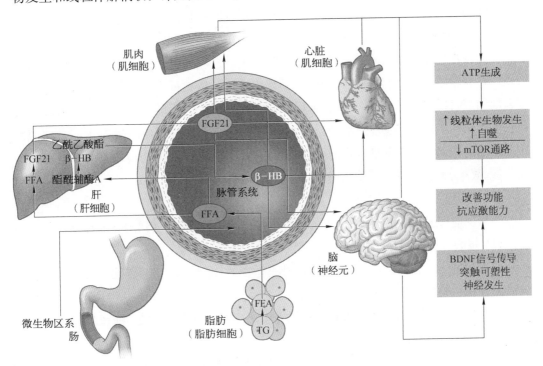

图 4-1　机体对休粮的代谢适应

（四）休粮期间饥饿感的来源与解决方法

中国古代休粮有服饵和服气(导引)休粮两种形式,前者通过服饵,达到不饥状态,后者则通过服气,达到气满不思食的状态。服饵和服气都是解决休粮期间不饥饿的方法。历代记载的休粮服饵方较多,因服饵方的制作较复杂,临床应用起来不方便,服气则需要长久的训练才能达到效果,所以这两种方法都很少在临床推广应用。

目前认为饥饿感的来源有中枢性的和胃肠道性的。中枢性主要是大脑的能量供应不足会引起强烈的饥饿感,在正常进食情况下,人体的能量来源是葡萄糖,葡萄糖可以通过血脑屏障供应大脑能量,而脂肪酸则不能透过血脑屏障,大脑无法利用脂肪功能。因此,当血糖浓度较低时,则会影响大脑能量供应,会产生强烈的饥饿感。胃肠道的饥饿感主要源于肠道菌群,人体不吃食物时,肠道菌群因为没有食物而饥饿,从而可能刺激人体的摄食冲动。

解决中枢性饥饿感的主要方法是:休粮期间,能量供应从葡萄糖切换到酮体供能,酮体可以透过血脑屏障供应大脑能量,所以血糖低也不会引起中枢性的饥饿感。促进酮体的快速形成并维持较高的血酮浓度，是保证大脑能量供应的方法。酮体的原料是游离脂肪酸，游离脂肪酸是由脂肪分解而来。促进脂肪快速分解是减少中枢性饥饿感的重要方法。我们一般建议参加休粮的人每日走路 2 万步，以促进体内脂肪分解，达到减轻饥饿感或无饥饿感的目的。

解决胃肠道饥饿感的方法：主要是减少肠道细菌饥饿引起的摄食冲动。因此，建议服用一些肠道细菌可以利用，而人体却不能消化吸收的一类物质，这类物质就叫益生元。

（五）休粮操作过程

我们在古代休粮方法基础上，结合《欧洲禁食疗法指南》和日本的断食研究成果，再结合现代营养学、健康管理等技术创建的一套休粮方法。休粮过程包括了 7 日禁食期、3 日复食期和 21 日低热量饮食期。休粮期间可选择性服用益生元，复食期间用符合谷物粉来使机体从长期不食状态逐步过渡到正常饮食阶段。益生元和谷物粉中都加上药食同源的中药以辅助调理脾胃。调理脾胃的药物在黄元御的黄芽汤基础上加味而成。黄芽汤四味药党参、茯苓、干姜、甘草，可以调理脾胃升降的气机。

（六）休粮反应

休粮反应，是指休粮过程中出现的异乎寻常的现象，我们观察到的休粮反应有：

（1）烧心、腹胀：部分休粮者出现呕吐、烧心、腹胀等现象。

（2）失眠：部分患者在休粮过程中精神是振奋的，睡眠时间缩短而出现失眠现象。但失眠患者在休粮期间睡眠时间却相对增加。

（3）呕吐、腹泻：部分休粮者在休粮过程中出现呕吐或腹泻现象，据观察以消化系统疾病患者出现此现象的较多。

（4）舌苔的变化：休粮初期，口腔内黏着性增高，照镜子看舌面，长了黄白色的舌苔，甚至有些人呈现出黑色舌苔。10 日以内，很少清洁，若继续休粮，舌苔便会清洁，表示身心净化，可终止休粮。

（5）排便与排尿的变化：休粮期间大便次数减少，一般在开始休粮后的最初 1～4 日内排一次便，这种大便叫宿便。宿便的颜色一般是黑绿色、黑色或茶褐色，呈泥巴状（也有少数的例外），且均有恶臭气味，与正常大便差异较大。宿便的排除只见于休粮期间，宿便一经排出，顿觉全身舒爽轻松。

在饮水不多的情况下尿量会逐渐减少，颜色变浓，排尿次数亦减少。如果饮水适量，尿呈白色，尿量及排尿次数与休粮前无甚差异。

休粮疗法过程中出现的问题多半与脾胃的气化功能异常有关，主要表现在脾胃升降失常。

二、休粮调理脾胃气化功能

（一）休粮调节脾胃升降功能

1. 脾胃升降的生理　《素问·经脉别论篇》曰："饮入于胃，游溢精气，上输于脾，脾气散精,上归于肺,通调水道,下输膀胱,水精四布,五经并行。"张小萍认为,脾气的运动特点是以"升"为主,脾的升清功能正常,才能使"清阳出上窍""清阳实四肢",也才能使气血生化。胃的运动特点是以降为主,以降为顺,胃的降浊功能正常,则胃肠通畅,饮食入胃则胃满肠虚,食糜入肠则胃虚肠满,食物吸收后的残渣能从肠道顺畅排出而没有宿食、宿便。

脾升是将精微物质输布全身,胃降则是将食物残渣、糟粕向下经大肠排出体外。脾升胃降还是全身气机调节的枢纽,推动气的运动与气化功能的正常运行。

脾胃为食物消化、吸收、营养输布的脏腑。脾胃气化功能包括以下几个方面内容:① 脾胃是气运动变化的枢纽。脾升胃降推动身体气机运行,黄元御提出"土枢四象,一气周流"的理论,自然界大宇宙,天地万物发生、发展、变化依赖于气的气化作用,昼夜变化,春生夏长、秋收冬藏的变化也是阳气升降变化的结果。② 土是后天之气的来源,水谷通过脾胃的消化、吸收化作人体的精微物质,脾胃属土,土之气在脾升胃降的作用下化生精微物质能输布全身,浊毒之气内化而排出,从而表现为疲倦感消除,精神状态佳;休粮后,纳食有味,但因休粮后胃容量减小,食量自动减少,从而有助于脾的转运和变化,纳运相因,饮食物不至于停留而肥胖;休粮后湿浊之邪排出,不至于困阻脾,而胃的燥化腐熟水谷功能亦恢复正常,脾湿与胃燥相宜;休粮后机体免疫力增强,表现为吞噬细胞活性增强,有助于抵抗外邪,这正是脾胃气化正常,精微物质能输布和补充营卫,使得营卫的功能强劲,这正是脾胃出入有序的结果。中医休粮疗法中使用的中药亦根据脾胃气化学说来筛选,充分发挥中药辅助休粮,恢复机体脾胃气化功能作用。

2. 脾胃升降的病理

(1) 脾升清功能失常的表现:头晕、乏力、四肢倦怠、脸色萎黄。

(2) 胃降浊功能失常的表现:腹胀、呕吐、恶心、便秘等。《素问·阴阳应象大论篇》云:"浊气在上,则生䐜胀。"

(3) 脾胃升降失常的病因:① 饮食过量,损害脾胃。当代中国,人们都富裕起来了,但是养生理念仍然没跟上,肥肉厚酒作为家常便饭。《吕氏春秋》说:"肥肉厚酒,务以自强,命之曰烂肠之食。"肥肉厚酒吃多了,会让我们的肠子腐烂,当然就是损伤了我们的脾胃。腹型肥胖和各种代谢疾病的增加,与饮食过量不无关系。② 宿食、痰浊、湿邪阻滞气机:高蛋白饮食、夜宵、烧烤等食物,导致食物在胃肠道排空的时间延长,食物残渣停留肠道时间过长就成为宿食,脾的运化功能失常,水谷精微不能正常输布,停留体内则成为痰浊、湿邪。宿食、痰浊、湿邪均会阻碍气机的升降,导致脾胃气机升降失常。③ 工作、学习压力增加,使肝气不舒,肝气乘脾,从而脾胃气机升降失常。

3. 休粮调节脾胃升降功能 休粮后疲倦感消除,精神兴奋,与脾的升清功能恢复有关。体重减轻、腹围减小,是痰浊内化外排的表现,亦与脾的运化有关。

休粮期间容易出现呕吐、腹胀等反应,这些则与胃的通降功能异常有关。因此在休粮期间,宜配合滋养为阴、通降胃气的中药。中药的应用有助于缓解休粮反应,从而恢复脾胃的升降功能。

（二）中医休粮疗法对纳化功能的影响

休粮后，纳食有味，但因休粮后胃容量减小，食量自动减少，从而有助于脾的转运和变化，纳运能协调，饮食物不至于转化为痰浊停留而引起再次肥胖。

刘友章等的研究显示，脾虚模型大鼠的细胞出现以下变化：心肌线粒体高度肿胀，嵴破坏及消失，线粒体膜结构破坏，心肌纤维结构不清；肝细胞线粒体致密质粒减少或消失，嵴断裂，线粒体形态异常改变；骨骼肌细胞，肌原纤维间线粒体，线粒体数量减少，体积明显缩小，嵴部分或全部消失，基质透明，甚或溢出线粒体外，线粒体外膜结构破坏等；胃黏膜壁细胞线粒体减少，线粒体内部结构不清，胞质中有脂肪滴浸润，主细胞粗面内质网池扩张及脱颗粒，胞质游离核糖体增多，酶原颗粒数量减少，线粒体嵴断裂。

休粮可以激活细胞的自噬功能。细胞自噬是指细胞内降解和回收利用生物大分子和受损细胞器的过程。其中，巨自噬是最主要的类型，指新生成的或从内质网脱落的双层膜囊泡包裹多余的或损伤的物质形成自噬体，运输到溶酶体，与其融合形成自噬溶酶体，降解其内容物后释放分解产物进入细胞质再利用。可以推测，休粮疗法激活自噬，有利于脾虚大鼠各种细胞器损伤的修复，从而改变脾虚状态。

从细胞自噬的原理来看，休粮疗法确能改善脾虚症状，从而恢复脾的运化功能。休粮疗法可以是脾的运化与胃的受纳腐熟功能协调，有助于促进脾胃的气化功能的恢复。

（三）中医休粮疗法对燥湿相宜的影响

休粮后湿浊之邪排出，不至于困阻脾，而胃的燥化腐熟水谷功能亦恢复正常，脾湿与胃燥相宜，从而有利于脾胃气化功能的恢复。

（四）中医休粮疗法对出入有序的影响

休粮后机体免疫力增强，表现为吞噬细胞活性增强，有助于抵抗外邪。这与脾胃气化正常，精微物质能输布和补充营卫，使得营卫的功能强劲有关，体现了脾胃出入有序的结果。

三、中医休粮疗法选用中药的原则

（1）预防休粮反应：休粮反应主要与脾胃的气化功能失常有关，在选用中药时注意恢复脾胃的升降功能，并使燥湿相宜。

（2）预防饥饿：根据气足不思食的原理，适当加上益气中药。

四、结语

《素问·痹论篇》中提到："饮食自倍，肠胃乃伤。"摄入水谷过多，超出脏腑负荷，损伤脾胃，脾胃便不能进行正常布散水谷精微及运化水湿，从而湿浊内蕴，酝酿成痰，痰湿聚集在体表，则形体臃肿；脾性喜燥恶湿，痰湿碍伤脾胃，脾胃虚弱，而不能消化水谷，痰湿愈盛。此外,在《景岳全书》一书中也提到:"脾虚不能化食,而食即为痰也……正以脾气愈虚,则全不能化而水液尽为痰也。"

饮食过量导致脾胃气化功能失常是导致当代大多数慢性疾病的主要原因,防治当代疾病的重点在于恢复脾胃的气化功能,使脾胃升降有度、纳化相因、燥湿相宜、出入有序。合理选择中药,配合休粮疗法可以有效地恢复脾胃的气化功能。中医休粮疗法是当代慢性疾病防治和养生保健的有效方法。

参考文献

[1] 柯斌,秦鉴,孟君,等. 禁食疗法及其研究进展[J]. 深圳中西医结合杂志,2009,19(1):55-57.

[2] 闵霞,赵炎葱,巩文静,等. 柔性辟谷技术对人体生理生化指标的影响[J]. 中华中医药杂志,2019,34(6):2749-2753.

[3] 郭建红,王俊磊,燕晓雯,等. 辟谷技术中医文献考[J]. 中华中医药杂志,2021,36(5):3015-3019.

[4] De Cabo R,Mattson MP. Effects of intermittent fasting on health,aging,and disease[J]. N Engl J Med,2019(381):2541-2551.

[5] 高大文,巩文静,李志慧,等. 柔性辟谷技术对早期糖尿病患者高血糖改善作用的初步研究[J]. 中国食物与营养,2018,24(4):76-79.

[6] 刘友章,王昌材,周俊亮,等. 长期脾虚模型大鼠细胞线粒体的研究[J]. 中医药学刊,2006,24(3):391-394.